中原历代中医药名家文库

现当代卷

李振華

主　审◎李振华
主　编◎李郑生

总 主 审◎毛德西
总 主 编◎郑玉玲　朱　光
副总主编◎禄保平　张　瑞　金　杰　常学辉

河南科学技术出版社
·郑州·

内容提要

本书是系统介绍国医大师李振华教授临证经验的专著。全书共分六个章节，介绍了李老教学、行医 60 余年的学术心得和临床经验。第一章医家传略，从家传学医、教学科研、参政议政等多方面展现李老生平事迹。第二、三章记载了李老对阴阳五行学说、辨证思维方法和常见病的治疗论点和体会。第四章临床治验，收录了李老治疗的 78 种疾病，原汁原味地体现李老临床经验。第五、六章收载了李老在方药、医学发展和养生保健等方面的研究成果。本书不管是专题论述，还是临床经验，理论都紧密结合实际，反映了李老诊治疾病的独特见解和思想。

图书在版编目（CIP）数据

中原历代中医药名家文库. 现当代卷. 李振华 / 郑玉玲，朱光总主编；李郑生主编. —郑州：河南科学技术出版社，2019.10

ISBN 978-7-5349-9513-2

Ⅰ. ①中… Ⅱ. ①郑… ②朱… ③李… Ⅲ. ①中医临床—经验—中国—现代 Ⅳ. ①R249

中国版本图书馆CIP数据核字（2019）第075726号

出版发行：河南科学技术出版社

地址：郑州市郑东新区祥盛街27号　　邮编：450016

电话：（0371）65788613　　65788629

网址：www.hnstp.cn

策划编辑：马艳茹

责任编辑：邓　为　李振方

责任校对：董静云

整体设计：张　伟

责任印制：朱　飞

印　　刷：洛阳和众印刷有限公司

经　　销：全国新华书店

开　　本：787 mm × 1092 mm　1/16　　彩插：32　　印张：17.5　　字数：300千字

版　　次：2019年10月第1版　　2019年10月第1次印刷

定　　价：80.00元

中原历代中医药名家文库·现当代卷

中原历代中医药名家文库·现当代卷

李振华

主　审　李振华

主　编　李郑生

副主编　郭淑云　张正杰

编　委（按姓氏笔画排序）

王海军　华　荣　李郑生

张正杰　徐江雁　郭　文

郭淑云

协助编写人员（按姓氏笔画排序）

王玉玲　王艳鸽　刘亚楠

李　宁　李海婷　黄啟敏

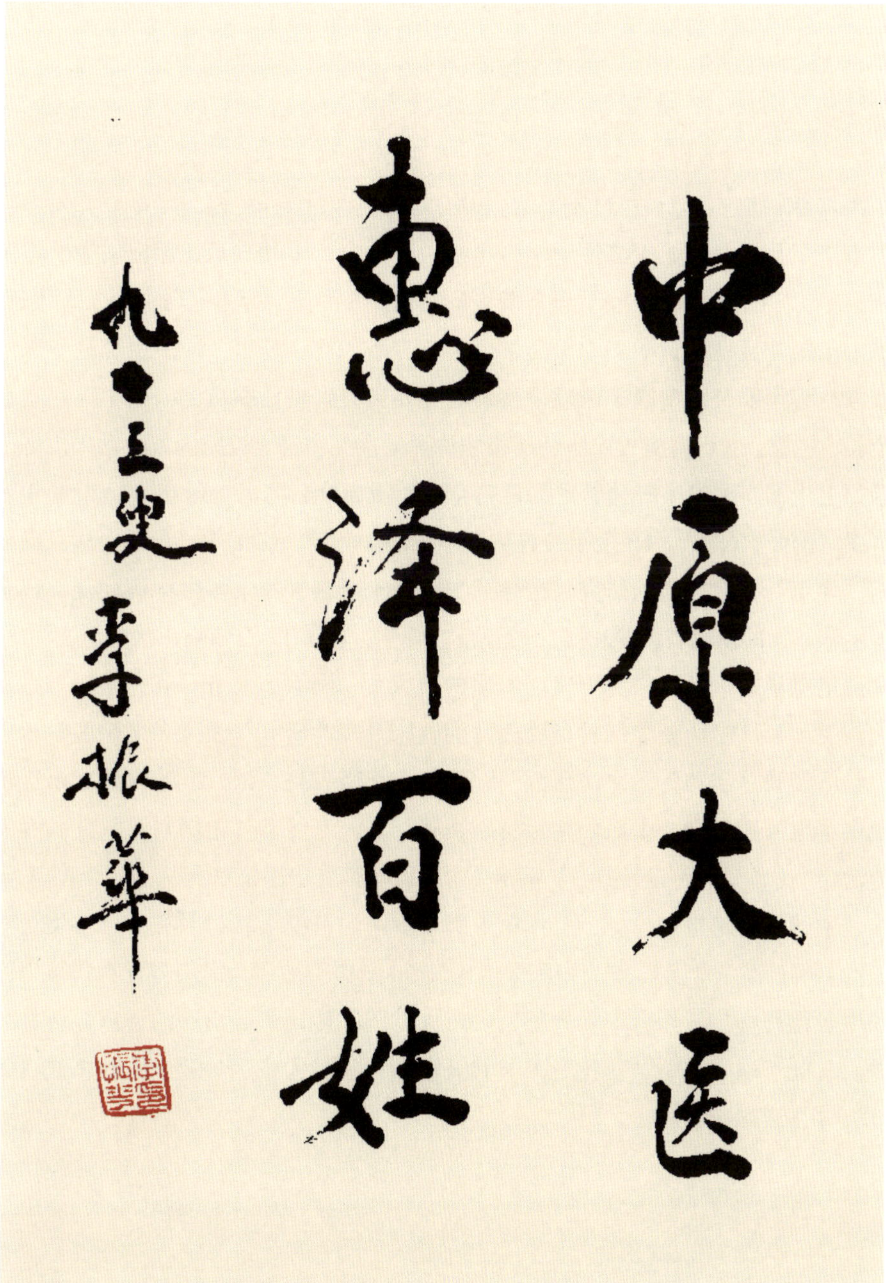

国医大师李振华题词

李振华教授简介

李振华，男，1924年11月生，2017年5月23日去世，享年94岁。河南省洛阳市洛宁县人。毕业于济汴中学，出身中医世家，中共党员，原河南中医学院院长、教授、主任中医师，享受国务院政府特殊津贴专家，为第七届全国人大代表。曾兼中华医学会理事，中华中医药学会常务理事、终身理事，原卫生部高等医药院校教材编审委员，中国中医理论整理研究委员会副主任委员，河南中医药学会副会长、名誉会长，河南省中医药高级职称评委会副主任。被原国家劳动人事部、原国家卫生部、国家中医药管理局评为全国首批500名名老中医之一，2009年入选首届“国医大师”。60余年一直从事中医的医、教、研工作。长于温病及内科杂病，晚年专于脾胃病的研究。指导了十届硕士研究生及十多名中医高徒。曾获原卫生部评发的河南省西学中唯一的模范教师奖。主持有“乙脑临床治疗研究”“肿瘤耳部信息早期诊断”“脾胃气虚本质的研究”、国家“七五”和“十五”重点科技攻关项目“慢性萎缩性胃炎脾虚证的临床及实验研究”及“名老中医学术思想、临床经验总结和传承方法研究”，分别获河南省一、二、三等科技成果进步奖及中华中医药学会“中医药传承特别贡献奖”。专著有《中医对流行性脑脊膜炎的治疗》《常见病辨证治疗》，编审《中国百年百名中医临床家丛书　李振华》，主编《中国传统脾胃病学》，合编第5版《中医内科学》教材及教参，参编《中医证候鉴别诊断学》等。发表中医学术论文70余篇。被评为河南省优秀科技工作者和中医优秀科技工作者。入选英国剑桥大学国际传记中心出版的《世界科技名人录》、国家科委《中国科技名人》和《河南科技名人录》。业余爱好书法，是20世纪中国著名书画家。

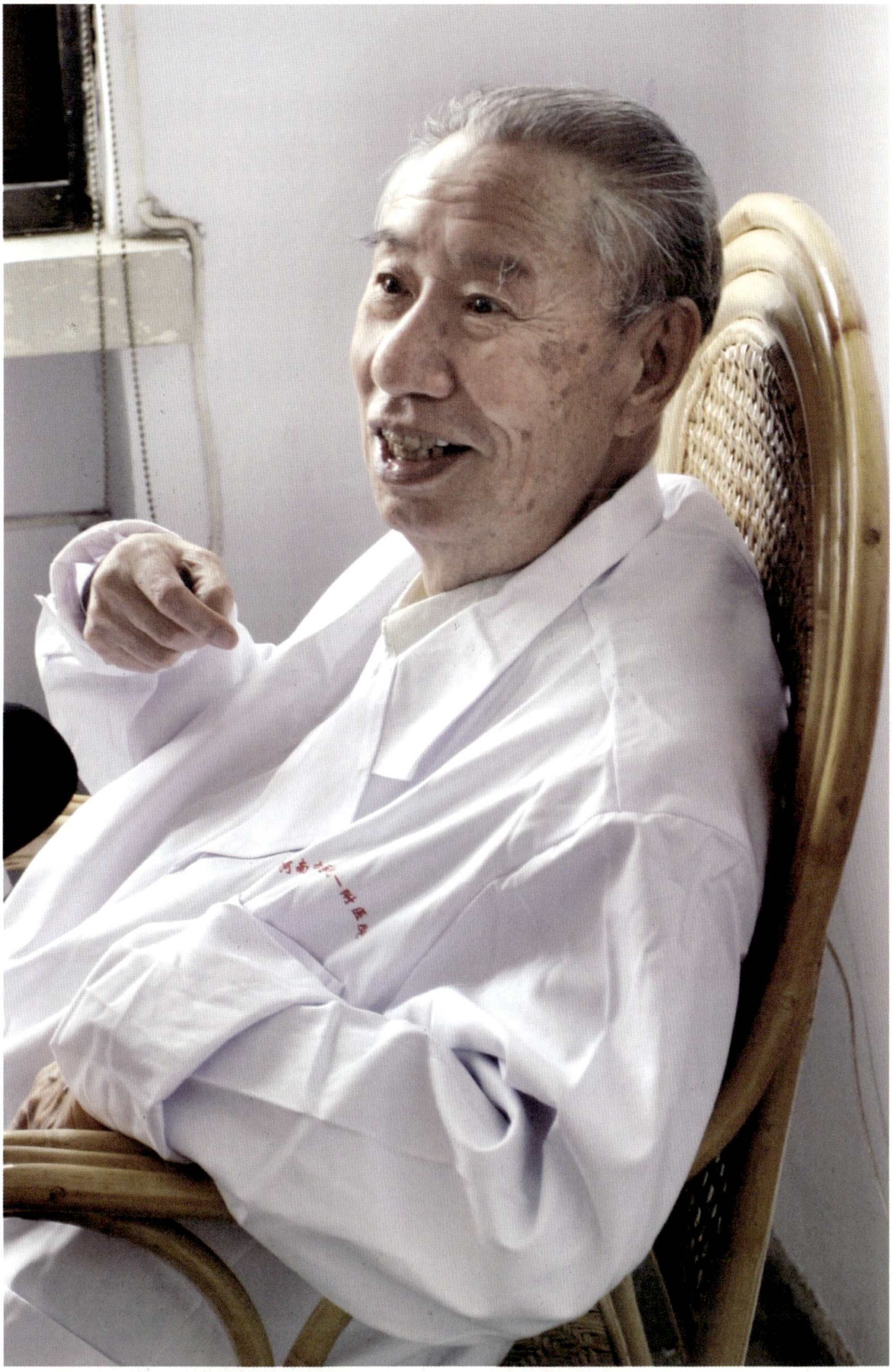

2010 年，李老在门诊为患者诊病

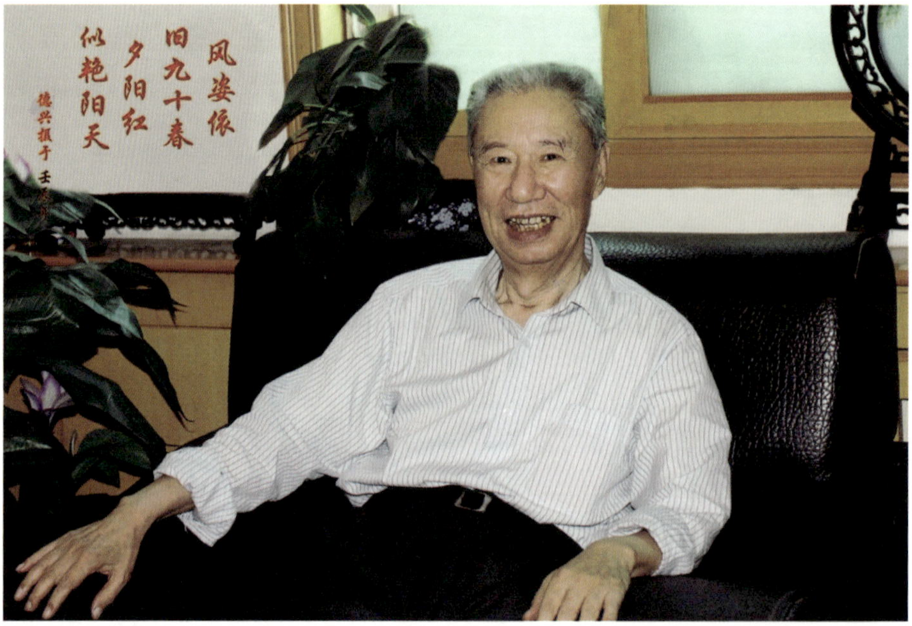

2012 年，李老 90 岁寿诞，家中留影

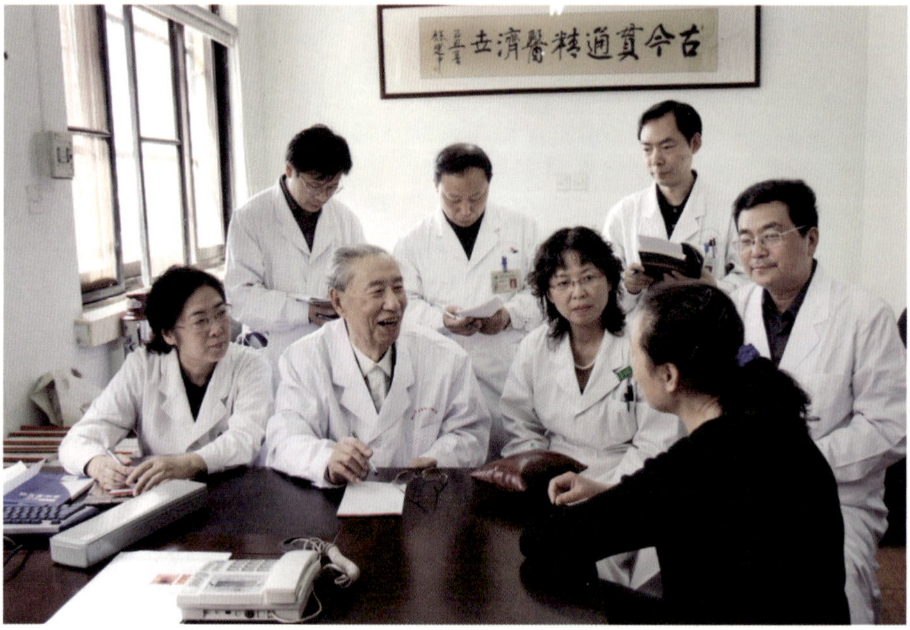

2009 年，李老在门诊带教

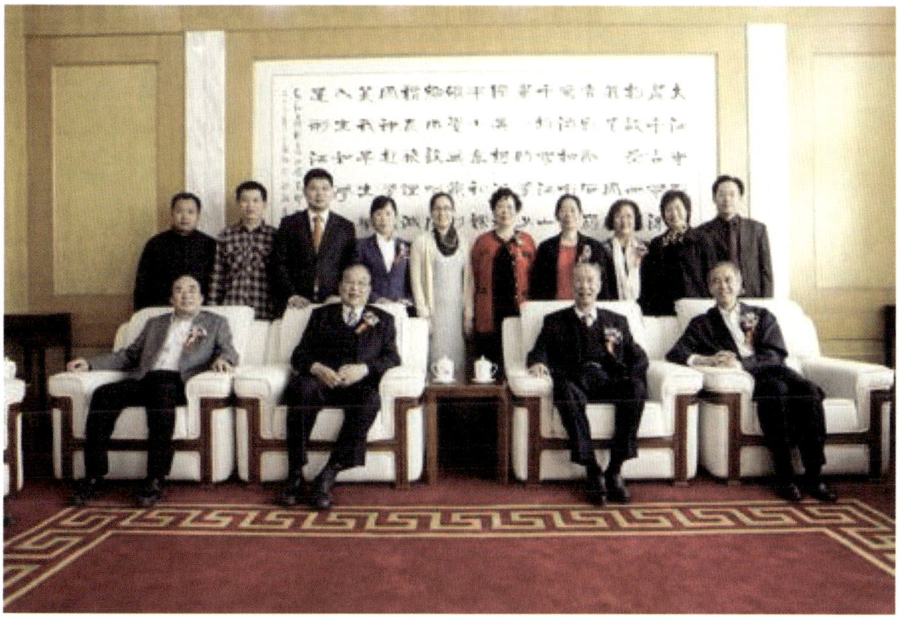

2012 年，李老 90 岁寿诞，与河南省原副省长贾连朝及国医大师张学文等合影留念

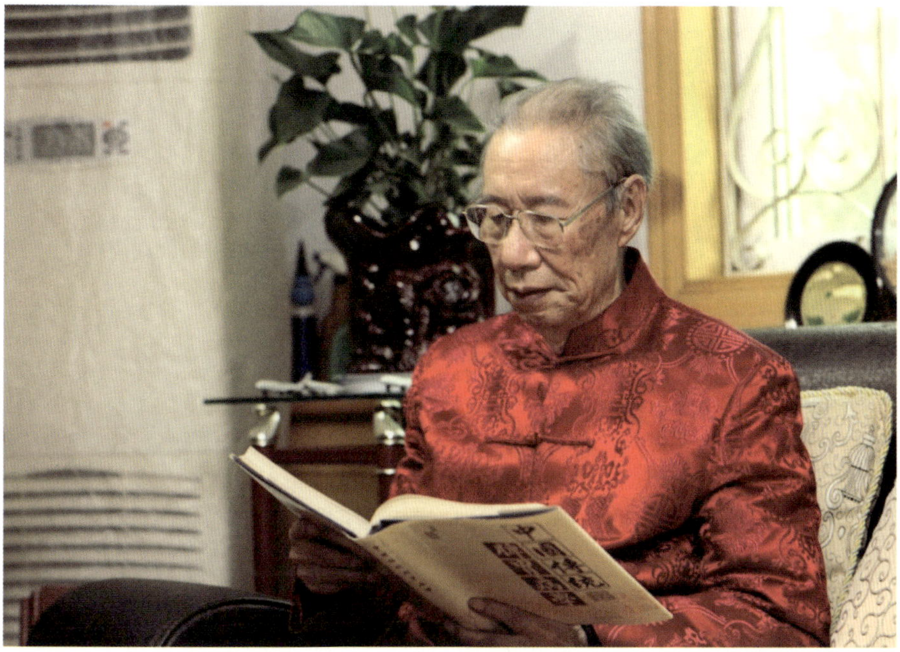

2010 年，李老在家中学习

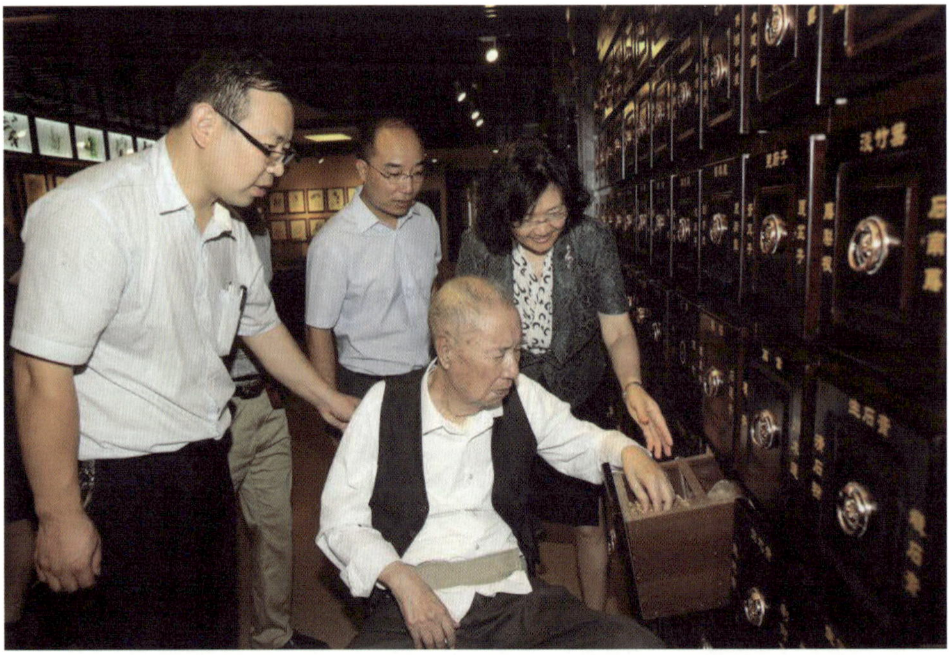

2015 年，李老在河南中医学院郑玉玲院长的陪同下，参观学校中医药博物馆之中药馆

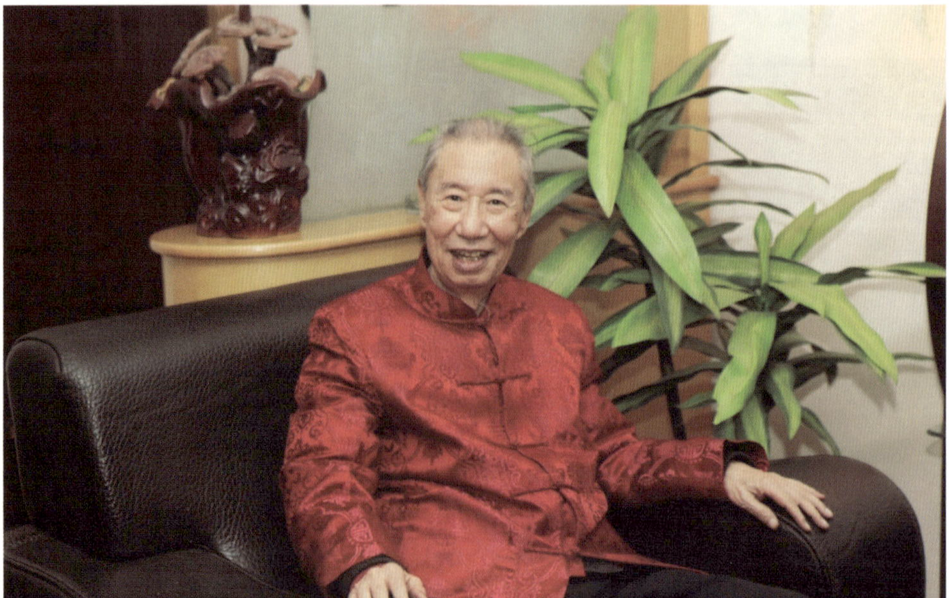

李老在家中生活照

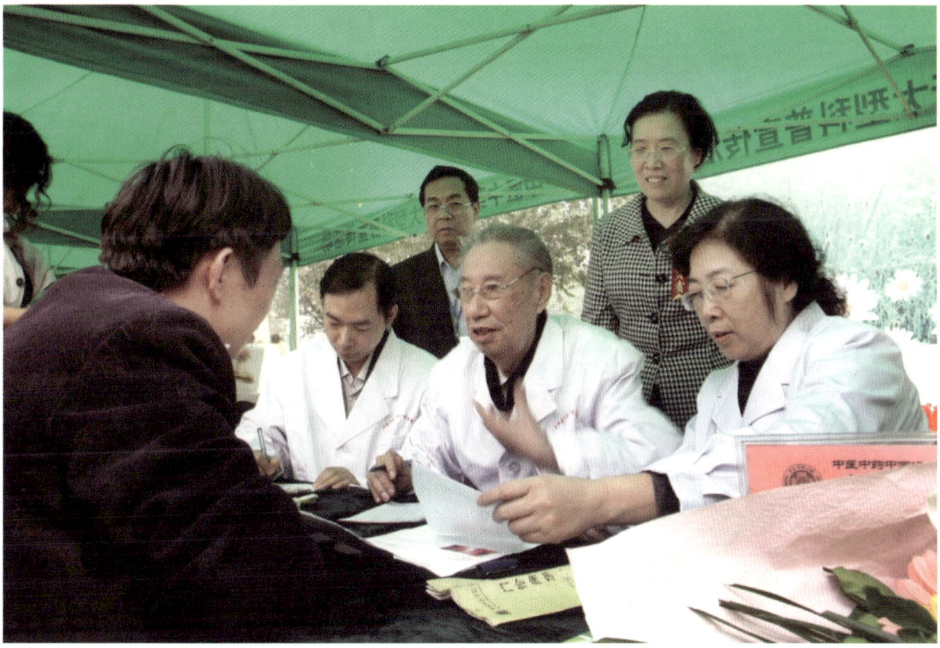

2010 年，李老参加国家中医药管理局组织的“中医中药中国行”大型义诊活动

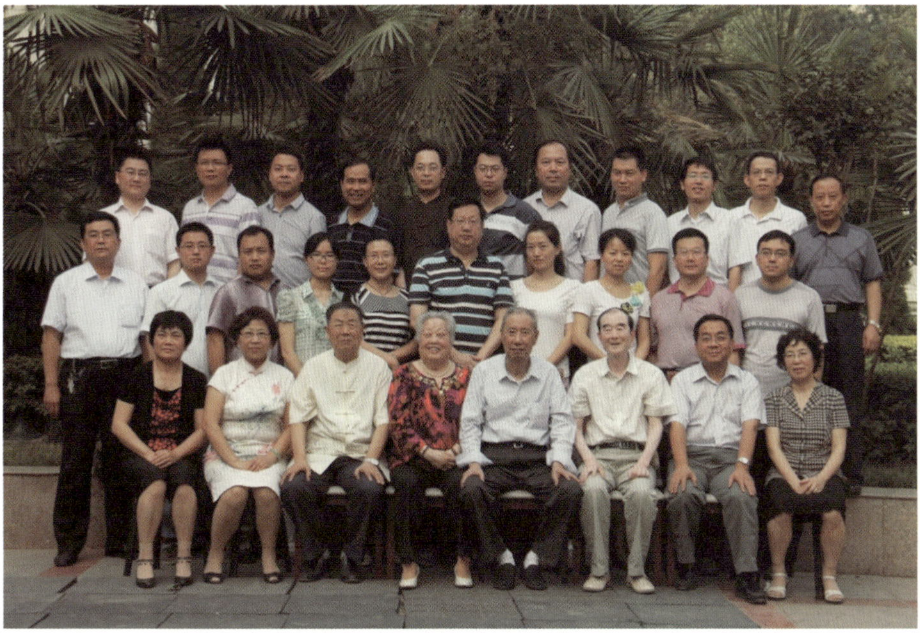

李振华传承工作室全体成员合影

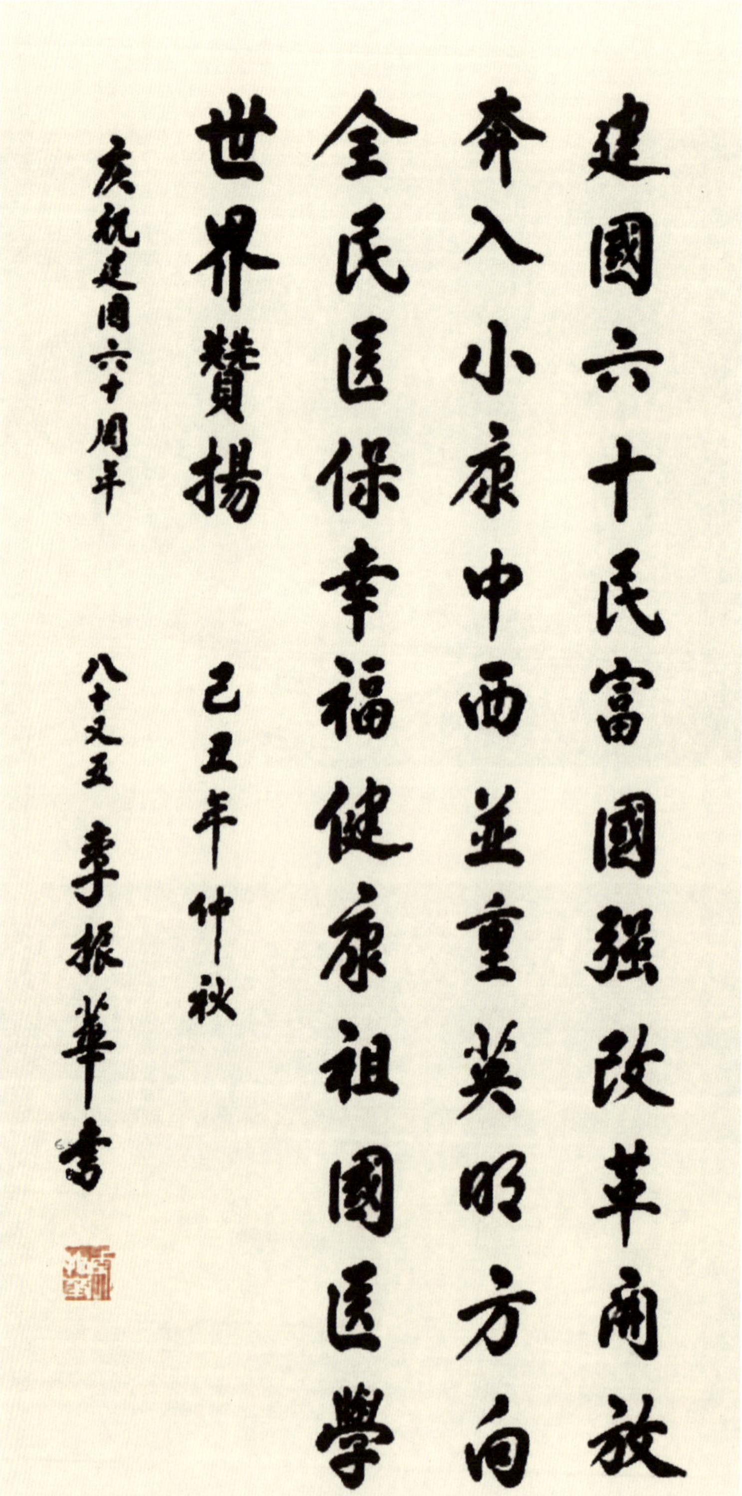
建國六十民富國强改革開放
奔入小康中西並重英明方向
全民医保幸福健康祖國医學
世界贊揚
慶祝建國六十周年
己丑年仲秋
八十又五 李振華書

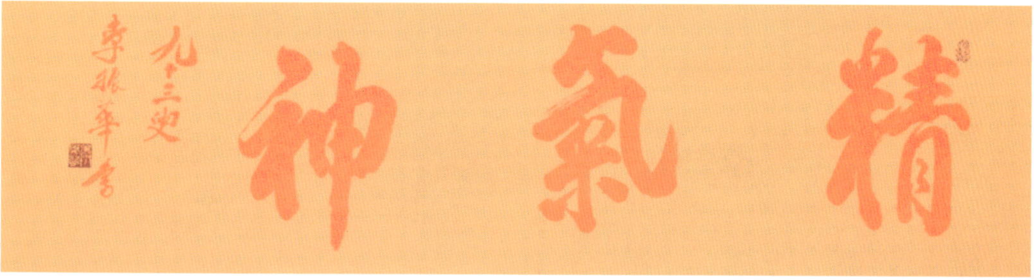
精氣神
九十三叟
李振華書

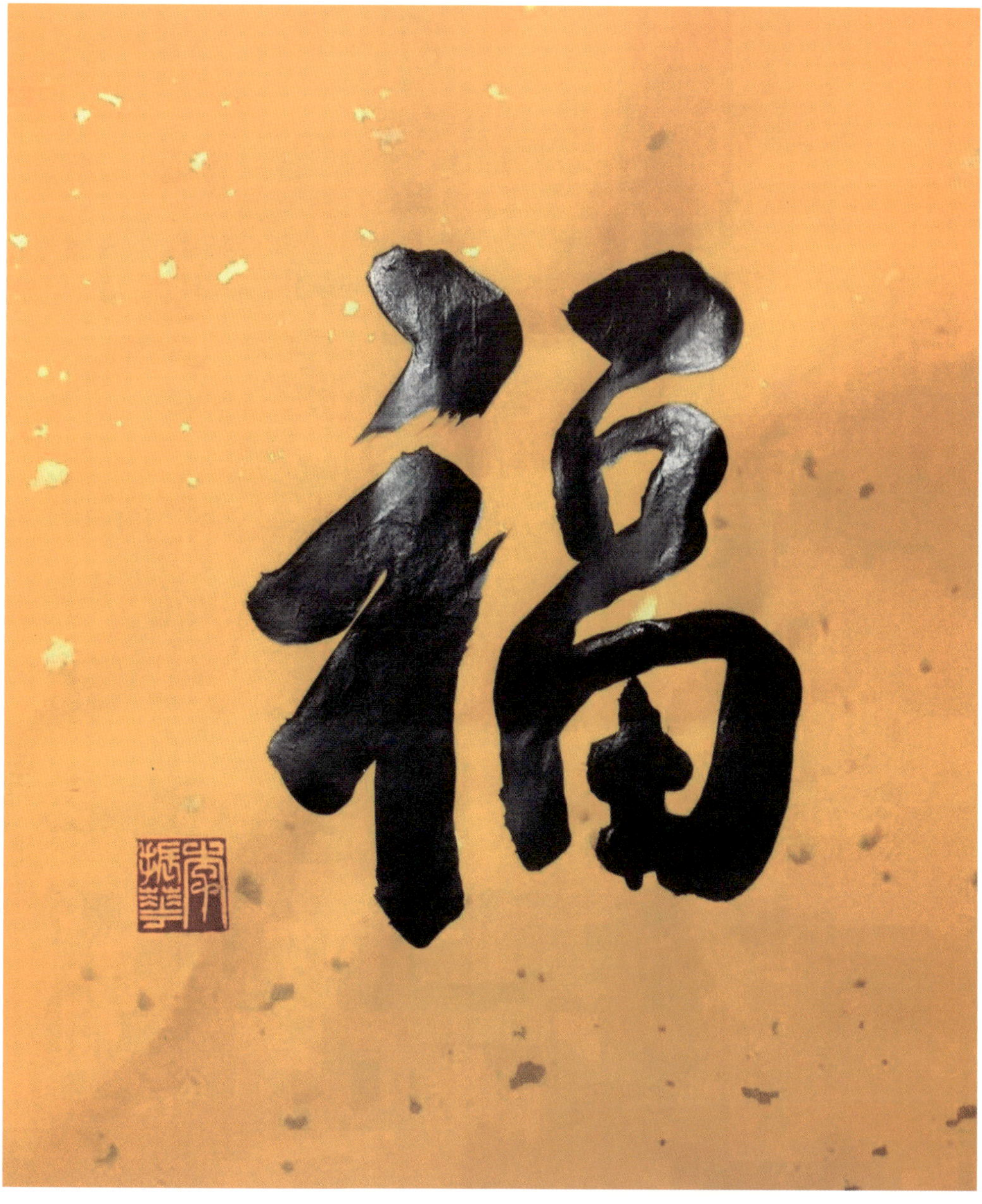
福

空山新雨後天氣晚來秋明月
松間照清泉石上流竹喧歸浣
女蓮動下漁舟隨意春芳歇王
孫自可留

丁亥年春月　唐王維詩山居秋暝
八十三叟李振華書

建國五一變桑滄國強民富屹東
方經濟建設經綸展全民團結奔
康莊

慶祝國慶五十一周年
李振華書

脾胃是人生後天之本氣血生化之源飲食內傷百病由生发揮藥食同源优勢寓藥於食防患於未病

李振華

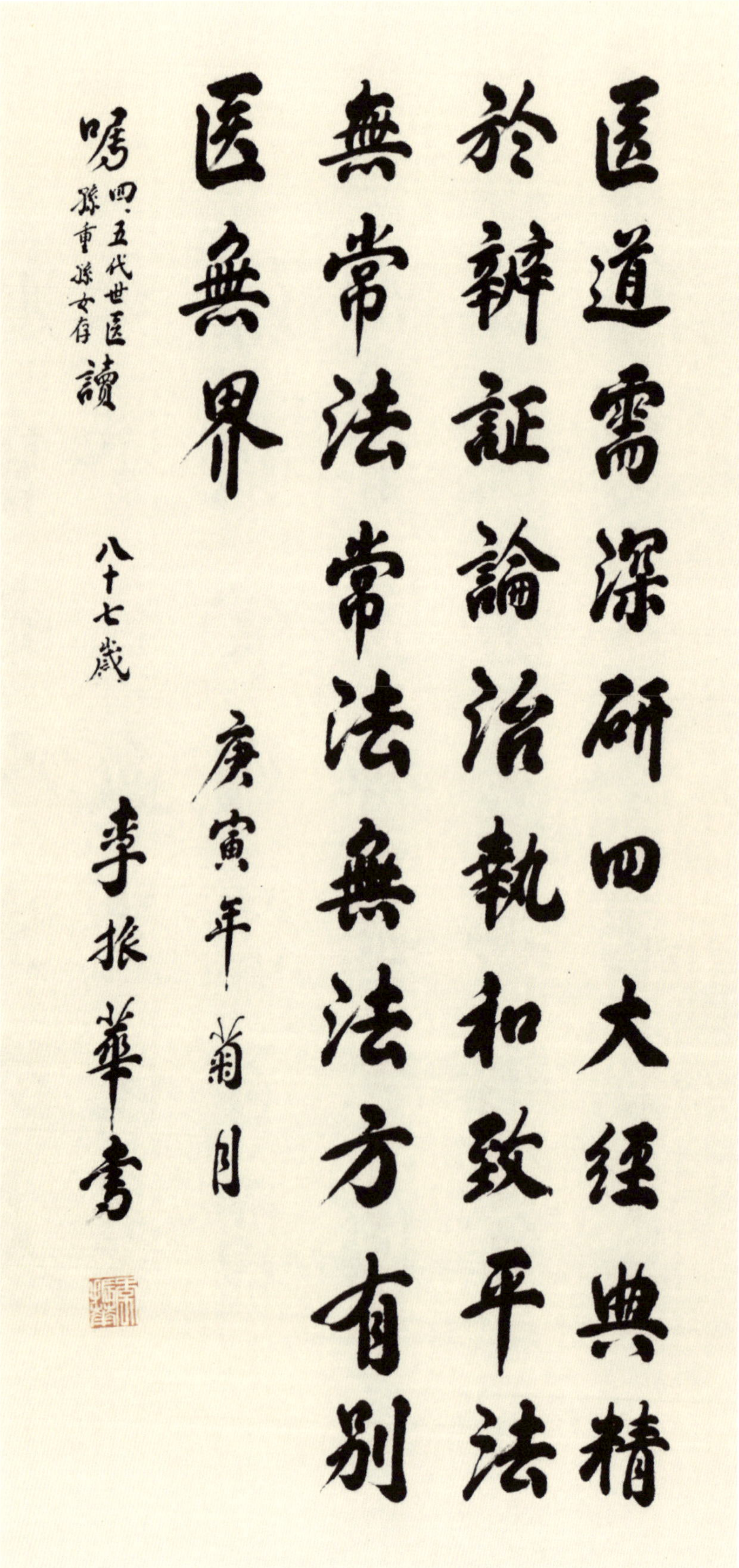
医道需深研四大经典精
於辨証論治執和致平法
無常法常法無法方有别
医無界
庚寅年菊月
李振華書
八十七歲
嘱四、五代世医孫重孫女存讀

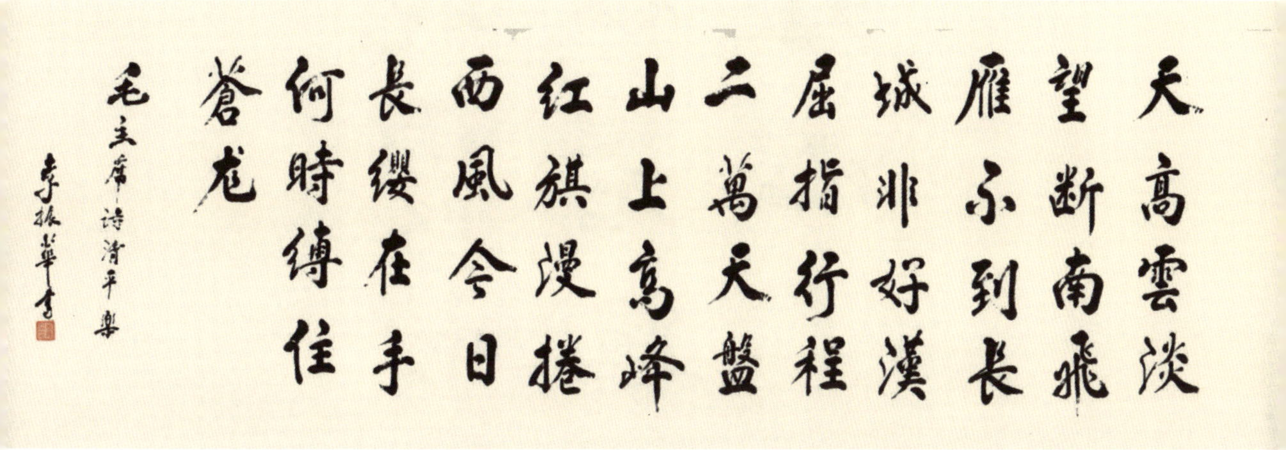
天高雲淡
望斷南飛
雁不到長
城非好漢
屈指行程
二萬六盤
山上高峰
紅旗漫捲
西風今日
長纓在手
何時縛住
蒼龍
毛主席詩清平樂
李振華書

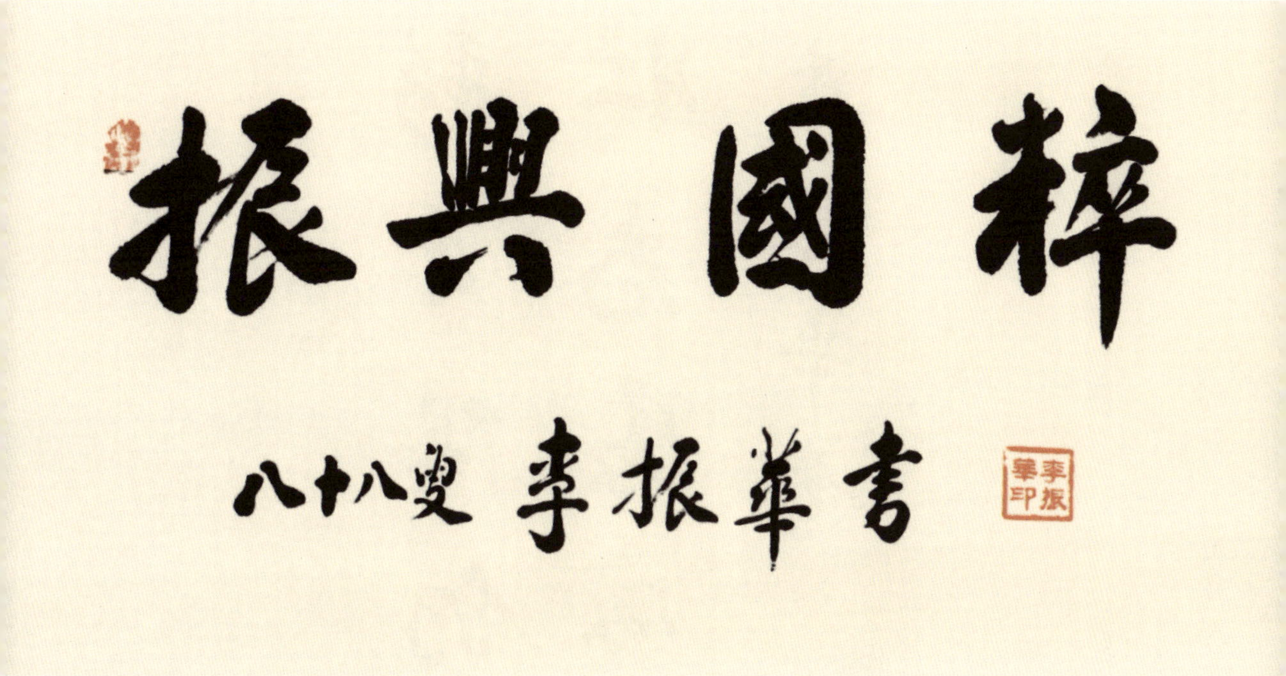
振興國粹
八十八叟李振華書
李振華印

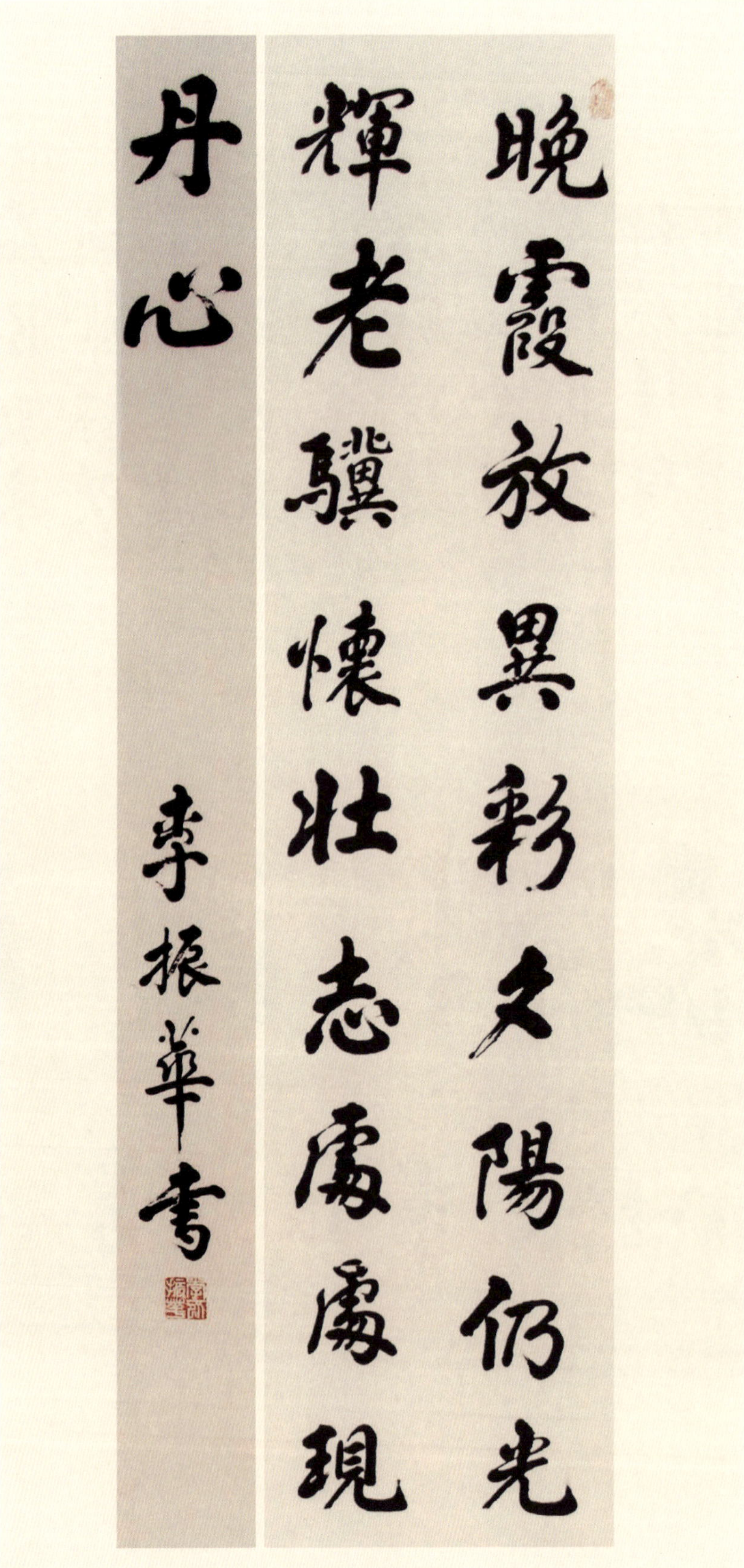
晚霞放異彩夕陽仍光
輝老驥懷壯志處處現
丹心
李振華書

王某某胃痞（慢性萎缩性胃炎）病案

慢性萎缩性胃炎属中医胃痞等病范畴。本病系胃病日久，脾虚为主。由于脾虚土壅木郁，胃失和降，故治疗上脾宜健、肝宜疏、胃宜和。經二十余年余臨床体会，这九字为治慢性萎缩性之法则。多年来經临床自拟之萎胃汤，即是在此病理、治法的基础上而拟定的。經千余例该病患者之治疗观察，凡坚持服药在半年左右，治愈率达70%以上，尤其未发现轉为胃癌之病例，突破了国外医学认为胃粘膜不可能逆轉修复之观点和终身不治之病。本病为慢性病，治疗时要注意：（一）坚持服药半年左右。（二）症状减轻，食欲增加，但胃粘膜未复，消化功能尚差，要控制饮食，最好作到定时、定量、定性。（三）防止情绪冲动，保持乐观。

李振華

2006.6.14.

王某某胃痞病（慢性萎缩性胃炎）案

点评

慢性萎缩性胃炎，属中医胃痞病范畴。该病国内外公认易恶变为胃病癌症，故亦称癌前病变。二十世纪八十年中期，余经国家医药情报所查索，国外302份资料，无一例治愈。国内59份资料，有临床症状治愈病例，但治疗前后，无仪器检查证实。1986年余中标“七五”国家科技重点攻关项目“慢性萎缩性胃炎临床及实验研究”。通过五年300例经胃镜及病理检查确诊的住院患者治疗，出院时再通过上述检查证实，其有效率为97.8%，治愈率为30%。上报国家卫生部验收并组织鉴定：“属国内外先进水平”。通过五年治疗研究，认为本病要点是：（一）本病多属浅表性胃炎日久转化而成。其病理主要为脾虚，脾虚则土壅木郁；脾虚失其健运，不能正常为胃行其津液，导致胃失和降。故脾虚、肝郁、胃实为本病之病理特点。（二）据病理脾宜健、肝宜疏、胃宜和为本病治疗原则，随其偏盛而加减用药。（三）注意事项：坚持服药，胃粘膜修复需半年左右；饮食胃胀好转需控制饮食；防止精神刺激。1991年鉴定后16年通过门诊进一步治疗观察，治愈率约70%左右，凡经长时服药未发现一例转为胃癌。突破了国内外认为胃粘膜不可能逆转修复论点。

李振华 2006.5.20.

序

中医药学历史悠久，源远流长，涌现出灿若繁星的医药学家。正是由于他们的辛勤耕耘与绵延传承，才使得中医药学在世界医学体系中独树一帜，影响寰宇并造福人类。

河南地处中原，人杰地灵，是中华民族优秀文化的重要发祥地之一，自古及今医药大家更是层出不穷。诞生于河南南阳的张仲景，被后世尊崇为“医圣”，以其巨著《伤寒杂病论》及其独特的辨证论治思维，深远地影响着中医学的传承与发展，至今仍然在指导着中医理论研究与临床实践。其后，河南历代名医名著辈出，比较著名的如褚澄的《褚氏遗书》、王怀隐的《太平圣惠方》、郭雍的《伤寒补亡论》、张子和的《儒门事亲》、滑寿的《十四经发挥》、李濂的《医史》、景日昣的《嵩崖尊生书》、吴其濬的《植物名实图考》、杨栗山的《伤寒瘟疫条辨》等，对中医药学的发展和提高，发挥了承前启后的推动作用，产生过重要影响。

新中国成立以后，河南的中医药事业又得到了长足的发展，在业内占有较重要的地位。著名中医学家李振华是第一批国医大师，我与他交好多年，深知他理论功底深厚，临床经验丰富，治学严谨，桃李遍天下，他对河南中医药学的教育、科研、临床工作，做出了非凡贡献；还有石冠卿、吕承全、赵清理、邵经明、杨毓书等，都是闻名全国的中医药学家。

中医药这一伟大宝库有三个组成部分：浩如烟海的典籍，名老中医的经验，民间的验方绝技。其中名老中医的经验是最接近临床实践的，是理论与实践相结合的典范，也是我们亟待传承的中医精华。而随着时间的流逝，名老中医越来越少，中青年能用中医思维去认识疾病、防治疾病的也越来越少。所以现在的问题是抓紧将这些名老中医的经验继承下来，学习他们的学术思想，学习他们的临床经验，学习他们的医德医风。这是时代的需要，是发展中医的需要，是培养年轻一代名中医的必由之路。

我过去曾讲过要做一名“铁杆中医”，有人对此产生误解，认为这是保皇党、保守派。我所说的“铁杆中医”，就是要立足自身，坚信中医，坚守中医，同时要做好与现代尖端科学的结合。中医本身就是尖端科学，两个尖端科学结合，那就是更好、更高水平的医学。中医药在治疗 SARS 中的作为、国医大师王绵之教授对航天员的养生调护，不是很能说明一些问题吗？我所说的“铁杆中医”，不是不学习科学，而是要站在现代科技的尖端上面，这样结合，中医就会发展。我们应该相信，只要特色不丢、优势常在、传承不息，中医药必将为呵护人类健康再立新功。

要学习好中医，就要从经典入手，因为经典是中医学之根，是后世各家学说之源头，必须下一番功夫才能学好。“不经一番寒彻骨，哪得梅花扑鼻香”。而要学习好经典，就要注重临床实践。老百姓之所以对中医信赖，是因为中医疗效是确切的，是经过几千年临床实践所证明了的。临床实践是中医的生命线，离开临床实践，就无从证明中医理论的正确性。中医学的方法论，是完全符合唯物辩证法的实践论、符合哲学的系统论的。

十年树木，百年树人。要发展中医，就要抓紧抢救老中医学术经验，许多老中医带徒，办名医传承班，这是很好的传承方法。抓紧时间整理老中医的经验，上对得起祖宗，下对得起百姓，这不但是对中医学术发展的贡献，也是对健康事业做的积极贡献。希望更多的名老中医毫无保留地将自己的学术经验撰写出来，传承下去；也希望更多的中青年学子虚心地、踊跃地加入师承的队伍，使岐黄之术薪火相传，不断发扬，更好地为全人类的健康服务！

说起来，我在河南有两位祖宗，一位是“医圣”张仲景，算是我们中医人的共同祖宗；一位是邓氏的祖宗，邓氏祖地在河南邓县（现邓州市），从中原南迁广东珠玑巷，我是第 25 代，500 年前我们是一家。所以我对河南有一种自然的亲切之感，对河南中医更是有着特别的关注之情。

今闻河南同仁计划编纂《中原历代中医药名家文库·现当代卷》，我非常高兴，这不但是河南中医界的盛事，也是我们国家中医界的盛事。这部巨著，是为名老中医学术经验的传承做了一件大好事，值得庆贺。在其出版之际，聊述几句，以表一位期颐老者的意愿心境。

是为序！

国医大师 邓铁涛

2017 年 11 月

前言

中华医药，肇之人祖，岐黄问对，仲景垂法。

中原大地，是中华灿烂文化的重要发祥地，也是中医药文化的发源地、医圣的诞生地。在这片沃土上，有两部著作名垂青史，流传千古。一部是《黄帝内经》，它是中医学第一部经典大作，为中医学的传播与发展奠定了理论基础。其具体编著者虽无可考，但与中华民族的先人——黄帝是密不可分的。书中采用黄帝与岐伯等对话的方式，对人类生命科学进行了详尽而科学的讲述。而黄帝出生于河南新郑，他的智慧使得中医药学跻身于世界医学之林。另一部是《伤寒杂病论》，该书创立了中医基本理论与临床实践相结合的辨证论治体系，为中医临床学科的发展开辟了无限法门，该书作者是东汉时期河南南阳人士张仲景，他的治学态度是尊重先人，尊重实践，独立思考，敢于创新，用他的话说就是“勤求古训，博采众方……并凭脉辨证”。书成之后被奉为中医经典之作，张仲景则被后世尊为“医圣”，为人们所景仰。

继“医圣”张仲景之后，中原大地以其悠久的历史及丰厚的文化底蕴，为中医药事业的继承与发展做出了卓越贡献。当我们站在黄河岸边回溯历史的时候，历代名医包括他们的名著犹如灿烂的星光闪烁在我们面前。比较著名的如南朝时期的褚澄与其《褚氏遗书》，隋代甄权与其《针经钞》，唐代孟诜与其《食疗本草》，宋代王怀隐与其《太平圣惠方》，金代张子和与其《儒门事亲》，元代滑寿与其《十四经发挥》，明代李濂与其《医史》，清代杨栗山与其《伤寒瘟疫条辨》、吴其濬与其《植物名实图考》等；还有近代陈其昌与其《寒温穷源》、陈青云与其《痘疹条辨》、刘鸿恩与其《医门八法》、龙之章与其《蠢子医》等，他们为河南乃至全国中医药事业的发展与提高做出了不可磨灭的贡献。

目光回到新中国成立以后，河南中医药事业得到了长足的发展。随着河南中医药大学（原河南中医学院）以及各级中医院的先后建立，一大批名家出现在教学与临床岗位上，他们为河南中医药的教育、医疗和科学技术的发展，倾尽全部心血，可谓“鞠躬尽瘁，死而后已”。他们中的杰出代表有国医大师李振华，国家级名医石冠卿、赵清理、杨毓书、高体三、吕承全、邵经明、武明钦、郭维淮、乔保钧等。他们秉承张仲景、孙思邈“大医精诚”之旨，怀仁心仁术，志存高远；为人民服务，任劳任怨；教年轻学子，挑灯备课；为病人除恙，废寝忘食；他们学术渊博，通晓经典，经验丰富，技术精湛；他们在百姓心中，犹如华佗再世，高山景行。他们教书育人，桃李满天下，我们为有这样的先辈、老师，感到骄傲、自豪。

时光荏苒，岁月飞逝。一批老前辈已经驾鹤西去，健在的专家、学者多已垂垂老矣。如何将他们的学术思想与临床经验记载于史，传给后人，将是摆在我们面前的迫切任务。我们要以抢救“国宝”的紧迫感去承担这项任务，以完全敬畏的心态去承担、去做事。初步统计，急需整理全省近百名著名专家的学术思想与临床经验，我们将分批整理，全部出版问世大约五六年时间。这次整理工作必须以严谨的科学态度，精细的工作程序，一丝不苟地去设计，去编撰。要坚持“信、达、雅”的写作态度，做到内容准确可信，行文畅达通顺，词语得体文雅。而要做到这一点，认真是第一位的。正如中医大家岳美中先生在《名老中医之路》第二辑“序”中说，对于编辑老中医经验这样的书，要有“手里如同捏着一团火”的责任心，看准了的事就要做到底，做出成果来，精心设计，虚心征求、细心组织。

对于本丛书的学术与临床价值，我们总编委员会在召开第一次会议的时候，就有所评议。这种评议是从20世纪80年代出版的《名老中医之路》谈起的。当时中医宿老吕炳奎在该书“序”中写道，“这有利于鼓励广大青壮年中医师进一步下苦功深入研究和精通中医药学，有助于当今一代名中医的成长，而这正是青壮年同道们应当努力的方向”。该书“编者的话”中谈到，这样的书有利于一代新名医的成长，有利于改善中医教育工作，有利于中医学术“与时俱进”地发展。反复阅读老前辈的话语，如同当面教诲，沁人心脾。本丛书虽然只是记载河南省现当代名医的经验，但它的影响会波及全国，甚至于海外。这对于传承中医、培养中青年中医名家，是教科书，是经验书，是师承必读之书，必将在河南中医药事业发展史上留下浓墨重彩的一笔。

对于本丛书的编写与出版，还有一位老人在默默地关心着，他就是为这套丛书作序的国医大师、年高101岁的邓铁涛教授。丁酉初秋，在总主编郑玉玲教授的带领下，我们一行四人南下羊城，专程拜访了邓老。当天上午十时许，邓老在其子邓中光教授的搀扶下，高兴地接见了我们。只见邓老红光拂面，精神矍铄，在我们问候邓老之后，邓老开口道：“丛书进程如何？”又问道：“何时可以出版？”并表示“希望这套丛书能走向全国”！邓老的关心使我们非常感动。回郑州后，总编委员会及时召开了会议，对邓老的关怀做了传达。并表示，不辜负老前辈的关心与期望，希望尽快能让邓老看到这套由他作序的丛书。

在此，谨对邓老表示诚挚的谢意！并遥祝邓老椿龄无尽，福寿康宁！

同时，对河南中医界的老前辈，关心中医药事业发展的老领导，关心、参与丛书编著、出版的同仁，表示衷心的感谢！

《中原历代中医药名家文库·现当代卷》总编委员会

2017年国庆

目 录

第一章

医家传略

一、河洛之子　步入医林

李振华，男，汉族，于1924年出生于河南省洛阳市洛宁县，原河南中医学院院长、教授、主任中医师，洛宁县人大常委会委员，第七届全国人大代表，曾兼中华中医药学会常务理事、终身理事，中国中医理论整理研究委员会副主任委员，中华医学会理事，河南省中医药学会副会长、名誉会长，原卫生部高等医药院校教材编审委员会委员，河南省中医药高级职称评委会副主任，河南省高等院校高级职称评委会委员，河南省科技成果评审委员会委员，河南省新药评审委员会委员，《河南中医》杂志主编，1990年被原国家劳动人事部、原卫生部、国家中医药管理局评为第一届全国500名名老中医之一。2009年被人力资源和社会保障部、卫生部、国家中医药管理局评选为全国首届“国医大师”。60余年来，李老一直从事中医的医疗、教学、科研工作，学术造诣精湛，临床经验丰富，擅长治疗急性热性病、脾胃病及疑难杂病。

李老出身中医世家。祖籍洛宁依山傍水，北有凤翼山，南有洛水河，可谓人杰地灵。李老的父亲李景唐是位名医，医术精湛，名闻豫西（见《洛宁县志》）。其父为医，医德高尚，仁善为本，矜贫救厄，舍己为人，治病活人，一丝不苟，胆大心细；为学，谦虚谨慎，虚怀若谷，拜师访友，博采众方，善于治疗外感热病和内伤杂病。其父的这些为医为学的品德和经验，李老尽得其传。尤其是为人方面，李老的父亲以自己的“真善为本，济世成德”的思想和行为准则来教导年少的李振华，常言：“行医要首先立品做人，做一个正直的人，一个有真才实学的人，只有仁善待人，才能济世活人。”这些都深深影响了李老的一生。稍至年长，遇1940年豫西大旱，民不聊生，瘟疫流行，死亡甚多，他看到当时国民党政府腐败，家乡缺医少药，便立志不求仕而誓为良医。1941年，17岁的他从济汴中学高中辍学，专跟父亲学医认药，在父亲指导下研读医学书籍，并随父侍诊，1947年开始独立诊治患者。1950年，河南省举行中医师考试，他名列洛宁县榜首，被当地誉为“名门高徒”“父子良医”。省政府给他颁发了中医师开业执照，遂继父业，悬壶乡里。其医术医德深受广大患者的赞扬和称颂。1953

年，洛宁县人民医院成立，他入选为该院唯一的中医医师。此后由乡到县，由县到地，再调入洛阳中医师进修班和西学中班任教，直至上调省城，在河南中医学院从事医疗教学工作，从中医内科教研室主任，第一附属医院医教部主任、副院长，学院中医系副主任，学院副院长、院长，经历了漫漫60余载的岐黄医学道路。

李老学医，除师从名医家传外，大多还是出于他半个多世纪的自学。李老学医专心致志、治学严谨、刻苦钻研、勤学务实、虚心求教、容纳众长、善于总结，数十年如一日，至老不衰。“学在于勤，知在于行”，是他一生的座右铭，并总结了勤、恒、精、博、悟五字的治学经验。

1986年6月，时任河南中医学院院长的李振华在《光明中医》发表了《学在于勤，知在于行——我的自学体会》文章，介绍了自己学习中医的体会，在文章中，李老把它归纳为“法于经旨，精求医理；教学相长，重视实践；临床严谨，总结规律；勤奋好学，虚心求教”几个方面。的确，“学在于勤，知在于行”是他一生治学的真实写照。他勤于学习，熟读《内经》《难经》《伤寒论》《金匮要略》《神农本草经》《汤头歌诀》等，继而临床又读金元四大家，尤其是对李东垣的《脾胃论》等著作的学习更是深入，对于明清温病诸名医著作等，体会尤深，也特别喜爱学习中国古今哲学著作，用唯物辩证的观点来学习中医，他常说这是学中医的钥匙，能打开中医知识的宝库。

他学习中医经典著作和书籍的理论，能及时用于医、教、研实践，运用中医经典著作奠定其临床辨证基础。实践中，他勤学博采，涉猎广泛，既师古又灵活善变，既善于继承又敢于创新，在此基础上治好了不少疑难病。他深感中医四大经典如大匠诲人，必以规矩，使学者有阶可升，但神明变化灵活机动，知常以应变，通变以知常，从心而欲，则在于对经典等医籍之所悟。

他勤奋好学，以能者为师，虚心求教。例如，李老在洛阳中医师进修班任教时，向一同任教的针灸教师闫丽生学习针灸。闫丽生是著名针灸学家、南京中医药大学原校长承淡安的学生，针灸医术精深。李老中青年时期就用学习到的针灸技术，针药并进，治好了大量常见病和疑难杂病。又如，他将学习的施今墨老先生用六两米醋作药引治疗功能性子宫出血的经验应用于临床。施老曾为中国人民解放军河南省军区某领导爱人诊治功能性子宫出血，六剂而愈。患者拿出处方交给李老，李老如获至宝，看其处方，是补中益气汤合归脾汤化裁，并加阿胶、黑地榆等止血药，与其所治疗此类病用方基本相同，所不同的是，施老方中除白芍、柴胡、升麻均用醋炒外，每剂药并用了六两（此处十六两为一斤）米醋作药引。李老后遇此症，采用施老用大量酸涩收敛的米醋来治疗功能性子宫出血的经验，每获奇效，且多是用六剂药收功。这就是学习施老精深医术经验之结果。

1964年秋，国家卫生部中医顾问、名老中医秦伯未应邀前来河南讲学。秦老每天上午为省领导看病，下午到河南省中医学院讲学，李老在陪秦老看病讲学中，受益匪浅，特别是对“桂枝”这一味药，收益极大。秦老用仲景炙甘草汤加减治疗心脏期前收缩，药到病除，李老查看处方，与自己治疗此病用炙甘草汤药物相差无几，只是秦老方中桂枝仅用2~3g，不解其故，遂恭请秦老赐教。秦伯未讲，心动悸，脉结代，是心阴不足，阴损阳弱，虚阳浮动，心阴虚则心脏期前收缩出现心动悸，心阳虚则血不充脉而结代。治疗当在补心阴的基础上资助心阳，用桂枝之意是在配人参以助心阳，故量不可大，2~3g即可。根据心阳虚的微甚，一般脉搏出现偶发性结脉，可用2g；频发性期前收缩（即二联率、三联率）可用3~4g，并加宁心安神之品则收效更好。秦老对医理的分析、经方运用出神入化，令李老叹服。在此后的50余年，李老治疗多例心脏期前收缩患者（尤其是室性期前收缩患者），运用向秦老学习的加减炙甘草汤及桂枝应用经验均获得良好的效果。

李老不仅向医籍书刊求教，而且取同道之所长，民间经验方、患者以前用过的功效显著的处方等都是他随时学习的对象。他的这种虚心、灵活、巧妙的学习方法确实令人称赞。正如古人所说：“太山不让土壤，故能成其大；河海不择细流，故能就其深。”虚心求学的知行观，成就了李老的医学技术。笔者在随师实践中深有体会。

二、医学探幽　脾胃国手

李老是一位杰出的医学家，他从医60余载，积累了丰富的临床经验，可谓学识渊博，医术精湛，医德高尚。笔者随师诊病每见其临证，四诊详细，谨守病机，辨证确切，用药灵活，理、法、方、药丝丝入扣，疑难重病，常效如桴鼓。且不论是高级领导，还是普通百姓，都能细心诊治，一视同仁。

李老在中青年时期，长于治疗内科杂病，尤其善治急性热性传染病。1956年冬末和次年春，洛阳地区发生流行性脑脊髓膜炎，重点疫区伊川县，月余死亡70余人，多为孩童，也有少数成人，一时人心惶惶。李老随地区卫生局领导和西医医生深入疫区，发现死亡者多误用中药辛温解表和西药解热止痛发汗药物。服药后，患者大汗淋漓，继而抽搐加重，最后神志昏迷而死亡。医院有一王姓患者，32岁，流脑已夺去她丈夫及儿子的性命。她也出现深度昏迷、高热、抽搐、项背强直等症状，危在旦夕。李老诊断后认为流脑属于中医温病的春温病，是瘟疫，有传染性。病系感受疫毒之邪，内热过盛，当忌用辛温解表发汗药。当时由于西药缺乏有效药物，李老以清热解毒、熄风透窍法，药用银翘散合白虎汤加减，配服安宫牛黄丸，并亲自守护两日，患者终于痊愈出院。李老不顾个人安危，深入农村患者家中，抢救了14个生命垂危患儿，并将此法传授给当地中医师。后来，李老到宜阳县、三门峡市、偃师县（现为偃师市）等地治疗了近百例患者，只要能喂进中药者，皆可治愈。他写的《中医对流行性脑脊髓膜炎的治疗》一文，先后在《新中医》《中医杂志》上发表。河南省卫生厅和省防疫站当年在洛阳召开现场会，让李老介绍了这一治疗经验。1958年，李老在上述论文基础上补充内容，整理为专著出版。

对于疑难杂症，李老能灵活运用中医理论，辨证用药，收到良好的治疗效果。1974年3月，有姑嫂二人在春节家宴上误将25%氢氧化钠当作甜酒喝下，以致食道大面积溃破而大吐血，经医院多方抢救，血虽止，但食道狭窄，吞咽困难，仅能进食流质食物，经省级医院X射线摄片检查，诊断为食道狭窄，必须手术治疗，患者畏惧手术而找李老求治。李老从未治过此类疾病，但同情患者之苦，运用中医理论，缜密辨证，认为强碱为大热之性，误服烧碱腐蚀食道烧伤脉络，以致食道失于濡养，气血瘀滞，食道狭窄，吞咽不利，治当用滋阴清热、活血通络法，药用辽沙参、寸冬、石斛、生白芍、丹参、牡丹皮、生地黄、当归、枳壳、花粉、甘草。上方连服13剂，患者可吃馒头、面条等食品，后加桃仁、牛子、知母继服10剂，巩固疗效，2年后随访，饮食完全正常。后又随访7年，姑嫂二人一直健康。李老凭精湛的医术和高尚的医德，救活了无数病危、疑难病患者，受到了患者的称颂和爱戴。

李老晚年，专心于脾胃病的治疗和专题研究。多年来，他通过河南省重点科研项目“脾胃气虚本质的研究”及国家“七五”重点科技攻关项目“慢性萎缩性胃炎脾虚证的临床及实验研究”，并指导十届脾胃专业硕士研究生，形成了对脾胃病较系统的学术思想及显著的临床治疗效果。李老常讲：元气乃人体生命健康之本，而元气之充足，须赖脾胃之气所滋养，故脾胃伤，则元气易衰。此即李东垣所说的“内伤脾胃，百病由生”。脾胃是人体气机升降之枢纽，气机之升降，又关乎各个脏腑，故脾胃是各个脏腑气机升降之轴心，各脏腑皆赖脾胃以为其所用。进而内伤脾胃，必波及各脏，即所谓“脾通四脏”。由于“脾主运化水谷之精微”，其运化功能，全赖脾气（阳）之健。即脾为太阴之土，得阳始运。李老通过多年临床实践，认为脾本虚证，无实证，胃多实证；同时脾之虚证，则为气虚，甚则阳虚，无阴虚证；胃则有胃阴虚证。即胃为阳明阳土，得阴始安。李老认为，脾虚波及他脏，首先是肝。饮食不当、饥饱劳倦或思虑过度伤脾，均可导致土壅木郁；情志不舒，形成木郁乘土。其因不同，但其果同，皆可造成脾虚肝郁，或肝脾失调证。同时脾失健运、胃失和降，则可形成胃实证。因而脾虚证，必首先波及肝、胃，并彼此功能失调。李老在治疗脾胃病方面，创造性地提出了“脾宜健，肝宜疏，胃宜和”九字治法要诀，但临床要视彼此有所偏盛偏虚，随证治之。

在病理演变中，李老认为，脾失健运，可致水湿停滞。水湿为有形之物，可阻滞气机，气有余则生热，以致形成湿热蕴结之证。本证形似实证，但非脾实证，乃是脾虚为本，虚中之实，实由虚致之证。同时湿为阴寒之邪，热为阳邪，这种阴阳、寒热、虚实交错互结之证，亦为难治之证。在治疗上，李老认为，首先要辨清热盛或湿盛，甚则为寒湿之不同病理。清热当用苦寒之品，以达苦能燥湿，寒能清热；祛湿当用甘温、苦温甚至辛温之品。故清热用苦寒之药不能多用，过则伤脾以助湿，以致形成寒湿之证。热祛则宜及时健脾祛湿以治本。同时清热宜佐疏肝行气之品，因气行则湿行，湿祛则热无所存。笔者临床见李老用此法治黄疸等湿热蕴结证，常效如桴鼓。

由于脾胃相连而为表里，脾失健运，则胃失和降；而胃失和降，亦必波及脾之健运，故治胃须兼健脾，健脾祛湿，亦必兼以和胃，这是李老治脾胃病又一学术思想。脾胃病多为脾虚胃实，虚实夹杂之证，临证消补适当，随证化裁，防止诸如“胃炎单一治胃”，“肠炎单一健脾收敛”之误。这是李老在辨证用药上机巧之处。

饥不欲食，少食则饱，口干，胃满，舌质红、无苔，脉弦细或沉细无力之胃阴虚证，多为胃病日久，或素体阴虚，或过用理气香燥之品所致。胃阴虚亦为难治之证。李老对这类疾病，在治疗用药上，认为宜以甘凉濡润轻灵为主，不宜用苦寒、甘温、芳香燥湿、理气香燥和滋腻助湿之药物。李老每以沙参养胃汤为主，加理气而不香燥之郁金、萝卜种、乌药，以及和胃消食之焦三仙、鸡内金等，多收奇效。

据统计，在各种慢性脾胃病中，脾胃气虚甚至阳虚者占95%以上，胃阴虚者不到5%。对脾胃气虚证的治疗，李老总以甘、平、温、轻灵之药性为主。李老将药大体分为淡渗利湿、芳香行气化湿、苦寒燥湿、辛温祛湿、益气温中等。常以甘温淡渗之方药作基础，随症加减，同时要求用药宜轻灵，且用量不宜过大。本《黄帝内经》“劳者温之，损者益之”之旨，除脾胃虚寒太甚或湿热过盛之病症，对大辛大热之姜、附，苦寒泻下之硝、黄，以及滋阴腻补之品，宜慎用，且勿过用，以免损伤气、阴。在益气健脾时，亦要注意通补、行补的原则，不可大剂峻补、纯补，以免壅滞气机，塞阻脾之运化和胃之和降。故补中寓行，轻剂收功，使中气渐强，运化得力，正气渐复，这是李老治脾胃病用药之特色。

李老承担“七五”国家重点科技攻关项目“慢性萎缩性胃炎脾虚证的临床及实验研究”，基于以上脾胃病的学术思想和治法药物，自拟了“香砂温中汤”和“沙参养胃汤”，分别治疗该病的脾胃气虚证和胃阴虚证。自1986年开始，通过5年对300例患者住院治疗总结，于1991年经卫生部验收和国家级鉴定，其有效率为98.7%，治愈率为32%，疗效达国内外先进水平。

李老除在脾胃病理论和治疗上建立了系统的学术思想和宝贵的临床经验外，在其他疾病理论和治疗上也有独到的学术思想和观点，如通过讲课、研究及临床应用，发现《伤寒论》398个条文中，辛温解表、和解助阳以达祛寒的有165条；该书共113个处方，属扶阳、益气、祛寒的有81个处方；全书共82味药，亦多为辛温助阳和急救回阳之品。《伤寒论》虽有125条论述伤寒内热证，但其病理则与患者素体阳盛，寒郁化热，或表邪误下，邪热内陷有关。因而李老提出了“损阳伤正，是伤寒的病理基础”的观点，并以此为标题写出论文，发表于《河南中医》杂志。该文于2004年由《中华古代名医名著研究集成》编委会选入《张仲景研究集成》一书。在温病方面，通过卫、气、营、血或三焦的病理演化及其系统方药的研究和临床应用，李老提出了“损阴伤正”是温病的病理基础，辛凉透表、清热解毒、凉血透窍是治温病的大法，保存津液、重视湿邪，是治温病的观点。李老运用这一学术思想和治法，治疗了近百例流脑患者，全都治愈，并两次发表了治流脑的学术论文并出版了专著。李老根据《黄帝内经》“心者，为阳中之太阳”及“阳气者，若天与日，失其所，则折寿而不彰”之论述，发现心脏病患者多死于心力衰竭，且多于冬季黎明阴极之时，李老治冠心病等心脏病，提出了重视心阳学说。重视心阳，扶阳顾阴，可明显提高心脏病的疗效。

三、深研脾胃　科研创新

李老是从1970年开始从事中医科学研究的。1963年，他虽然承担了卫生部下达的科研项目——“肝硬变的研究”并取得了一定成果，但该病病情复杂，项目研究周期长，承担的单位很多，未结束便因“文革”而中止。

1970年，李老随河南中医学院到禹县（现禹州市），建立了河南中医学院门诊部。当年7~9月，该县发生流行性乙型脑炎（简称乙脑）。县革委会立即召开中西医座谈会，李老根据1957年在洛阳地区治疗温病流脑的经验和全国各地治疗乙脑的方法，做了系统发言，县革委会当场决定成立以中医为主的治疗小组，并在县医院抽调两名西医和数名护士。治疗小组3个月治疗132例患者，治愈率达92.7%，其中，25例出现单瘫、偏瘫、耳聋、头痛、弄舌等后遗症，后用中药配合针灸全部治愈。1978年，李老以科研的程序总结报河南省科学技术委员会，经评定被授予重大科研成果奖。通过对乙脑的研究治疗，李老总结出了七条治疗体会和经验，详见本书“损阴伤正是温病的病理基础”篇。

1982年，李老分别承担了河南省科学技术委员会批准的“脾胃气虚本质的研究”“肿瘤耳部信息早期诊断的研究”项目，并获河南省科技进步奖三等奖。

1987年，李老在以上“脾胃气虚本质的研究”成果的基础上，又承担了国家科学技术委员会批准下达的“七五”国家重点科技攻关项目——“慢性萎缩性胃炎脾虚证的临床及实验研究”，因该科研项目是西医公认的胃部癌前病变，经国家医学情报部门检索502份有关治疗该病的资料，无一治愈的病例，也无治疗方药，西医认为患者胃黏膜萎缩部分不可能修复。李老极为重视该项研究，组织他的学术继承人、研究生和西医生化、病理专家，共同组成了研究组，以河南中医学院第一附属医院内科病房为研究基地。1991年，经鉴定，有效率达98.7%，治愈率达32%，达“国内外先进水平”，荣获河南省教育厅科学进步奖一等奖，河南省政府科学进步奖三等奖，并受到国家和河南省多家报刊、电视台的报道。以后10余年，治愈率不断得到显著的提高。到“十一五”时期，国家中医药管理局又批准下达国家重点科技攻关项目“李振华治疗慢性萎缩性胃炎的临床经验应用与评价研究”，经过近两年150例患者的临床研制，治愈率提高到74%，有效率为98.3%，并荣获河南省中医管理局科技进步成果奖一等奖。李老通过对慢性萎缩性胃炎两次的实验研究和多种脾胃病的治疗，总结出以下几条学术思想和临床经验。

（1）脾本虚证，无实证；胃多实证。

（2）脾虚为气虚或阳虚，无阴虚，脾无阴虚证；胃有阴虚证。

（3）肝脾胃相关，治脾胃必须联系肝。

（4）治脾兼治胃，治胃兼治脾，脾胃病不可单治一方。

（5）提出了“脾宜健、胃宜和、肝宜疏”九字脾胃病的治法。

（6）脾胃病气虚或阳虚者占95%左右，胃阴虚者仅占5%左右。

（7）胃阴虚病不仅病程长，且缠绵难愈，用药宜轻、灵、甘、凉，防止用药太过，湿腻则伤脾。

（8）脾病多湿，健脾要去湿，利湿即可健脾，但脾湿易阻滞气机郁而化热，用苦寒燥湿清热之品，不可过用而伤脾；同时，注意疏肝理气，气行则湿行，湿去则热无所存。

（9）由于萎缩性胃炎系慢性疾病，胃黏膜部分萎缩，须经半年的治疗，胃黏膜萎缩部分才可痊愈，打破了过去人们认为该病系胃癌前病变和胃黏膜不可逆转修复的观点。

（10）千余病例的治疗经验表明，凡系统服药半年左右的患者，尚未发现转为胃癌的病例。

四、教学相长　桃李芬芳

李老是从1955年开始从事高等教育教学的。1953年，洛宁县人民医院成立，他从洛宁县王范镇联合诊所来到该新成立的医院，也是该院唯一的中医师。1954年秋，该院保送他到洛阳地区中医师进修班进修3个月，这3个月，李老学习了西医的解剖、生理、检验等基本知识，中医课程仅有一门针灸。学期将要结束时，国家卫生部下文，中医师进修班的学习内容应该以中医课程为主，进修班领导为了弥补中医课程学习的不足，在结业前期特组织了一次学员中医学术经验交流会。李老主讲了中医治疗脾胃病的理论、治法以及用药的体会，深受学员的欢迎，并引起了进修班领导的重视。1955年春，洛阳专署卫生局调他到该班任教，他是当时该班唯一的中医教师。在该班任教的3年中，他主讲了《内经知要》《金匮要略》。1956年春，根据党中央的中医政策和毛主席的指示，他在洛阳地、市举办的西医学习中医班上，主讲了《伤寒论》。李老通过对这些经典著作的讲授，深感自己中医经典理论的不足，日夜深入备课学习，奠定了一定的中医理论基础，为日后从事高等教育教学打下了坚实的基础。

1956年冬至1957年春，洛阳地区好几个县都发生了流行性脑脊髓膜炎，如重点疫区伊川县，近两个月即死亡70余人。李老用中药治疗的近百例患者全部痊愈。1957年，李老光荣地加入了中国共产党。同年荣获国家卫生部颁发的河南省西医学习中医甲等模范教师奖，受到了省卫生厅的重视。1958年1月，他被调到河南省卫生厅中医处工作，并兼任河南省卫生干校教师，主讲中医学概论。

1958年，河南中医学院成立，1960年，李老调入该学院工作，任内科教研室主任，兼第一附属医院医教部主任，主讲中医内科学，从而正式步入了中医高等教育战线。

李老到河南中医学院工作后，既感荣幸又感压力巨大，荣幸的是领导对他的信任，感到压力的是学院人才荟萃，而李老未上过大学，到大学既主讲中医内科学，又管医院学生的实习和医疗的教学工作，深感责任重大。他日夜积极探索中医的教学内容、讲课方法等。他在讲每一个内科疾病时，务求概念明确，重点突出，辨证清晰，理论联系实际，重视治法和方药，引经据典，深入浅出，板书简明清晰，画龙点睛，举一反三，启发得当，语言生动，因而深受学生欢迎。正如一位学生所说："每一次听李老师的课，不仅学到了知识，也是一次精神上的享受。"数十年来，李老始终没有离开临床治疗，教学内容丰富，每期的教学内容和教学方法也得到改进。

每年新生入学期间，学院总让他为学生们讲入学教育。如祖国医学在维护人民生命健康、民族繁衍生息过程中取得的伟大成就以及怎样学好中医课，中医有哪些经典著作，历代名医的医德医风、典型事迹，引导学生树立专业化思想等。

李老讲，医生是个特殊职业，关系到人的生命与健康，学生学医要先学做人，他讲医学乃仁人之术，必先具仁人之心，以仁为本，方可学有成就而成良医。他对教学工作不断研究，被河南省教育厅评为“中医内科”带头人。

在学生临床实习管理方面，李老首先教导学生重视临床实习。在老师的带领下，学生分管病床，书写新入院患者入院病历。李老十分重视病历的书写，严于辨证，要求理法方药有机统一，文字要写规范，并在科室晨会上汇报患者的诊断结论和治疗方法。学生为写好一个病历常修改数次。李老每次都让学生参加治愈病历和死亡病历研讨会，汲取治愈的经验，分析死亡的原因，使学生全面得到临床实习的真知。由于他在教学工作上认真负责，1965年，组织提升他为河南中医学院第一附属医院副院长。

1972年，河南中医学院恢复了招收新生（因“文革”，学院停止招生6年）工作，将他从第一附属医院调回学院。因“文革”未结束，李老只能做些力所能及的教学工作，但他仍以教中医内科学为主，并和全系任课教师不断研究改进教学方法，提高教学质量。他主张不论是基础课还是临床课，老师都不能脱离临床，只有不断提高医疗水平，才能提高教学水平，理论联系实际才能让学生学到技术，治好疾病。他认为，只有文理通、哲理通，才能达到医理通，要求学生重视对于经典著作的学习，重视对于哲学的学习，特别是要学好唯物主义辩证法，为中医辨证论治奠定思想基础。

从1981年到1983年，他任河南中医学院副院长，负责全院及附属医院医、教、研全面的业务、行政工作。由于缺乏行政管理方面的经验，他感到压力很大。

中医数千年来培养人才的方式，大都是师带徒或家族世代相传。而当时，国家没有医师带徒的政策，培养中医人才靠的只有学校，学生培养的好坏，不仅关系到当代人的生命和健康，还关系到子孙后代。河南中医学院是河南省唯一的中医高等学府，学生的医疗水平高低直接关系到人民的生命和健康安全，李老身为院长深感责任重大，日夜难眠。河南中医学院底子薄，尤其是经过“文革”10年的浩劫，学院经历数次搬迁，新校址尚未建成，教师缺乏，困难重重。建院以来，前几任领导都是书记兼院长，缺乏教学经验。如何办好学院，是他日夜思考的问题。他从当时的历史条件出发，积极听取大家意见，并经院党委研究同意，数年来在中医教育方面主要做了以下几点工作。

（一）扩大学院规模，迁建新校址

河南中医学院原校址在郑州市人民路19号，和学院第一附属医院同在一处，共占地68亩。当时没有学生活动场地，直接影响德、智、体全面发展。“文革”后期，因河南粮食学院（后简称粮院）一度被撤销，中医学院搬进粮院校园内，后来粮院恢复，中医学院又搬进“下放”许昌的河南农学院校园内。“文革”结束后，河南农学院返回郑州原校址，中医学院搬迁至何处成了大问题。在河南省委的关怀下，河南中医学院经考察选择了郑州市金水路东段北侧的新校址。在筹建过程中，李老身为副院长深感建院资金不足，亲自找到当时省委常务副书记戴树理、主管河南计委工作的纪涵星副省长汇报。汇报后，获得领导的理解和支持，经有关部门调研、审计，决定将河南中医学院规模由1 000名学生扩大为2 000名学生，建设资金由990万元增加到2 270万元。有了资金，学院才将近7万平方米的新校址建成。这在当时全国中医学院中也属大者。新校址建成后，中医系招生规模从60名扩大为160名，翻了1倍多。

（二）扩大教师队伍

李老认为，发展中医事业，必须有一支高水平的教师队伍。学院规模扩大后，教师显然不够用，学院采取了以下方法。

1. 在“文革”中下放回原籍的中医学院教师，根据政策，凡能教学者重新调回。

2. 在建院初期培养的“老五届”毕业生中，挑选表现好、医疗水平高、适应教学者，学院和有关单位协商调回学院任教。

3. “文革”结束后，从本院毕业的学生中选拔教师。具体办法为，每年在应届生中选拔品学兼优者，通过试讲，评选出表达能力强、板书好的学生40名，从中再精选20名留校任教，这些办法坚持实施数年，全院专任教师由1983年的200余名，扩大到1987年的400多名，4年间教师人数翻了一番，基本满足了教学需要。

（三）突出中医特色

李老任河南中医学院院长后，积极贯彻党的教育方针，坚持突出中医特色。为此他强调学院课程安排必须先中医后西医，并增加了中医经典著作课时，加强中医临床实践，以培养中医的合格人才。

（四）大力提高教师教学水平和教学质量

教师教学水平是决定教学质量的关键，他明确提出了以下要求：

1. 中医教师必须参与临床，总结临床经验，搞科研，写文章，不断充实和更新教学内容。

2. 不断增加现代教学设备，以适应教学需要。为解决经费困难，他多次到卫生部反映，2年申请了经费100万元，用于增添学院电教设备和扩大中药标本室等，为提高教学质量创造了条件。

3. 新教师必须试讲，经专业教师评议合格后方可任教。

4. 每学期都要举行专业课观摩学习。

5. 开展师生评教、评学活动。

6. 学生早临床、多临床，以增强学生的动手能力。

7. 选送教师外出进修。

8. 定期邀请全国各地名医和专家学者来院办中医学讲座。

1982年，在衡阳召开的全国中医工作会议上，他建议中南五省五所中医学院每年召开一次教学和管理经验交流会，五所学院按年轮流主持，此建议受到赞同，收到了很好的效果。为了鼓励教师钻研教学，提高教学质量，中南五省五所中医学院又联合举办每年一次的中医主科统考活动：五所学院的各门主课统一出题，相互评卷，最后按分数评出名次。河南中医学院几门主课，如中医内科、儿科等在统考中名列前茅。1986年，在广州中医学院30年校庆大会暨中医教学现场会上，河南中医学院的教学质量受到了时任卫生部副部长胡熙明的赞誉。河南中医学院的学生考上研究生的人数明显增多，学生的中医基本功扎实，得到了普遍认可。

（五）扩大学生实习基地

为了扩大学生实习基地，他报请上级同意，并与学院其他领导一道多方筹资，将学院第一附属医院住院部床位由300个增至500个，尽管如此，仍不能完全满足学生实习需要。他又向国家中医药管理局及原河南省卫生厅多方申请，最后它们各投资500万元，从学院药圃厂划出150亩地，新建一座现代化的河南中医学院第二附属医院（亦称河南省中医院）。为了便于学生实习，学院将保健科推向社会，对外开放门诊，后又扩建为河南中医学院医院，为日后建立河南中医学院第三附属医院奠定了基础。与此同时，学院与郑州、开封、许昌、洛阳、巩义等10多个地区的中医院进行协商，使其成为河南中医学院教学实习基地。这样一来，基本解决了学生见习、实习的问题。

河南中医学院每年组织召开一次医院实习交流会。李老每年还亲自带队到各实习医院调查了解学生实习情况，有针对性地提出教学改革意见，加强临床实习教学，以培养合格的中医人才。

（六）教材建设

在教材建设上，李老也付出了大量心血。1982年，他担任卫生部高等医学院校教材编审委员会委员，参加编写全国高等医药院校第5版《中医内科学》教材和教学参考书。1986年，他任中南五省协编的八门中医教材副主编，为中医教材质量的提高做出了重要贡献。

（七）设置新专业

他根据中医学发展的需要，在原有中医学、中药学专业的基础上，设置了针灸学、中医骨伤学两个新专业。新专业的设置，为传承和发扬祖国传统医学奠定了基础，创造了条件。

（八）充实河南中医药队伍

新中国成立初期，河南中医人数近4万，但到“文革”结束，仅剩下九千多人，学院培养的中医药人员和河南省人口很不相适应。为了解决后继乏人的问题，李老于1980年写出内参材料递交给河南省委，并提出建议。他的建议被省委采纳。不久，省卫生厅发出通知，在全省招收500名中医主治医师以上人员的具有高中学历的子女，学制5年，在各地市集中学习理论，并分别跟中医师学习，经统一考试合格后，政府颁发“出师证”，享受本科生待遇，分配到中医医疗、教学、研究单位工作。此后，省卫生厅又通过考试招收400名中医赤脚医生，充实到各医疗、教学、研究单位。李老与学院其他领导研究并经上级同意，在院本部举办高中毕业生自费学中医针灸班，招收120余人，学生大都是学院教职工子女，学制5年，经考试合格后发毕业证，自谋职业。学院还相继举办了两届职高学生学中药班，共招收100名学生，学制3年，经考试合格发中专毕业证，亦自谋职业。这几届学生毕业后，大都找到了合适的工作。此外，学院还成立了函授班、成人教育班、夜大班、中医进修班等，培养中医药人员。这些学生后来大都获得了副主任医师和药师职称，成为中医药队伍中的骨干力量。通过以上措施，在一定程度上缓解了河南中医药后继乏人的局面。

（九）关心职工生活

为了充分调动学院教职工的积极性，李老还十分关心教职工的生活福利，例如，将两地分居的教师夫妇想方设法调到一起。经上级批准，将学院教师子女高考分数线下降10分由本院录取，如此，既利于中医的传承，又得到了教师们的拥护。经上级同意，他还决定举办中医进修班、西医学中医班等，办班收入的80%用于全体教职工福利，如发季节、年终奖金，购置煤气罐、燃气灶，安装天然气等。这大大调动了学院教职工的积极性，使他们树立以院为家的观念，而且能更加安心工作。

李老担任河南中医学院院长期间，未向学院办公室申领过一包烟或茶叶，年招待费不超过千元。他凡事以身作则，严于律己，廉洁奉公，分住房选别人不要的高层，个人办事从不用公车，从不让家属"搭便车"。他敢于负责，办学坚持突出中医特色，爱才育才，培养出大量中医人才，他的学生如今大都成为中医医疗、教学、科研及管理骨干，其中也有卓然有成、出类拔萃者，真可谓桃李芬芳，遍及四海。

1987年末，63岁的李老辞去了河南中医学院院长职务。他不顾年老体弱，继续为中医教育事业发挥余热。1991年，他被国家劳动人事部、国家卫生部、国家中医药管理局评为全国首批500名老中医药专家学术经验继承工作指导老师。吸收本学院李郑生、高锡朋两位主治医师为学术继承人，3年后，两位继承人经国家中医药管理局考核出师，成为名医。李老常言，择师不易，得徒更难。2004年，河南省中医管理局又选定周俊丽、王海军等5人为其徒，并举行了拜师仪式。徒弟们定时随师门诊，现皆成为名家。2004年12月，李老应邀出席广东省中医院的拜师会，收华荣、罗湛宾两名副教授为高徒。同时李老承担了国家"十五"科技攻关项目"名老中医学术思想经验传承研究"课题，课题组成员郭淑云、李郑生、徐江雁、杨国红等具有高级职称的7人为传承人。经过两年的传承研究，课题组圆满完成国家的传承计划。课题组整理出回顾性和前瞻性医案200份，并撰写李振华学术思想、成才之路、读书心要、辨证思维等研究报告5篇，在省级以上报刊先后发表文章30余篇，出版了《中国百年百名中医临床家丛书·李振华》（国家“十一五”重点图书）、《李振华医论医案集》等书籍。项目2007年获得“河南省中医管理局科技成果一等奖”，次年获得“中华中医药学会首届传承特别贡献奖”，后获得“河南省科技进步奖二等奖”。2008年，河南中医学院第一、二附属医院分别确定了6名硕士、博士为其徒弟。2009年，国家人力资源和社会保障部、国家卫生部、国家中医药管理局评选李老为“国医大师”后，国家中医药管理局和河南省卫生厅均投入巨资在河南中医学院第一附属医院为李老成立了中医传承工作室，指定了15名具有高级职称者为其传承人。李老深感国家对中医药工作的重视，不顾年逾古稀，身体多病，依然坚持躺在床上为学员讲解医德医风、中西医学术理论的根本区别、学好中医的思维方法，以及临床常见病的治疗经验等，每次长达3小时以上，学员很受感动。3年来，学员在省级以上报刊发表学习心得文章70余篇，出版了《国医大师李振华学术传承集》，并协助李老整理出版了《李振华学术思想和临床经验集》《中华中医昆仑·李振华》《国医大师李振华临证经验实录》《走近国医大师李振华》《李振华学术思想与治验撷要》《国医大师李振华医学生涯70年》等多种书籍。传承工作室多次受到相关部门的表扬。

李老虽年已90余岁，为了发展中医教育事业，不顾年老体衰，仍以鞠躬尽瘁的精神，一边在家为患者诊治疾病，一边和徒弟一起继续著书立说。

五、参政议政　弘扬岐黄

李老除专心致力于中医的医、教、研工作外，还时刻关心中医事业的振兴和发展。李老每谈及过去国民党政府要消灭中医和长期轻视、歧视、排挤中医之事，总是义愤填膺，慷慨痛斥。新中国成立后，他衷心拥护党的中医政策和方针。为了继承发扬祖国医学，贯彻落实中医方针政策，坚持在医、教、研工作中突出中医特色。在各种会议上，他总呼吁振兴中医事业。“文革”后，河南省中医人数由4万人减少到9 千余人，出现了后继乏人的局面。1980年，李老在全国第二届科技代表大会上讲了这一情况，引起了领导和代表们的重视。1991年，李老参加全国人代会期间，国家中医药管理局在北京饭店召开了中医界人大代表座谈会。李老发现当时政府工作报告讨论稿中讲的“中西医工作要有计划按比例地进行发展”，不符合国家宪法“发展现代医学和我国传统医学”及中央明确提出的“要把中医和西医摆在同等重要的地位”的精神。要知道，“中西医有计划按比例发展”和“摆在同等重要的地位”意义完全不同。于是李老建议予以修改。李老的观点得到了与会代表的同意和赞扬，立即写出提案报大会秘书处。国务院接受了这一提案，将政府工作报告这一部分修改为“中西医工作要摆在同等重要的地位”。为了振兴中医事业，李老多次发表文章，提出中医药工作存在的问题和建议。李老为振兴中医事业，可谓赤胆忠心，无私无畏，鞠躬尽瘁。

李老对中医事业有着执著的追求。他行医60年，活人千千万；从教50载，桃李遍天下。由于在工作上做出了显著贡献，得到了党和政府及有关部门的多次嘉奖。如1957年，卫生部授予他河南省唯一的模范教师奖；1989年和1991年分别被评为河南省优秀科技工作者和中医优秀科技工作者；1987年和1995年分别被河南省科委收入“河南科技名人录”，并被国家科委收入“中国科技名人录”；1980年和1993年，河南电视台分别播出了李老自学中医“成才之路”和“看河南人物”的报道；1987年英国剑桥大学国际传记中心将李老收入了“世界科技名人录”；1998年河南省中医管理局给李老颁发了“中医突出贡献奖”。2006年，中华中医药学会给李老颁发了“中医药传承特别贡献奖”；1992年，经国务院批准，李老获政府特殊津贴。

第二章 学术思想

一、阴阳五行学说是中医学的理论基础

《易经》对宇宙万物的认识，不仅为中华文化奠定了理论基础，也为祖国医学建立了基本理论。《易经·系辞》中说："一阴一阳之谓道。"道即规律，天地万物虽多，其变易的根源，都是阴阳二气的对立及其相互推移的结果。阴阳动态的统一即成为《易经》认识宇宙万物的出发点。

《易经·系辞》中说，"知变化之道者，其知神之所为乎"，说明阴阳变化之规律无穷，而且其变易神妙莫测，还说"穷则变，变则通，通则久"，说明宇宙事物的存在和发展，只有不断地变易，才有出路，又说"刚柔相推，变在其中矣"及"一阖一辟谓之变，往来不穷谓之通"，都说明了大道至简。《易经》对宇宙万物的认识用阴阳一分为二，简明地说明了其在恒动、变化和发展。

同时，《易经》对宇宙万物的认识，以客观为依据，结合主观综合分析，认为宇宙万物既相互对立，又相互联系、相互依存、相辅相成。如《易经》的八卦和六十四卦象，既是相互对立的，又是相互配合的。《易经》将整个宇宙视为一个有机的整体，认为宇宙中的一切事物都是既相互联系又相互制约的，并认为每种事物都可再分为小的整体。除了它与其他事物之间相互联系、相互制约外，每个事物内部也呈现出相互联系和相互制约的普遍关系。如《易经》在解释卦象和爻象时，不是孤立地看待一卦一爻，而是从整个卦象中的上经卦与下经卦的关系来分析，这即是整体思维的体现。

《易经》认为宇宙是一个大的整体，万物都在不断地发展变化，彼此有生化、制约的有机联系，而非孤立存在的；每一个事物也都有其整体的生化、制约联系。万物动则变，变则生化；静则止，止则消亡。《易经》包含了认识宇宙万物的原始变化哲理，不仅为中华文化奠定了基础，更奠定了唯物辩证的哲学基础，也为祖国医学建立了基本理论体系。《黄帝内经》沿用了《易经》提出的阴阳学说。

《黄帝内经》包括《素问》和《灵枢》各81篇。其成书于春秋战国及秦汉时期。当时正是诸子百家争鸣的时代，也是学者研究《易经》最深刻的时代。《黄帝内经》集众学者研究易经的精辟见解，特别是阴阳五行之哲理，将其广泛地应用在人体脏象、经络，生长壮老已的生理、病理、分析、治法、方药及养生等各个方面，创建了较完整、系统、全面的医学体系。

《黄帝内经》对人体生命及发生疾病的各种形态反应和自我感觉，从人体本身的角度客观地进行了认识，并将机体脏腑相互联系，恒动变化，且个性化地进行分析，认为人的生命在于恒动。如《素问·六微旨大论》说："成败倚伏生乎动，动而不已，则变作矣。……不生不化，静之期也。"这说明生命在于运动，动则不停地发生"生生之机"的变化，人的生死就是运动和静止造成的结果。这种认识，可以说是完全受《易经》的影响。

《黄帝内经》的阴阳学说同样是在《易经》的启发下创立的。《素问·阴阳应象大论篇》："阴阳者，天地之道也，万物之纲纪，变化之父母，生杀之本始，神明之府也，治病必求其本。"这不仅论述了本篇主旨，将宇宙万物阴阳变化的认识，首先体现在这个"象"字上，象是事物客观的表现，如气象、脏象、脉象、舌象等。这种客观认识事物的方法，为祖国医学奠定了科学基础。《黄帝内经》认为阴阳是事物演变的根源，人体生长壮老已都是在阴阳的支配下发生的，人发生的疾病也是阴阳变化失调的结果。治病必求其本，其本即是阴阳，治法即是通过方药等使阴阳达到对立统一、和谐平衡。因而，阴阳学说是祖国医学理论体系的总纲。

《易经》认为，大自然是生命的源泉，也是人类赖以生存的必要条件，大自然的一切运动变化，都会在人体内产生应答反应，即人会随着大自然的变化而变化。人与自然必须保持协调、平衡、和谐，才能维持生命的正常活动。如《易经·系辞》中说"天地变化，圣人效之"，《易经·乾卦》中说"天行健，君子以自强不息"。这说明《易经》一方面认为天、地、人既分而为三，又合而为一，它们都遵循一定的运行法则。人居天地之中，应自觉效法天地之变化，择善而行。这种将天道和人道合二为一的学说，即"天人合一"学说。

《黄帝内经》在《易经》"天人合一"学说的启发下，提出了"天人相应"学说，丰富了中医学预防和诊治疾病的理论基础。如《灵枢·邪客》提出"人与天地相应"。《素问·宝命全形论篇》说："天覆地载，万物悉备，莫贵于人。人以天地之气生，四时之法成，……天地合气，命之曰人。"这说明人与天地相适应，人的身体是按照一年四时变化的规律成长起来的。《素问·四气调神论篇》也说："阴阳四时者，万物之终始也，死生之本也，逆之则灾害生，从之则苛疾不起。”这说明人体必须适应天地的变化而变化，只有天人合一，方可适应生存，这也为治未病理论奠定了基础。

《黄帝内经》认为人体生命的发端和成长，在于阴阳的平衡、调和。阴阳二气是生命的基本，如《素问·宝命全形论篇》说：“人生有形，不离阴阳。”阴阳调和伴随着生命的整个过程，是生命健康的重要保障。正如《素问·生气通天论篇》中所说：“阴平阳秘，精神乃治；阴阳离决，精气乃绝。”这说明阴平阳秘就是在阴阳对立、制约和消长中所取得的动态平衡，是人体生命健康的最佳状态。中医维持人体健康的方法和手段就是燮理阴阳。

人体生病亦属于阴阳失调，以及阴阳的相互转移。如《素问·阴阳应象大论篇》说：“阴胜则阳病，阳胜则阴病，阳胜则热，阴胜则寒，重寒则热，重热则寒。”这说明人体生长壮老，其生生之机即在于阴阳二气之协调平衡，反之，则疾病生。正如《素问·疟论篇》所说：“阴阳上下交争，虚实更作，阴阳相移也。”这说明阴阳之转化，热变寒证，寒变热证，虚变实证，实变虚证，可以相互转化，而非永恒不变。

中医治病，就是不断查明阴阳之偏胜而调之，身体达到平衡则疾病自愈。如阳强不能密，人即死亡。正如《素问·生气通天论篇》中所说：“凡阴阳之要，阳密乃固，两者不和，若春无秋，若冬无夏，因而和之，是谓圣度。故阳强不能密，阴气乃绝。”如《素问·生气通天论篇》中说：“阳气者，若天与日，失其所，则折寿而不彰，故天运当以日光明。”这进一步说明要想身体健康，就要保护阳气，使其能够卫外为固，起到护卫和调节机体机能的作用，这是人体健康的关键。如果阳气不足，就若冬无夏，折寿而不彰，不能维持生命活动。《素问·生气通天论篇》中所说的“故阳强不能密，阴气乃绝”进一步说明人体阳气不能发泄太过，同时又强调不能太盛，即“阳气者，烦劳则张，精绝，辟积于夏，使人煎厥……阳气者，大怒则形气绝，而血菀于上，使人薄厥。”“阳蓄积病死，而阳气当隔”，这说明阳气在人体不能过弱，也不能过于亢盛，必须与阴气相和谐平衡。在治疗疾病方面，阴阳学说为中医治疗疾病开拓了广阔的思路。

在数千年前，我国古人即发现疾病贵在早治。如《素问·阴阳应象大论篇》曰：“故善治者治皮毛，其次治肌肤，其次治筋脉，其次治六腑，其次治五脏。治五脏者，半死半生也。”说明中医认为治病不仅贵在早治，更要全面分析，防微杜渐，杜绝病变由表入里，由轻而重，由简单而复杂。在治疗中必须掌握疾病的发生、发展规律及其传变途径，或可能的转变，做到早诊断，早治疗。《素问·阴阳应象大论篇》又曰："治病必求于本。"就是说任何疾病要抓住主要矛盾，即病机之所在。正如《素问·标本病传论篇》中所说："先病而后逆者，治其本；先逆而后病者，治其本。先寒而后生病者，治其本；先病而后生寒者，治其本。先热而后生病者，治其本；先热而后生中满者，治其标。先病而后泄者，治其本；先泄而后生他病者，治其本。必先调之，乃治其他病。先病而后先中满者，治其标；先中满而后烦心者，治其本。有客气，有同气。小大便不利，治其标；小大便利，治其本。"这说明疾病十之八九当治其本，唯中满、大小便不利可治其标，因二证为危急之候，虽属于标证宜当先治，即所谓"急则治其标"之意。

根据阴阳学说，中医提出逆治、从治之法。通过这种病势相逆的治疗方法，纠正其由病因作用所发生的病理变化，而达到阴阳平衡、生理正常的目的。但也有些比较复杂的病变，内在的病理变化与反映出来的象征不一致。例如，阴盛格阳的真寒假热证、阳盛格阴的真热假寒证、脾虚不运而腹胀的真虚假实证、食积聚而腹泻的真实假虚证等，极不一致，似虚而实，似实而虚，便应当透过现象认清本质，从其本质治疗。如真寒而外假热的，便置其假热之象于不顾，用热药散其真寒；内真热而外假寒，便置其假寒之象于不顾，用寒药以清其真热。《素问·至真要大论篇》又曰："热因热用，寒因寒用，塞因塞用，通因通用，必伏其所主，而先其所因，其始则同，其终则异，可使破积，可使溃坚，可使气和，可使必已。"这不仅提出了从治法，同时说明无论用逆治法还是从治法，要想达到伏其所主的目的，医者必须具有综合辨识、知其所因的本领才行。

在治法中，中医还创建了同病异治和异病同治之法。即病名相同，症状病理不同，治法也不同；或病名不同，但其病理相同，可总的治法相同。正如《素问·异法方宜论篇》曰："杂合以治，各得其所宜，故治所以异而病皆愈者，得病之情，知治之大体也。"

总之，《易经》包含的阴阳哲理，充分体现了中华文化对宇宙万物的认识。《黄帝内经》对阴阳哲理做了更具体的解释。如《素问·阴阳离合篇》曰："阴阳者，数之可十，推之可百，数之可千，推之可万，万之大不可胜数，然其要一也。"这说明中医对各种病症，皆可以阴阳之哲理加以辨识，从而为祖国医学辨证论治、理法方药，创建了一套系统的理论体系，为祖国医学奠定了理论基础。

故唐代孙思邈说："不知《易》，不足言大医。"所以，数千年来，《易经》和《黄帝内经》为医者必读之书。

五行学说是在阴阳哲理的基础上演化而来的。五行将事物归为五类，分析和说明事物的相互联系，属我国古代的朴素唯物主义思想。五行学说约在战国中后期进入医学领域。齐国学者邹衍以阴阳观念为核心，创立了阴阳五行学派。阴阳五行学说的流行，对《易经》的发展和传播产生了重要影响。医者将五行学说引入医学五脏中，借水、火、金、木、土五种物质的特性，以说明五脏生克制化的相互关系。如《素问·六微旨大论篇》曰："亢则害，承乃制，制则生化。"五行相生相克构成了人体内外转换机制的整体性网络系统，五脏功能呈循环相生与五角交叉相克并存状态，多功能系统之间具有相互依存与相互制约的关系，整体为一个个相互独立而又相互交织的制化区。五行中的任何一行，都是"生我"与"我生"两方面的统一。相克，即制约，起维持整体平衡的作用。五行中的任何一行，都是"克我"与"我克"两方面的统一。此外，除相生、相克之外，还可以相侮。如《素问·五运行大论篇》曰："气有余，则制己所胜而侮所不胜；其不足，则己所不胜侮而乘之，己所胜轻而侮之。"如水本克火，但火气有余，则水不能对火正常制约；火气太过，便克金更甚（制己所胜），同时还反过来又侮水（侮所不胜），火气不足，除水来乘之（己所不胜侮而乘之），也来侮之（己所胜轻而侮之）。如患者心火太盛，除乘金伤肺，甚至咳血，还可伤及肾阴等。此即"亢则害，承乃制，制则生化"的相互依存、相互制约的关系。正如张介宾所说："尽造化之机，不可无生，亦不可无制。无生则发育无由，无制则亢而为害。生克循环，运行不息，而天地之道斯无穷矣。"

阴阳与五行虽然是不同的学说，但《黄帝内经》将二者有机地结合起来，在解释人体生理、病理时，常相互联系，从而完善了中医学的理论。

中医治病，主要依靠中药，《黄帝内经》将药物的性味用阴阳之理做了阐述。如《素问·至真要大论篇》曰："辛甘发散为阳，酸苦涌泻为阴，咸味涌泻为阴，淡味渗泄为阳。"

二、象和辨证思维是中医诊治疾病的核心

中医诊断疾病以四诊为法，并运用辨证思维综合分析，以掌握病机所在，为辨证论治、立法用药奠定基础。象和辨证思维是中医诊治疾病不可或缺的内容。二者都是在中医阴阳五行、整体观的理论指导下，个性化综合辨证分析基础上产生的。

中医学的“整体观”“辨证论治”“治未病”等理论，都与“象和辨证思维”有关；而且“象和辨证思维”也是中医分析、认识疾病及诊断、治疗、用药的理论核心，更是学好中医的重要工具。

（一）以易学为代表的思维方式奠定了中医哲学基础

人类社会的进步，表现在两个方面：一是物质，表现为生产力水平的提高，人们物质财富的增加。二是精神，表现为文化水平的提高，伦理道德观念的发展，对自然社会和思维规律认识的不断深化等。二者最终表现为思维方式的科学化。所以，不同的思维方式，决定了不同的物质文化和精神文化。中医学思维方式是在中华传统文化对宇宙事物观察、认识的思维方法中形成的，故中华文化的思维方式，是中医学思维方式之源；中医学思维方式，是中华文化思维方式在中医学上的具体体现和应用。北京大学教授朱百崑教授将《易经》展示的诸多思维方式归纳为五种，即直观思维、形象思维、象数思维、逻辑思维和辩证思维，认为这五种思维方式，各有各的特点，各有各的功能，相互之间不能替代。从人类思维方式的发展进程来看，朱教授认为，前两种（直观思维和形象思维）属于初级思维方式，运用于感性认识阶段；后两种（逻辑思维和辩证思维）属于高级的思维方式，运用于理性认识阶段；而第三种象数思维，是由初级向高级形式过渡的思维方式。这五种思维方式，对宇宙事物的观察、认识都是从事物的本身出发，属于唯物主义认识，特别是把事物看作整体的、变化的、彼此联系的思维方式，是既唯物又辩证的。

（二）《黄帝内经》运用易学思维方式认识生命与疾病

《黄帝内经》在《易经》对宇宙事物观察、认识的思维方式基础上，形成了对人体生命的认识。首先，它是对人体生命以及疾病的各种形态、反映和自我

感觉的认识。其以阴阳之道、整体观，分析脏腑及各个部位之间的密切联系，认为各种联系是恒动变化的，人的生命在于运动。如《素问·六微旨大论篇》说："成败倚伏生乎动，动而不已，则变作矣。……不生不化，静之期也。"这说明自然界的一切物质在新陈代谢过程中，成与败，生与死，都隐藏着因果关系，人体也是如此。成败的关键在于运动，动则不停地发生变化，生死就是自身运动变化的结果。不生不化，静而不动，即无生命的存在。《素问·六微旨大论篇》又说："出入废则神机化灭，升降息则气立孤危。故非出入，则无以生长壮老已，非升降，则无以生长化收藏。是以升降出入，无器不有。故器者生化之宇，器散则分之，生化息矣，故无不出入，无不升降。化有小大，期有近远，四者之有，而贵常守，反常则灾害至矣。"这段经文，说明《黄帝内经》运用了《易经》对事物认识的辩证思维方式，阐述了人体是依靠外界大自然之气和饮食的出入，通过内部脏器的升降运动以维持生命的存在。如果出入废止，则生命活动的功能丧失。所以，无出入则无生命的生长壮老已；无升降则无生命的生长化收藏。因此，尽管形体有大小，生命有长短，但都必须保持升降出入的正常运动，否则就会发生病变，甚至死亡。正如明代名医张介宾所说："出入者守其出入，升降者守其升降，固有弗失，多寿无疑也。……不当出而出，不当入而入，不当升而升，不当降而降；动失其宜，皆反常也，反而无害，未之有也。"可见保持和及时恢复升降出入的正常状态，是防病治病的重要措施。这些理论都是符合唯物主义辩证法的。另外，根据人体疾病的不同"象"征，在各种疾病的分析、辨识、治疗等环节运用辨证思维，为辨证论治提供了依据。

《黄帝内经》把病理上不同的表现和自我感觉统称为"象"，又把各种疾病的病理变化及生长壮老已看作阴阳对立变化的结果，且都体现在"象"上。

中医诊断疾病以四诊为法，并运用辨证思维综合分析，以掌握病机所在，为辨证论治、立法用药奠定基础。因而象和辨证思维是中医诊治疾病不可或缺的核心内容，二者都是在中医阴阳五行、整体观的理论和个性化综合辨证分析相互结合基础上得出的结果。没有客观的象征，就得不到病变的部位和各种不同的现象表现。没有辨证的思维则认识不了各种象征的性质、演变和彼此变化的关系。中医只有运用这种既唯物又辨证的科学思维，才能对疾病进行正确诊断和治疗。数千年来，这种象和辨证思维成为中医诊治疾病的理论核心。

（三）象和辨证思维指导中医诊治疾病

《伤寒论·辨太阳病脉证并治》上载有："太阳病，或已发热，或未发热，必恶寒，体痛，呕逆，脉阴阳俱紧者，名曰伤寒。太阳病，发热，汗出，恶风，脉缓者。名为中风。"张仲景辨别伤寒和中风二病，认为二者的区别在于伤寒发热必恶寒、体痛、呕逆、脉阴阳俱紧，中风则发热，汗出，恶风，脉缓。即伤寒发热必恶寒、无汗，中风则发热汗出，恶风。同时，伤寒体痛，呕逆，脉阴阳俱紧；中风则脉缓，无体痛、呕逆。二者不同的体表反应，中医即称之为"象"，并通过客观的"象"进行辨证认识。在治疗上，伤寒采用了麻黄汤以解表祛寒；中风则采用了桂枝汤以调和营卫而驱风外出。又如"太阳病，项背强几几，反汗出恶风者，桂枝加葛根汤主之"。这说明桂枝汤加葛根的舒筋通络、解肌作用与治疗"项背强几几"的辨证用药关系。这种辨证用药的关键都是建立在客观"象"和"辨证思维"基础上的。张仲景通过四诊，观察疾病的现象和辨证思维方法，成为后世中医分析、认识、诊断、治疗疾病的重要方法。由于它是既唯物又辩证的科学方法，在治疗各种病症中，所以能收到良好的效果。再如"黄疸"病，后世医者根据《伤寒杂病论》指出的"黄家所得，从湿得之"这一病理，从不同的"象"表现，又区分为阳黄、阴黄、急黄。阳黄分热重于湿和湿重于热。如热重于湿，身目俱黄，黄色鲜明，发热口渴，舌苔黄腻，脉象弦数，治用茵陈蒿汤等。如湿重于热，身目俱黄，但不如热重于湿的黄色鲜明，而头重身困，胸闷痞满，食欲减退，腹胀，恶心呕吐，舌苔厚腻微黄，脉象弦滑或濡缓，以茵陈五苓散等治疗。阴黄，身目俱黄，黄色晦暗或如烟熏，纳少，腹胀，大便不实，口淡不渴，舌淡、苔白腻，脉象濡缓或沉迟，治疗以茵陈术附汤等为主。急黄发病急骤，身目俱黄，黄色如金或如橘柚，高热烦渴，胁痛腹满，神昏谵语，肌肤出现瘀斑，或见便血，舌质红绛，舌苔黄而燥，脉弦滑数或细数，治疗以犀角散为主。

从上可见，同为黄疸病，但根据黄疸的颜色、形态和自觉症状，这些客观"象"的不同，经过辨证思维，为同病异治确定了理论根据和治法。中医运用四诊，以象和辨证思维的方法，通过各种疾病的客观"象"表现，观外知内地分析、认识，形成了不同疾病的诊断、病理和治法。

三、中医的辨证论治

辨证论治是中医诊断、治疗疾病的“方法论”，也是祖国医学理论运用于临床实践的具体体现。所谓辨证，主要是根据祖国医学基本理论，运用四诊将疾病反映出来的错综复杂的现象——症状和体征，综合分析、辨别、归纳，找出疾病的成因，辨出病变的部位，分清正邪盛衰的相互关系，权衡脏腑功能以及彼此失调的情况，结合水土、季节、气候以及个人的特质，从而找出机体内阴阳动态平衡所呈现于外的综合性特征，以及这一平衡失调的病理症结所在和发展趋势，达到“治病必求其本”的目的。所谓论治，就是依据辨证得出的结论和体内阴阳动态平衡失调的情况，提出治法和措施。辨证论治有机地贯穿于疾病诊治的整个过程，它包括了中医的四诊八纲，以及理、法、方、药的全部。

中医所辨之证，不是一个症状或一个症候群，如发热、头痛，在一定意义上它是两个症状，需要辨出它的病因是外感或内伤，病理属虚，属实，属寒，属热，以及病变的部位在脏在腑等，进而在论治上采取不同的疗法。证的要求是严格的，概念也是明确的。从一个证来说，在临床诊断上若确定一个表寒证，即说明患者有发热、恶寒、无汗、疼痛、脉浮紧、舌苔白等主要症状和体征；它的病因主要是正气不足、外感风寒，病变部位是寒邪侵袭肌表，邪犯太阳经；病理机制在于寒束肌表、经气不舒、内阳不能达于外，肺气亦为壅遏。在论治上宜辛温解表，方用麻黄汤。所谓麻黄汤证，是以方命证的。在《伤寒论》中，可以看到桂枝汤证，大、小青龙汤证等，其也是以方命证的。总之，中医所辨的“证”“症状”“症候群”三者有着本质上的区别，决不能混为一谈。

中医辨证不仅要重视疾病所反映的主症，同时也应重视它的兼症。主症往往是诊断病名的主要依据，但要想全面反映疾病的病理和机体脏腑之间的彼此失调情况，找出病理的主要矛盾，还必须综合分析其兼症，才能辨证论治。下面以“黄疸型肝炎”为例。黄疸型肝炎的主症是巩膜、皮肤、小便色黄，恶食油腻，腹胀食少，体倦等。除主症外，患者身目黄色鲜明，黄如橘柚，发热口渴，小便短少黄赤，便秘腹痛，舌苔黄腻，舌质红，脉象滑数，根据中医理论，则可判断其病机与湿热互结于中焦，且热盛于湿。在论治上宜清热利湿退黄，选方宜用茵陈蒿汤。除主症外，患者如身目呈红黄色，高热、烦躁、口渴，肌肤出现斑疹，衄血，甚至神昏谵语、昏迷，舌苔黄燥、舌质红绛，脉数等，其病理则可判断为热毒，热入血分，内陷清窍，在论治上宜凉血解毒、清热救阴，选方宜用犀角散。除主症外，患者如出现身目黄而不鲜明、头重身困、腹胀便溏、脾满不渴、舌苔厚腻微黄、舌质淡红、脉象濡者，其病理则可判断为湿热互结于中焦，其湿盛于热，在论治上宜健脾利湿退黄，清利湿热，选方宜用茵陈五苓散。在相反的病理方面，如除主症外，患者身目暗黄如烟熏、纳食少腹胀甚、畏寒怕冷、舌苔白腻、舌质淡、脉象弦缓，其病理则判断为寒湿内蕴、脾失运化，在论治上宜健脾温化寒湿，选方宜用茵陈术附汤。在病理上还有内存湿热，外感风寒证，即除主症外，病见恶寒发热、舌苔黄腻、脉浮紧等，在论治上宜辛温解表、清利湿热，选方宜麻黄连翘赤小豆汤。

综上所述，在疾病诊断上同为黄疸型肝炎，其病理不仅有表证里证的不同，在里证方面又有湿热内盛、寒湿内阻、湿热内结的不同，在湿热互结中又有湿盛于热与热盛于湿的不同。由于有这些不同的客观病理，所以在论治上，只有采用不同的治法才可解决。即只有针对各种不同病理，采取不同的方药才可奏效。如湿热互结病理热盛于湿，需用苦寒的茵陈蒿汤；如湿盛于热，则需用有辛温作用的茵陈五苓散。热盛和湿盛仅一字之差，用药却有性味苦寒的栀子、大黄和性味辛温的桂枝的区别。由此可见中医用药之严谨。其他如热毒过盛，需用以犀角、黄连为主药的犀角散，寒湿内困需用以附子、干姜为主药的茵陈术附汤。在理法处方用药上要紧据病理，虽为阴黄，不明辨证论治者，常以茵陈蒿汤治疗黄疸性肝炎，总结疗效，并作为医疗经验传播。治疗中不区别患者的不同病理，一病一方，同样对待，千篇一律，所有患者难道都属茵陈蒿汤证吗？结果若有效，患者有幸，患在茵陈蒿汤证上；若无效，则患者不幸没有患在该方证上，服药无效。唯物辩证法告诉我们，客观物质是第一性，主观精神是第二性，主观措施必须符合客观实际。患者的症状是反映内在病理的现象，这是客观第一性；医疗措施是主观第二性。患者的症状在客观上尽管已显示出和另一患者的症状不同，但将茵陈蒿汤让凡是黄疸型肝炎者都服用这种以主观为第一性岂不是十足的主观唯心主义吗？对无效的患者，不从客观病情上找根据、主观措施上找原因，反而武断地说，茵陈蒿汤对所有黄疸型肝炎都不起作用。这样使用中药、对待疾病的例子完全脱离了中医的学术理论，不是科学的态度。再以黄疸型肝炎为例，有人以为，茵陈清热利胆是主药，用量愈大效果愈好，或仅用茵陈蒿汤治疗黄疸型肝炎，这同样失去了辨证论治的意义。黄疸型肝炎一般都有湿和热的病理，当然还有湿和热程度的不同及湿从寒化的不同；湿和热的产生是脾虚健运失司，则生湿，湿阻气机，气郁则化热；湿为阴邪，热为阳邪，湿为病理之本，热为病理演化之标，如热盛则可用苦寒之茵陈以治其标热，热退则应减量，并配以健脾利湿之药以治本湿。如茵陈用量过大或长期服用，其苦寒清热过度则必伤脾阳，使湿邪更盛，甚至热去湿盛，湿从寒化，病理转为寒湿内困之阴寒证，促使病情加重，甚至危及生命。

任何疾病的病理变化都是机体正邪相争的过程，因此辨证论治时必须全面掌握疾病特征，分清主次，谨守病机，认真考虑理法处方用药的措施，不可贻误。

辨证论治不仅重视疾病本身和发病的原因，还重视疾病的内在病理及发展趋势，病因是导致发病的条件，发病的因素对发生某一疾病起推动作用。名称相同的疾病，往往出现了不同的症状，其根本在于发病因素会因不同机体而引起了不同的病理变化。辨证论治也就是善于认识和掌握各种病理变化，从整体观念出发，分析不同机体正邪相争的状态从而采取不同的治法。因此，相同的发病原因不一定有相同的病理机制，在论治上也不能用相同的治法。中医“同病异治”正是从相同的疾病上找出每个患者不同的病理而进行治疗。另外，不同的致病因素和不同的疾病往往会出现相同的病机，从而两者的治疗原则相同。如临床常见的子宫脱垂、久泻久痢而引起的脱肛病、强力负重而引起的睾丸疝气，以及肾下垂、胃下垂等病，不仅病因病名不同，而且有男女老幼之别，但以辨证的观点分析，其病机主要是中气不足、气虚下陷，在论治用药上，尽管需要照顾其病变部位的不同，选药上有所差别，但均可以补中益气汤为基本方进行治疗。中医这种异病同治原则也是以疾病虽不同，但内在的病理相同为依据进行辨证论治的。

中医有“见痰休治痰，见血休治血，见风休治风”等说法，如果离开辨证论治的观点，不去追究引起痰血风的病机，是无法理解这个说法的。

总之，中医辨证论治，是以朴素的唯物主义观点运用于疾病的辨别和治疗。辨证是认识和掌握客观病理的实质，论治是根据客观病理提出调整机体、改变病理、恢复机体正常功能的措施。几千年来，中医学在同疾病做斗争的实践中，已基本了解了很多疾病的病理演变过程。尽管各种疾病有不同的特点，但若能善于辨证论治，即可对疾病舍末求本，洞察病症的所在，从而收到满意的效果。

如何将辨证论治得心应手、灵活地运用于临床，笔者认为应从以下几个方面着手。

（一）熟悉中医基本理论

辨证论治是以中医理论为基础的，它是中医理论指导实践的产物。因此，对中医的阴阳、五行、经络、脏象、气血、三焦、病因、四诊八纲等基本理论必须掌握，这是学习辨证论治的基本功。掌握了这个基本功，在临床上才能得心应手地进行辨证论治。

（二）熟悉证候分类

随着中医学的不断发展及对疾病在辨证论治的不断认识，中医对疾病反映出来的症状，在分析、归纳方面，产生了几种科学的证候分类方法，如伤寒有六经分类法等。这些证候分类法，是从祖国医学的理论体系中产生出来的。证候分类的作用，一方面反映了对六经、卫气营血、三焦、脏腑经脉等的生理功能紊乱的客观情况；一方面又成为对六经、卫气营血、三焦、脏腑经脉等在发病方面的认识纲领。如伤寒六经的太阳经之为病，是脉浮头项强痛而恶寒。这些症状，既说明了太阳经被风寒外袭，经气不舒，阳不外达的病理功能紊乱的情况；同时在临床辨证时，只有见到了这些症状，才可辨出“太阳之为病”。再如以脏腑分类的肺脏杂病，为了对肺脏的疾病进行辨证论治，就必须对肺脏的生理及病理表现的肺虚、肺实、肺寒、肺热等所反映的各组症状有全面的了解。各组症状，既代表了肺脏的不同病理机能紊乱情况，也构成了肺脏证候分类。证候分类既能说明疾病的病理分型，又是认证的纲领，所以要想掌握辨证论治的方法，就必须熟悉证候分类。

（三）具有整体观念

整体观念，是中医学观察生理和病理、局部和整体、人体和自然环境等方面的主要观点和方法。中医学认为，人体脏腑之间是互相依存、互相制约的，在对立统一的基础上构成有机统一的整体，用阴阳五行生克制化的观点做了形象的说明。一脏有病，可以影响到其他脏器；其他脏器的功能失调，又可助长这一脏器病变的发展。局部的病变可以影响到整个机体，整体的衰弱又可以加重局部的病变。因此在辨证论治时，必须在整体观念的基础上，根据疾病的具体情况，从局部病变着手治疗以改善整个机体，或从调整机体功能出发，达到改善或治愈局部病变的目的。中医所说的“虚则补其母，实则泻其子”“急则治其标，缓则治其本”“标本兼治”等都包含了这些道理。

中医认为人体和自然环境（如季节变化、土质、水性等）是统一的。人体可以随时适应自然环境的变化，生理上也会随之变化以利生存。机体和自然环境失调，即可引起疾病的发生。中医把这叫人体和自然的统一性。因此，在辨证论治时，必须注意四时寒暑、季节气候的变化以及一天之内早、晚、昼、夜的不同和水土情况，达到因时、因地制宜。

（四）注意个体的特异性

个体的特异性，是指个体易于发生某种疾病或起某种病理程度变化的特有因素。如素常体瘦的人，机体多偏于阴虚阳盛，发病后则易产生多热，并易于患阴虚之病；素常肥胖的人，机体多偏于阴盛阳虚，发病后易产生多湿多痰，由于阳虚，并易患中风之疾。个性暴躁刚强者易伤情志，嗜酒者则易生湿热，嗜烟者易生肺燥，这些是中医在长期医疗观察中的总结，在辨证论治时都必须掌握。另外，在辨证论治时，对个体所处的生活环境、职业、病史、家族史等也必须有全面的了解，做到具体问题具体分析，因人制宜。

（五）掌握治则

治则，就是通过辨证而对疾病所采取的治疗原则和措施。中医学对治则的认识，首先是要调整机体内部的阴阳失调。正如《素问·至真要大论篇》云：“谨察阴阳所在而调之，以平为期。”由于疾病的演变过程是阴阳正邪相搏的过程，所以扶正、祛邪或扶正以祛邪就成为治疗中的重要原则。从这个原则出发，根据正邪盛衰的具体情况及邪气的性质与发展趋向，可运用“正治”和“反治”两个大法。在这两个大法的基础上，产生了“汗、吐、下、和、温、清、消、补”八法。八法的具体使用仍然是在辨证论治的基础上根据病机情况出发的，如补法的应用，即要辨别疾病属于表虚、里虚，阴虚、阳虚，气虚、血虚，脏虚、腑虚，上虚、下虚等而采取不同的方药。同时，八法之间亦是根据病机情况适当结合的。如补法又可以采取温补、清补、先攻后补、攻补兼施（攻法即下法或消法）、补虚以发汗等。以上这些治疗原则和方法，都是学习辨证论治时需要掌握的。

四、和谐是中医理论的核心

和谐的思想观念，是中华文化的灵魂，也是中医在治疗、养生、治未病方面的核心思想。几千年来，和谐的思想观念，始终全面地体现在中医防治疾病、保证人民身体健康的理论法则上。中医的正常生理观，就是人体的各个机能协调和平；机体的病理观即生理机能失去了平衡而不和。中医通过四诊做出诊断，就是观外知内，察其不和。在治疗上就是执和致平，调其不和，调理机体阴阳之平衡。

和谐的思想观念，来源于《易经》，也是中医认识病因、病理、治疗、以养生治未病等诸方面的思想基础。和谐思想体现在天、地、人三才合一的思想中。它不仅体现了中医的理论基础，也是伦理学、美术、文艺、建筑、治国安邦等的理论基础。《易经·乾·彖传》中说："乾道变化，各正性命，保合太和，乃利贞。"这说明《易经》六十四卦，就是以象征纯阳、纯阴的乾、坤二卦为开端的，其余六十二卦，皆为阴阳交合的产物。所说的"和"，就是阴阳之和——纯阳不生，纯阴不长，阴阳和而万物化生。南宋哲学家朱熹说："变者化之渐，化者变之成，物所受为性，天所赋为命，太和，阴阳混合冲和之气也，各正者，得于有生之初，保和者，全于已生之后。此言乾道变化无所不利，而万物各得其性命以自全，以释利贞之义也。"

春秋战国时代，是我国文化发展的黄金时代，学者辈出，诸子百家争鸣，人们观点不同，但在崇尚和谐的思想观念上却大都一致，这个思想观念又为后代的学者继承和发展，并用于各个方面。如《道德经》说："道生一，一生二，二生三，三生万物。万物负阴而抱阳，冲气以为和。"《道德经》又说："知和曰常，知常曰明。"《国语·郑语》说："天地合和，生之大经也。"《淮南子·泛论训》说："天地之气，莫大于和。"如此等等。

中医来自于以《易经》为首的中华文化，和谐的思想观念，自然地会运用于中医学的理论和思想观念。"执和致平"是中华文化之灵魂，也是中医学理论体系中的灵魂。中医认为人体生命健康，只有依赖于机体内部脏腑、气血、阴阳二气之平衡、统一，机体之各种功能才会协调，生生之机才会盛而不衰，生机旺盛，人体自然健壮。如外感天地之风、寒、湿、暑、燥、火六气太过，或因伤于喜、怒、忧、思、悲、恐、惊七情太过，或嗜酒肥甘、饥饱失宜，造成脏腑功能失调，气血紊乱，机体生生之机失去平衡和谐，则疾病自现。中医治病的主要法则，即通过药物等各种方法，使机体生生之机的阴阳二气恢复平衡、协调，生生之机功能正常，则疾病自愈而不复发。故“执和致平”调理机体阴阳二气使之调和，是中医防病、治病之纲。

中医治病的诸多方法，总离不开调和阴阳二气之和平。正如《素问·至真要大论篇》说：“谨察阴阳所在而调之，以平为期。”这说明任何疾病都是阴阳二气之失调而不和平，察其所在而调其和平，是治病必求其本。如何协调阴阳，而达和平，《素问·阴阳应象大论篇》说：“审其阴阳，以别柔刚，阳病治阴，阴病治阳，定其气血，各守其乡。”这说明血和气两个阴阳，先审查二者之间有无一方过盛或不足，通过调理，使其和平，各归其循行之道，则病自愈。调理阴阳，必须首先辨证。《素问·至真要大论篇》说：“调气之方，必别阴阳，定其中外，各守其乡，内者内治，外者外治，微者调之，其次平之，盛者夺之，汗之下之，寒热温凉，衰之以属，随其攸利，谨道如法，万举万全，气血尽平，长有天命。”这说明中医在治病方面，首先通过辨证，判定疾病阴阳之偏盛，病位在表在里，在上在下，然后才能立法。疾病的部位有内外之别，感邪有微甚之不同，性质有寒热之分，临证应谨慎遵循阴阳之道理，选择有利的治疗方法，才能万举万当，使气血和平，保天命而长寿。气血是人体的重要物质，任何疾病，尽管其病变之部位与性质有所不同，但均可导致气血之紊乱。二者之恶性循环，将使病情加重甚至死亡。《素问·至真要大论篇》说：“谨守病机，各司其属，有者求之，无者求之，盛者责之，虚者责之，必先五胜，疏其气血，令其条达，而致和平，此之谓也。”这段经文，说明疾病和气血之关系。气血条达和平是治愈疾病的主要法则。查病机时，首先通过辨证，查其所属，是表证，是里证，是实证，是虚证，还要查看有无风、寒、燥、湿、火。在治则上，使气血疏通，条达通畅，机体功能自可平和，而疾病痊愈。对疾病的原则治法，《素问·至真要大论篇》说：“寒者热之，热者寒之，微者逆之，甚者从之，坚者削之，客者除之，劳者温之，结者散之，留者攻之，燥者濡之，急者缓之，散者收之，损者益之，逸者行之，惊者平之，上之下之，摩之浴之，薄之劫之，开之发之。”这段经文，说明导致人体有关脏腑失去平和、功能失常的一般疾病正治原则，务使人体各种功能平衡、和平，治勿太过与不及，留邪为病。需要注意的是，阴阳变化常非单一，而是异常复杂的，如虚中有实、实中有虚、寒热交错、湿热蕴结，常常是一种病涉及几个脏器的功能失调。

几千年来，和谐的思想观念，被历代哲学家、军事家、政治家和学者所认识，被应用和发挥于各个领域。中医认为，人体生命之健康，就是阴阳二气在人体脏腑、气血及诸肢百骸体现的协调、统一、和谐。人体疾病，是内外多种致病因素侵犯人体各个部位，阴阳二气失去平衡和谐而产生的。治疗时，要根据疾病的轻重缓急，正邪双方之盛衰，采用祛邪、扶正、扶正以祛邪的三种治则。各种治法，都是促进人体阴阳二气在体内各个部分达到恢复平衡、统一、和谐，以便邪祛而不伤正；或通过扶正、祛邪，或以扶正为主，达到调整人体之功能恢复，以战胜病邪，达到根治疾病之目的。

五、中医治病贵在保护元气

元气为人生命之本，是人体防病、战胜疾病、配合各种药物或疗法战胜疾病的动力。如元气衰败，虽有有效之药物，也难保人体健康。故在治疗上有“有一分元气，便有一分生机”之说。李老指出，中医治病贵在保护元气。

元气的称谓始见于《难经》，亦称“原气”。古代对原、元二字的释义相同。《黄帝内经》称为“真气”“正气”。李东垣在《脾胃论》中说：“真气又名元气。”故现统称为元气。

元气始生于先天之肾，由先天精气化生，根于命门。如《难经·三十六难》曰：“命门者，诸神精之所舍，原（元）气之所系也”；《景岳全书》亦说：“命门为元气之根。”元气之成长又赖后天脾胃运化水谷之精微，以维持人体功能。如李东垣在其《脾胃论》中说：“元气之充足，皆由脾胃之气无所伤，而后能滋养元气。”《难经》亦有“元气具五脏六腑之本，十二经脉之根……三焦之原”之说。元气具有构成人体和维持人之生命活动总的基本功能，推动人体生长发育、温煦和激发各个脏腑、经络等组织器官的作用。元气充沛，则五脏六腑功能平衡而活力旺盛；元气衰微，则五脏六腑之功能亦必失调而虚弱。故元气为人体生命活动的根本动力。人体能随着季节的转变和气候的突变而生存，以及受各种致病因素侵扰而不病，或治病不用药而自愈，就是靠人体自身之元气而实现的。

中医将元气视为健康之本，生命之根。正如张景岳在《元气存亡论》中所说："人之所生，全赖此气，元气的存亡，即生命的存亡……元气一线未绝，则生气一线未亡。"所以在中医防治疾病中，调理和保护元气是其总的指导思想。中医的养生学和治未病学，都是以维持和保护元气充沛为法而达到健康长寿之目的的。对疾病的治疗，中医用药更重视保护元气。祛邪、扶正，是中医治病的重要原则。在治法上有八种，其中汗、吐、下三法皆是以祛邪为主，适用于体壮、元气未伤的突发之急性病，用药宜有胆有识，力求速效。此即急则治其标，以达邪祛正自安，元气自复之法。对于年老或久病体弱、元气不足之患者及突患急性病者，则要考虑照顾元气，宜采用扶正之法，或祛邪尽量不伤或少伤元气。中医治疗八法，对汗、吐、下三法应慎用，谨防"虚虚之戒"。对于重病垂危、元气衰弱之患者，只宜扶正以祛邪或以扶正为主，以期机体康复或争取延长寿命。

李老多次强调对老年人、儿童，以及慢性病衰弱期患者保护元气的重要性。《内经·阴阳应象大论篇》说："年四十，而阴气自半也，起居衰矣。"即人过四十以后，人体生理功能或抗病功能，都在逐渐衰弱。尤其是老年人患病，治疗用药，如不照顾元气，只考虑祛邪，即便病愈也元气大伤，不仅疾病很难彻底治愈，易于反复，且抗病力弱，免疫功能下降，可致旧病复发或者感染其他疾病。对中年长期患慢性病、身体虚弱者，在治疗上亦情同此理。

六、损阳伤正是《伤寒论》六经病的病理基础

《伤寒论》是一部阐述外感病辨证论治的专著，但从立论的依据来看，其继承了《素问·热论篇》"今夫热病者，皆伤寒之类也"和《难经·五十八难》"伤寒有五：有中风，有伤寒，有湿温，有热病，有温病"之旨，以广义伤寒为名，以狭义伤寒为主要内容，在论述六经病的380条中，论及阳气受损者达165条，论及实热证者125条。实热证仍与伤寒由表及里、机体阳盛、寒郁化热，或表证误下、邪热内陷有关。因此，仲景"以寒立论"并"以寒统热"之意，不言而喻。

《素问·生气通天论篇》云："阳气者，若天与日，失其所，则折寿而不

彰，故天运当以日光明，是故阳因而上，卫外者也。”此说明人体阳气的盛衰，不仅关乎寿命，同时有抵御外邪侵袭的能力。寒伤机体，则阳气受损，甚或寒从中生，从而导致恶寒无汗或自汗、呕利、但欲寐、肢厥、脉微等阳损阴盛的证候。《伤寒论》六经病名取太阳、阳明、少阳、太阴、少阴、厥阴，正是借《黄帝内经》三阴三阳之名，以示体内阴阳之气的多少。《素问·天元纪大论篇》云：“阴阳之气各有多少，故曰三阴三阳。”阴阳之气的“三、二、一”不仅寓有定量、定性的含义，反映疾病虚实盛衰的程度，而且体现了疾病发展过程中阴阳消长的情况，从伤寒一日太阳，二日阳明，三日少阳，以及“伤寒三日，三阳为尽，三阴当受邪”的发病过程来看，其具体日数虽不必拘泥，却含有疾病由表入里、由阳转阴的发展变化过程。疾病发展与否，机体阳气的强弱起着关键作用。病入三阴，阳气不仅继续衰减，阴津亦逐渐耗伤，甚至造成阴阳离决而死亡。因此，《伤寒论》六经病的病理发展变化，充分反映了寒邪伤阳是主要问题，故损阳伤正是六经病的病理基础，现仅从病机、治法等方面浅析之。

（一）阳气受损，致病广泛

纵观《伤寒论》六经病的形成、传变和预后，无不与“损阳伤正”密切相关。这种病机上的广泛性，主要体现在以下几个方面。

1. 寒伤肌表，卫气受损。太阳主表，职司卫外，为六经之藩篱。风寒侵袭人体，太阳首当其冲，卫阳被遏，营阴郁滞，而致“脉浮，头项强痛而恶寒”为特征的太阳病。无论是太阳伤寒之无汗，脉浮紧，还是太阳中风之自汗，脉浮缓，都是卫阳受损、太阳失司的表现。麻黄汤和桂枝汤分别是治疗伤寒和中风的主方，在太阳篇183条中，属麻黄汤证者7条，属桂枝汤证者16条，皆是借麻、桂之辛温助阳祛寒，以恢复卫气司开合之功能，从太阳篇所用的75首方剂来看，有温阳祛寒作用者竟达42首，足以说明寒邪损阳在太阳病中的广泛性。所以，助阳祛寒实为治疗太阳病的重要法则。

2. 体虚感邪，阳气益虚，复感寒邪，每令阳气益虚，阴寒弥盛，或使病势由阳入阴。正如日人丹波元简《伤寒广要》所云：“凡人禀气，各有盛衰，……假令素有寒者，多变阳虚阴盛之疾，或变阴毒也。”第40条（据1964年河南中医学院试用教材《伤寒论讲义》条序，下同）之小青龙汤证，即为阳气素虚、水饮内停、复感外寒、阳不制阴，引动内饮所致。用小青龙汤表里双解，温阳化饮。第

68条芍药甘草附子汤证，亦系素体阳虚，但无水饮内停，感受寒邪，更伤阳气；本不宜单发其汗，故汗后病不解，反恶寒者，非表邪之恶寒，乃阳虚之恶寒。故用甘草、白芍酸甘化阴，附子辛温助阳；若系肾阳素虚、水饮内停之人，汗之则非但病不解，反致心阳受损，造成肾水乘虚上冲之势，如第65条茯苓桂枝甘草大枣汤所治的欲作奔豚证。但究其内因，亦都与素体阳虚有关。

3. 误治失治，首伤阳气。《伤寒论》六经病因误治、失治而使机体受损，阳气常首当其冲。喻昌的《医门法律》总结出邪在太阳之初，因误治、失治损阳而用附子回阳者即有9条。如第20条太阳病因过汗以致漏汗、恶风等用桂枝加附子汤；第82条太阳病误汗以致心下悸、头眩、身瞤动等出现的阳虚水泛而用真武汤；第68条太阳病体虚、发汗，反恶寒出现的损阳伤阴而用芍药甘草附子汤；第69条发汗，若下之，以致外虚其阳，内虚其阴，出现日夜烦躁而用茯苓四逆汤；至于第155条的附子泻心汤证，第176条的甘草附子汤证，虽皆非误治，但其病机则分别为表阳虚和湿盛阳微，故都用了附子汤以回阳。这些都说明保护阳气对治疗伤寒是何等的重要。

再从太阳病涉及“坏病”“重病”的66条分析，其中因损阳而成虚寒者达42条。如第64条因发汗过多，损伤心阳，出现“其人叉手自冒心，心下悸，欲得按者，桂枝甘草汤主之”；第122条“火逆下之”损伤心阳，而见烦躁不安，用桂枝甘草龙骨牡蛎汤；第112条“伤寒脉浮，医者以火迫劫之”而导致阳气散乱，发生惊狂，起卧不安，用桂枝去芍药加蜀漆牡蛎龙骨救逆汤。可见，变证多为损伤脏腑之阳。仲景在运用清法、汗法时，亦非常注意护阳，如在第38条中强调，应用大青龙汤若见“脉微弱，汗出恶风”，不宜施此内清里热、外解表寒之剂，以免亡阳之虞。

4. 邪盛伤正，阳气趋衰。阳明病的实热证，多系寒郁化热而成，尽管其以“胃家实”为特征，但邪盛伤正，阳气未能阻止病邪的深入，致病由三阳（太阳）传至二阳（阳明），阳气显然已弱于平常，阳明病多属实热证，但虚寒者亦有之，这些阳明寒证均与寒盛伤阳或因实热证而过用攻下有关。同时，胃中虚寒，病邪亦易乘虚传里而为三阴病。

5. 正邪分争，邪盛则寒。作为少阳病主症之一的“往来寒热”即正邪分争的病理反应：正胜则热，邪胜则寒，此“寒”即阳气受损的体现。少阳病的形成即寒邪与机体之阳气交争的病理阶段，正如仲景在第97条所指出的：“血弱气尽，腠理开，邪气因入，与正气相搏，结于胁下。”治疗少阳病的主方是小柴胡汤，方中人参、大枣、炙甘草可固护阳气，并且为少阳病立出汗、吐、下三禁，更可防止损阳伤正。如第101条“凡柴胡汤病证而下之，若柴胡汤证不罢者，复与柴胡汤，必蒸蒸而振，却发热汗出而解”，说明小柴胡汤不是直接发汗祛邪之方，而是在扶阳益气的基础上达到邪从汗解之目的。阳气的盛衰与少阳病的预后密切相关，阳气复振，正能胜邪，则病有向愈之机；阳衰阴盛，正不胜邪，则势必陷入三阴。

6. 寒湿困脾，阳气虚损。病在三阳失误治，或脾胃素虚，寒湿内盛；或寒邪直犯太阴，皆可损伤脾阳，出现“腹满而吐，食不下，自利益甚，时腹自痛”的太阴虚寒证。太阴病计8条，其中有脉证的7条皆可反映出其属虚、属寒的病理实质，正如第277条所说的“其脏有寒故也”。由于太阴病阳虚寒湿内盛，在治疗原则上“当温之，宜服四逆辈”。太阴病如果有积滞，腹满时痛，法当用大黄、芍药者，亦必须减其用量。正如第280条所说“太阴为病，脉弱，其人续自便利，设当行大黄、芍药者，宜减之，以其人胃气弱，易动故也”。所以，太阴病总的病机是损伤中阳，脾失健运，寒湿内盛。

7. 心肾阳虚，阴寒弥漫。少阴病病机是心肾阳虚，阴寒内盛，甚则阴盛阳脱，危候可接踵而至，且表现为全身之里虚寒证，即所谓的“寒化证”。如第281条“脉微细，但欲寐也”，即为其证候特征。由于少阴病阳损过甚，阴寒内盛，故应“急温之，宜四逆汤”。少阴病，若阳气大衰，阴寒极盛，虚阳被阴寒所格，虚阳浮越于外，而成阴阳格拒之势，征候表现既有下利、手足厥冷、脉微欲绝等少阴虚寒本证，又有面赤、干呕、心烦之格阳标证，谓之“真寒假热”，当急用通脉四逆汤以宣通内外、破阴回阳。正如第304条阳虚邪随寒化，证见“其背恶寒”的附子汤证；第306条阳虚水停的真武汤证；以及第295、296、297、298条等，不仅体现了损阳伤正的病理，同时将阳气损伤的程度作为少阴病预后不良的重要标志。少阴病虽有热化证，但其病理多因素体阴虚内热，或误下伤阴，虚火上炎所致。

8. 阳胜则愈，阴胜则危。厥阴病为伤寒病的后期阶段，其病理特点是寒热交错，阴阳之气不相顺接，正邪交争，决定胜负的最后之际。阳胜于阴，则病可愈；阴胜于阳，则病转危，但其中阴重于阳者，乃为厥阴病理过程的主要方面。厥阴病篇共54条，其中言厥者即有28条，属于寒性厥者占25条，悉由阴寒内盛，阳气衰惫，阴阳之气格拒不接所致。究其成因，多系在太阴或少阴病的基础上转化而来，或邪在三阳误治，使阳气受损，或伤津损阳而形成。阴阳交争即是厥阴病的病理机转特点。因此，征候表现的热多热少，也是决定阳气盛衰和判断厥证预后的标准，如第341条“伤寒发热四日，厥反三日，复热四日，厥少热多者，其病当愈”；相反如第342条“伤寒厥四日，热反三日，复厥五日，其病为进”。如果阴寒独盛，阳不能复，厥证即可出现阴阳离决之危候，如第343条“伤寒六七日，脉微，手足厥冷，烦躁，灸厥阴，厥不还者，死”。由此可见，伤寒病发展到厥阴，已成为损阳伤正的严重病理阶段。当然，在厥阴病中还有少数因素体热盛，或湿热内蕴，导致寒邪热化厥阴病之特有变证。其他如蛔厥、上热下寒证、下利吐哕证等，其病理亦系阴阳寒热交错，不再赘述。

（二）立法遣药，重视扶阳

分析《伤寒论》六经病时，李老发现仲景在立法遣药方面，非常重视扶阳护正。正如喻昌《医门法律》中所说：“于伤寒阳微阴盛恶寒之证，尚不俟其彰者，早用附子、干姜治之，并灸之矣。况于卒病乎？况于卒病彰著之极者乎？”以三阳病而言，不仅有上述用附子治太阳病之一法，邪在三阴，则更是以“温”字立法，如太阴病“当温之”，少阴病“急温之”，厥阴病“先温其里”。这些虽然是针对某一个条文所出现的具体证候，但反映了三阴病的主要病理和治疗原则。再从《伤寒论》112方的功用分析，具有益气扶阳或辛温散寒作用的方剂即有81个，其中桂枝汤、四逆汤、麻黄汤的运用次数分别达17、13、9次之多。再从所有的83味药的运用分析，最常用的是温补或温散药，如甘草为70次，桂枝和大枣均为40次，麻黄14次，茯苓11次，白术10次；而清热泻火药运用次数却明显少很多，如黄芩16次，黄连12次，栀子8次，石膏7次，知母3次。其他诸如淡竹叶、连翘、白头翁、滑石等均用过1次。由此看来，《伤寒论》中的扶阳益气方、药使用次数较多，应用范围较广，药物剂量在与有关方中占的比例也较大，从而不难看出六经病的病理主要为损阳伤正，仲景正是以此为病理基础而立法遣药的。其对温阳扶正法则的具体应用，可概括为以下八个方面：

1. 助阳解表。病有太阳之表，又有阳虚之里者，必于解表中扶助阳气，俾表邪解而阳不伤，阳气复而邪易却。如太阳病因过汗，以致“汗漏不止，恶风”等，用桂枝汤调和营卫，加附子温经扶阳；寒中少阴，兼太阳表证，治用麻黄附子细辛汤，既温少阴之阳虚，又解太阳之表寒等，这显示了助阳解表的具体运用。

2. 温通心阳。寒伤肌表，宜以汗解，但应“遍身漐漐微似有汗者益佳，不可令如水流漓”。若汗出过多，则心阳常易受损。如第64条“其人叉手自冒心，心下悸”，即为发汗太过，心阳随汗外泄所致，故用桂枝甘草汤温通心阳而宁心神。又如第118条“火逆下之，因烧针烦躁者，桂枝甘草龙骨牡蛎汤主之”。说明误用火疗，又复下之，再加火针，致心阳虚损、烦躁不安，除用桂枝甘草汤以温心阳外，复加龙骨、牡蛎以温镇安神。其他如茯苓桂枝甘草大枣汤、桂枝加桂汤及桂枝去芍药加蜀漆牡蛎龙骨汤等，均用桂枝甘草汤为基本方，重点用桂枝以温通心阳。

3. 温阳蠲痹。风寒湿三气杂至，留着肌肉，走窜经络，营卫不利，气血凝涩，邪气着而成痹。根据痹证的不同部位，在温阳蠲痹的基础上，可采用不同的方药。如第174条痹证偏重于表，证见“身体痛烦不能自转侧，不呕，不渴，脉浮虚而涩者”，桂枝附子汤温经散寒，祛风除湿；若“其人大便硬，小便自利”，为风去湿不化，脾失健运，病势偏于肌肉，则用去桂枝加术汤以温阳祛寒、健脾化湿。其他如病势偏于关节，应用甘草附子汤；寒湿浸于筋骨，应用附子汤等，都是通过温阳以治痹证的。

4. 温中散寒。脾胃虚寒，升降失司，寒湿中阻，则以温中散寒之法治之。如第277条“自利不渴者，属太阴，以其脏有寒故也，当温之，宜服四逆辈”。仲景所谓“四逆辈”者，系指温中散寒之法，如四逆汤一类的方剂。

5. 保护胃气。在外感热病发展过程中，每易损伤胃气，故仲景对有关方药的配伍，皆注重保护胃气。如第12条太阳中风证，既有“恶寒发热”等证，又有“干呕”的胃气受损证，治以桂枝汤调和营卫，其中，姜、枣、草即有降逆和胃作用。桂枝汤方后注并谓：“服已须臾，啜热稀粥一升余，以助药力……禁生冷，黏滑肉面，五辛，酒酪，臭恶等物”，这充分体现了助阳和保护胃气的双重含义。三承气汤为攻下剂，易损脾胃之气，故仲景谆谆告诫勿服，“若更衣者，勿服之”，以防过下而伤脾胃。

6. 温阳利水。脾肾阳虚，水湿泛滥，水气上逆，需以温阳利水之法治疗。如第82条的真武汤证、第356条的茯苓甘草汤证、第67条的茯苓桂枝白术甘草汤证等，皆属温阳利水的具体运用。

7. 回阳救逆。心肾阳衰，阴寒内盛，或大汗亡阳等，必以大辛大温之剂以回阳救逆，如四逆辈急温之，以挽生命于垂危。四逆汤以附子温心肾之阳，干姜温中散寒，姜附合用，则回阳逐寒之力更强。仲景以此方为基础，量证候之轻重缓急，灵活化裁，以用于各病。如第317条少阴病阴盛格阳，证见“下利清谷，里寒外热，手足厥逆，脉微欲绝，身反不恶寒，其人面色赤”等，用通脉四逆汤，药味虽与四逆同，但姜附用量较大，破阴回阳，以消阴阳格拒之势。其他如白通汤、白通加猪胆汁汤、通脉四逆加猪胆汁汤等，皆属在四逆汤基础上加味加量以增强回阳救逆之力。故程郊倩甚为感慨地说：“以今时论之，病不至恶寒蜷卧、四肢逆冷等症俱见，则不敢温，嗟乎，证已到此，温之何及！”此堪称卓识。

8. 温清兼施。素体阳虚，邪热内陷，仲景常以寒热互用，温清兼施，以达到相反相成。如第155条热痞于内，阳虚于表，证见“心下痞，而复恶寒汗出者用附子汤泻心汤”。此证寒热错杂，但扶阳于痞益健，单泻热则阳更虚，故温清兼施，以解错杂寒热。其他如乌梅丸之蛔厥、辛热与酸苦并用等，均属温清兼施之法。

以上是从病机、治则方面对《伤寒论》做的分析，形成三阴三阳六病的主因是寒邪，并反映出阳气受损的广泛性。其间虽有热证，但究其成因，则多属于外因之寒邪随内因机体之阳盛的演变化热，因此，损阳伤正实为《伤寒论》六经病的主要病理基础，据此分析诸种扶阳法则、方剂组成、药物运用以及传变、预后等，将为正邪关系和病理机转提供一定的理论根据。

七、损阴伤正是温病的病理基础

中医所说的温病包括现代医学所说的各种急性、热性传染病。其病因多为六淫之邪侵犯人体，与火、湿之邪关系尤为密切。其具有发病急、变化快、病情重、易伤脏腑等特点，并多具有传染性。由于温病多属于热邪，易损伤人体之津液而伤正，故李老认为损阴伤正是温病的病理基础，在治疗上宜采用辛凉透表、清热凉血、解毒等治法，忌辛温解表发汗而伤阴。数千年来，我国人民遭遇了无数次的具有严重热性传染病的侵袭，但从未出现国外那种一次就有几百万、几千万人口死亡的情况。其主要原因就是中医药在防治疫病中发挥了重要的作用，保障了人民的生命健康。我国在这方面已积累了丰富的经验。当代科学已证实中医药的有效性，亟需我们进一步继承和发扬。

温病学的发展时间，可追溯到周朝后期，春秋战国时期已有不少关于温病病因、病机、证治、预防等方面的论述。如《素问·六元正纪大论篇》中已有了“温病乃作”的记载。《素问·生气通天论篇》说：“冬伤于寒，春必病温。”这是有关温病伏邪病因学说的最早理论根据。《灵枢·论疾诊尺》说：“尺肤热甚，脉盛躁者，病温也，病且出也。”其突出了温热病的显著特点。《素问·刺法论篇》说：“五疫之至，皆相染易，无问大小，病状相似。”这明确指出热病的传染性和流行性。《素问·至真要大论篇》说的“热者寒之，温者清之，燥者润之”等治疗原则，至今还有其实用意义。《黄帝内经》中还有一些热病预防和饮食禁忌的论述，如《素问·玉版论要篇》“病温虚甚者死”。在预防方面，《素问·刺法论篇》提出“正气存内，邪不可干”或“避其毒气”。由此可见，在3 000年前，我国对温病已有了系统的研究。但《黄帝内经》中缺乏药物、方剂及治法的描述。

张仲景的论著给中医临床辨证论治和方剂奠定了基础，其著作《伤寒论》虽以论伤寒为主，但其在太阳病中“发热而渴，不恶寒者为温病”，说明了他对热病已有较明确的认识，突出了热病、热象偏重的特点。同时《伤寒论》的六经辨证治疗理论对后世创立卫气营血和三焦辨证论治，治疗热病体系有很大的启发。《伤寒论》中的许多治法或方剂，如清热、攻下及养阴的白虎汤、承气汤、炙甘草汤等方药，为后世治疗热病所用。

晋唐时期，对温病的病因、病机、脉证有了进一步的认识，如晋代王叔和在《黄帝内经》“冬伤于寒，春必病温”的理论上提出了“温疟”“风温”“湿毒”“瘟疫”等病名，还提出了“时行之气”。葛洪在《肘后备急方》中对病因提出了“疠气”的观点。隋代巢元方在《诸病源候论》中提出“乖戾之气”的认识，这些论述都丰富了温病的病因学说。《肘后备急方》《备急千金要方》《外台秘要》等著作，都记载了大量防治温热病的方剂，对温病的病因和治疗都具有重要作用。

金元时期，学术界曾一度出现百家争鸣的活跃局面，这对温病学的研究起了一定的促进作用，如金元四大家之一的刘完素在热性病的治疗中提出“六经传变，由浅至深，皆是热证”和“六气皆从火化”的火热论，后世称其为寒凉派；

他提出的表里双解方剂如防风通圣散、双解散等，为后世医家以寒凉为中心的温病治疗奠定了一定的基础。朱丹溪提出了“阳常有余，阴常不足”的滋阴派观点，对后世温病学者有一定的启发，尤其是他提出的痰湿化火的论述，对湿热病的辨证论治起到了启发作用。张子和“邪去正安”的攻邪论及“气血以流通为贵”“贵流不贵滞”的思想，对后世医家产生了重要影响。

元代名医罗天益对温病的论治有了进一步的认识，他认为，应根据邪热在上、中、下三焦及气分、血分不同部位而制方用药，这为后世温热病的辨证论治奠定了基础。

元末医家王安道在其著作《医经溯洄集》中把温病和伤寒做了区分，“温病不得混成伤寒”，认为伤寒与温病发病机制不同，温病是里热外发。在治疗温病上，他认为“法当清里热为主，解表兼之，亦有里热清表自解者”。

明清时期是热病学发展的成熟时期。明末清初，战乱频繁，造成了温病的流行，也造就了一批有作为的温病学家。他们汲取前人的经验，结合各自的临床经验，著书立说。热病学说的理论和治法也由此得以蓬勃地发展。如明末名医吴又可撰写的《瘟疫论》，书中对温病的病因、发病、治疗等都有不少创新，对后世影响深远。他在病因方面，首先提出“杂气致病”学说，认为瘟疫的病因是一种有别于六淫的特殊致病物质侵袭人体，并提出邪从口鼻而入的观点，突破了外邪侵袭人体是由皮毛而入的传统认识，在治法上他主张以祛邪为第一要务，并创立了邪伏募原的病机，创建了达原饮处方，为湿热秽浊之疫开辟了一大治法。

明清时期，叶天士、薛生白、吴鞠通、王孟英等确立了卫、气、营、血和三焦辨证论治。在当时众多的温病学家中，贡献最大的是叶天士，人称其为“温病大师”。由他口述、其弟子顾景文整理而成的《温热论》，对温病学的发生、发展规律及治法均做了简明扼要的阐述；他认为，“温邪上受，首先犯肺，逆传心包”，创立了以卫、气、营、血为主的病机和辨证论治关系，为后世对温病的治疗奠定了基础。吴鞠通的《温病条辨》，是以三焦为病机的辨证纲领并系统论述四时温病的专著，书中对温病的治法和方剂做了进一步的完善。晚清名医王孟英对当时流行温病学著作进行了一次全面整理，他根据前人的经验和自己的临床体会编写的《温热经纬》，汇集了从《黄帝内经》直至清代诸多医家的优秀论文，对温病学的进一步发展起到了重要的作用。

综合以上所述，温病学说是在我国历代名医的医疗实践中逐步发展起来的。

第一，温病具有传染性。第二，历代医家的临床实践表明，温病的病因是外界一种杂气——“疠气”，并由口鼻而入。第三，明确了伤寒与温病的区别，温病系有温热之邪，伤寒为外感寒邪。第四，认识到温病的病理发展，遵循卫、气、营、血、三焦的发展规律。第五，根据温病的病理，研制了清热解毒、凉血透窍等一系列的治法和方药。第六，历代温病名家对温病的治法，总以清热解毒、保存津液为原则。

李老治疗温病是从1956年冬末开始的。当时李老在洛阳地区中医师进修班任教，伊川县发生流行性脑脊髓膜炎（简称“流脑”）疫情。1957年春节前后两个多月，已死亡70余人，并波及邻近各县。当时各地无传染病医院，更无有效的西药。疫情的发生引起了党和政府的重视，洛阳专署卫生科组织了洛阳地区人民医院为主的医疗治疗小组，李老作为中医方面的医生参加。他在疫情较重的伊川县人民医院见到一个女患者，发烧昏迷、抽搐两日余。李老以清瘟败毒饮为主，加熄风解痉的药物全虫、地龙、僵蚕和透窍的安宫牛黄丸治疗，经过一天一夜，患者体温下降、痉挛缓解，苏醒过来，再经数日的治疗，保住了患者的性命，并逐渐康复痊愈。

李老第二次系统治疗温病是在1970年7月，当时正值“文革”时期，李老被扣上“走资派”帽子到禹县（现禹州市）接受贫下中农再教育。1970年7月初，禹县大肆流行乙型脑炎（以下简称“乙脑”）。县人民医院在“怀帮”大院开设了临时病房。8天内收治了83例位患者，死亡了32人，多为儿童。“怀帮”大院日夜哭声不绝，全县人心惶惶，引起县革委会的重视。县革委会主任臧文营召开了部分中西医座谈会，也通知了李老参加。李老认为乙脑属于中医温病的范围，他在会上系统介绍了在洛阳治疗流脑的经验和方法，并介绍了1955年《人民日报》刊登的名医郭克明、蒲辅周在石家庄、北京治疗乙脑的经验。最后，臧主任决定，以李老为主，加上禹县人民医院几位医护人员共同组成了治疗小组，深入病房，为患者进行治疗。经7月、8月、9月三个月，共抢救治疗了132例，治愈率达到了92.7%，其中有25例出现了偏瘫、单瘫、耳聋、头疼、弄舌等后遗症，经中药配合针灸也全部痊愈。疗效受到军代表的重视，他们请李老专门回河南中医学院第一附属医院对全体医务人员做了一次学术讲座。

“文革”以后，李老未再系统治疗过热性传染病，因为全省各大城市都建立了大型的传染病医院。他一直在郑州工作，虽在门诊坐诊，偶尔遇到一例热性传染病，因中医院无传染病隔离设备，也只好介绍到西医传染病医院。他治疗这两种脑炎，均在县医院治疗，治疗流脑是在新中国成立初期，而治疗乙脑是在“文革”期间。李老惋惜地说，虽然后来他当了河南中医学院院长，开设了温病学课程，学生也系统学习过，但无实习基地，工作中无治疗阵地，致使中医治疗热性病这一经验技术将近失传。该技术虽治疗的传染病病种不多，但对系统治疗传染病积累了一定的经验，现介绍如下。

1. 损阴伤正是温病的主要病理。温病，尤其是各种热性传染病，系感受“杂气”“戾气”热毒之邪，由口鼻而入，热毒严重损伤人体之津液，故在治法上宜以清热解毒、辛凉透表散热为主。

2. 热性传染病宜按叶天士的卫、气、营、血辨证分期治疗。在卫分者应清热解毒、辛凉透表，方以银翘散为主加减治疗；在气分者宜以白虎汤为主，加清热解毒之品治疗，生石膏用量大者可加粳米或生山药，以保护胃气；病入营、血者，用清热凉血、熄风透窍法，以清瘟败毒饮或犀角地黄汤加减清热解毒、熄风透窍之品治疗。

3. 热性传染病除应注意热毒之邪外，还要注意湿邪，尤其是暑温。暑易夹湿，应注意减少清热之药，如生石膏；加芳香化湿之药，如郁金、菖蒲、白蔻仁、佩兰、佛手花等。

4. 温热病之病理以损阴伤正为主，故治法上始终要注意保存津液。多一分津液，多一分生机。

5. 温热病在发热时，宜常用葛根，用其清热生津之效；神志昏迷时，注意用安宫牛黄丸或紫雪丹以清热透窍。

6. 温热病后期，多因痰多而窒息死亡，用白矾5g，葶苈子15g，川贝母10g，水煎约200mL，用棉球浸药水，徐徐滴入患者咽喉，如此可以化痰防止窒息，多年来此方救了不少因痰多而窒息的患者。

7. 热性传染病患者在恢复期，身凉脉静，宜以养阴和胃、扶正为主，方用沙参麦冬汤加减。有后遗症者可随症加熄风、通络、透窍的虫类药物。

8. 在防治中，李老发现一患流脑而死亡病例，其服中药后因症状加重而死亡，查看其病例，体温39.5℃，有神志不清、自汗等症状。医者方用人参白虎汤加连翘、金银花、菖蒲，但其中有山萸肉33g，李老查阅《本草纲目》有“山萸肉在温热病中高热禁用”的说法。其死亡是否与本药酸补收敛之性而影响热邪外散有关，值得研究。

八、 脾胃病治疗学术思想

数十年来，李老通过临床实践体会，特别对脾胃学说的精细研究，越来越感觉脾胃对人体的重要性。在《黄帝内经》中对脾胃即有详细的论述，如《素问·灵兰秘典论篇》："脾胃者，仓廪之官，五味出焉。"《素问·玉机真藏论篇》："脾为孤脏，中央土以灌四旁。"《素问·厥论篇》："脾主为胃行其津液者也。"脾主运化水谷之精微，脾主升清，化生气血，营养全身。胃主降浊，胃气下降，食物得以下行，升降正常，浊气才能排泄，腑气才能通利，升降得宜，才能维持人体营养之需要。故后世历代医家都将脾胃视为气血生化之源，后天元气之本。张仲景在《伤寒杂病论》说："四季脾旺不受邪。"金元四大家之一的李东垣在《脾胃论》中说："内伤脾胃，百病由生。"又说："善治病者，唯在调和脾胃。"李老通过多年临床实践，不仅认识到脾胃对人体生命的重要性，也逐步掌握了脾胃病的病理特点和治疗规律，提出以下脾胃病的学术思想。

（一）脾本虚证，无实证，胃多实证。脾虚为气虚或阳虚，无阴虚，胃有阴虚证

《黄帝内经》对脾胃均有虚、实的记载，如《素问·太阴阳明论篇》指出："阳道实，阴道虚。"《灵枢·本神》："脾气虚，则四肢不用，五脏不安。"《黄帝内经》对脾胃虚、实证虽有记载，但无症状的描述，更无方药。

后世有医家遵《黄帝内经》之旨，提出脾虚多实少之说。如王叔和曰："脾气盛则梦歌乐体重，手足不举。"张元素云："脾实则时梦筑墙盖屋，盛则梦歌乐，虚则梦饮食不足。"调治之法则依"脾虚以甘草、大枣之类补之；实则以枳壳泻之"。李老通过多年临床实践发现，历代医家缺乏脾实证的记载，既无泻脾之法，更无伐脾之方，亦无攻脾之药。虽有论"脾实"之理但不明，立泻脾之理而不彻，所设健脾之方，实则疏肝泻胃也。近代个别医家亦有论脾实之说，认为"湿热蕴结"即为脾实。岂不知湿热蕴结之源，本于脾虚，脾失健运则生湿，湿为有形之物，易阻滞气机，气有余则生热，故李老认为湿热蕴结证为本虚标实

证。本虚源于脾虚，湿热源于湿阻气机。故此证为虚实交错，虚中之实证，非脾实之证。有人提出泻脾实之药如山药、莲子、白扁豆等，也有人提出泻脾之药如石斛、麦冬、白芍等。李老认为，脾喜燥而恶湿，山药、莲子、白扁豆等皆为甘平淡渗利湿之品，皆有助于脾气虚之病理，岂能泻脾实？麦冬、石斛、白芍之类性味甘凉酸，具有清热养胃阴的作用，岂能伐脾？李老提出“脾本虚证，无实证”之观点。

“脾主为胃行其津液者也”，其运化食物精微之功能则赖于脾气，甚则脾阳。如脾失健运，饮食入胃，则不能及时和降，食物停留在胃，故胃多实证。其他如肝气郁滞横逆于胃，使其疏泄条达失常，胃气不能下降；暴饮暴食嗜酒肥甘、久病胃气虚弱等均可导致胃腐熟无力，食物停滞在胃。故李老提出胃多实证，胃不能及时地腐熟下降，可因实而致脾气虚。脾失健运，也可因虚而致胃实。

脾为太阴之至阴，时刻在运化一日三餐之营养物质。脾主中焦，其运化营养物质到身体各器官，其运化之功能，全赖于脾气（阳）。如胃因实而致脾虚，或思虑过度，日久伤脾，或饥饱劳倦，或用药失误，过服寒凉等均可伤脾气甚则脾阳。故脾气（阳）虚证临床则独见。由于脾为太阴之至阴，喜燥而恶湿。其运化水谷之精微依靠脾气、脾阳。燥为阳，湿属阴，其喜燥而恶湿，可见其阳常不足，湿（阴）常有余，而无阴虚。《素问·至真要大论篇》中的病机十九条说：“诸湿肿满，皆属于脾。”又说，众多湿盛中满之症，皆有脾气不足，健运失常，湿盛瘀积而为病。李老据多年临床实践，亦未见脾阴虚之论述和有效药物之记载，更未见脾阴虚之病症。故李老提出“脾本虚证，无实证，胃多实证。脾虚为气虚甚至阳虚，无阴虚，胃有阴虚证”。

（二）肝脾胃相关，治脾胃必须联系肝

李老认为，人是有机的整体，脾胃与其他脏腑相互依存，相互制约，有机地平衡以维持生生之机。五脏六腑皆禀受脾胃之营养运化而发挥其生理作用，因而脾胃的病变必然影响其他脏腑，其他脏腑阴阳之失调也必然影响脾胃。正如李东垣所说：“脾胃虚则五脏六腑、十二经、十五络、四肢皆不得营运之气而百病生焉。”另外，其他脏病变亦可波及脾胃。而在诸脏腑中，肝脏与脾胃的关系较为密切。肝为阳脏，体阴而用阳，其功能主疏泄条达；只有肝疏泄条达正常，脾土

才能正常运化而不致壅滞。如情志伤肝，肝郁气滞，失其疏泄条达，横逆脾胃可导致脾胃升降失常，即所谓木郁克土；如饮食损伤脾胃或久病脾胃虚弱，湿阻中焦，肝气失其正常的疏泄条达，均可导致肝脾失调或肝胃不和，即土壅木郁。故二脏中任何一脏有所偏盛或偏衰，均可能使上述关系遭到破坏，出现肝、脾、胃彼此乘侮异常。在脾胃病的病程演变、转归过程中，肝、脾、胃的协调及病理影响起着关键的作用。李老认为三者的关系，在脾胃病中表现为脾常虚，肝常郁，胃常滞，很少单独为病。故李老强调在治疗脾胃病时必须辅以疏肝理气之品，即治疗肝病必须注意健脾和胃，根据病机重在肝、脾、胃之虚、实、寒、热的不同而随症治之。李老在研究“慢性萎缩性胃炎”时，根据脾虚、肝郁、胃滞的病理特点，在治法上提出了“脾宜健，肝宜疏，胃宜和”的学术观点，这是根据肝、脾、胃三者生理、病理关系而提出的。

（三）治脾兼治胃，治胃亦必兼治脾，脾胃病不可单治一方

脾胃相表里，关系密切。脾为胃行其津液，脾主运化水谷之精微；胃主受纳，腐熟水谷。胃之和降正常，有助于脾的运化而生气血；而脾运化正常，则有助于胃的腐熟和降，二者只能相得，不能相失。故脾主升清，胃主降浊，二者紧密相连。李老认为，脾气虚弱，不能为胃正常地行其津液，则影响胃的受纳腐熟，极易导致胃滞，形成脾虚夹有胃滞。例如，暴饮暴食、嗜酒肥甘，胃失腐熟和降，食积停胃，影响脾的运化而致脾虚，形成虚因实滞。故脾胃病常不单方为病，故在治疗上益气健脾而不消胃滞，则胃已积之滞难除；仅消胃滞而不健脾，则脾气难复，即使胃之积滞暂去，犹有复积之虞。故慢性脾胃病当脾胃同治，不可单治一方，在治法上应根据虚、实的不同来调整治疗方剂，不能相等视之。如脾虚为主，当以健脾益气兼顾消食和胃，即补重于消；如以胃实为主，治在消重于补。临证消补适当，分清病机，根据主次，随症治之，方可得桴鼓之效。

（四）脾胃病，胃阴虚证，用药宜轻、灵、甘、凉

胃阴虚证，多因外感热性病（包括热性传染病）后，高热伤阴；或胃病过用温燥之品而伤阴；或素体阴虚内热，以及其他疾病伤及胃阴。由于脾喜燥而恶湿，得阳始运；而胃喜滋润，阳明燥土得阴自安。本病以胃阴虚为主，阴虚可产

生热燥，对于以阴虚为主、虚热夹杂之虚证，李老在治疗用药上非常谨慎。本病常表现为饥不欲食，少食则饱，咽干口渴而少饮，舌质红、无苔，脉细数。用一般健胃之药，多芳香燥湿而伤阴；用滋阴之药又多腻胃而影响食欲。故李老常以轻、灵、甘、凉之法，多服而收效。本病由于胃阴伤之虚证，药量不宜过大，大则不易吸收；本病虚、实夹杂多变，故用药宜灵活，以适病机；甘宜入脾，但以甘平为主，不宜燥而伤阴；凉可清热，不宜燥湿伤阴。在用药上李老常以叶天士的沙参麦冬汤化裁应用，如辽沙参、麦冬、石斛、天花粉、知母；胃满腹胀不欲食，加山楂、神曲、炒麦芽、鸡内金等；如腹胀甚则加郁金、乌药、萝卜籽理气而不香燥之品，亦重用白芍、乌梅、大枣、甘草酸甘化阴而收效。本病在慢性脾胃病中发病率常不到5%。临床少见，治疗棘手，不容轻视。

（五）对肝肾阴虚伴脾胃气虚的诊治

任何疾病通过辨证，在病理上，阴阳、表里、寒热、虚实仅见一方者，如纯表、纯里等，由于病机单纯，易于提出治法和方药。若虚、实、寒、热并见者，因病理复杂，用药性味不同，故比较难治。在慢性脾胃病中，如患者肝阴亏损或肝肾阴虚较甚，阴虚产生内热，出现虚烦、头晕、耳鸣，甚则心肾不交、烦躁不得眠；同时又内伤脾胃，轻则脾气虚，甚则阳虚，出现食少腹胀，严重的出现久泻不止。由于脾喜燥而恶湿，用健脾燥湿之药，则易伤阴，使肝肾阴虚之症状加重。因肾喜滋润，用滋阴养肝之药多滋腻助湿，易伤脾气，使脾胃病情加重。如脾、肾双方用药都兼顾，则药性矛盾，不仅效果缓慢，如药量稍重一方，就会出现另一方病情不适甚至出现副作用的现象。脾、肾都是虚证，但一喜滋润，一喜干燥，用药矛盾。李老主张对此病的治疗应先调理脾胃，脾健则津液气血生化有源，促使肝肾之阴复。但应用健脾胃之药以淡渗、轻灵、平和为要，不宜过用芳香温燥之品，以免燥湿伤阴。待脾胃健饮食好转，宜逐步酌加养阴之品。但养阴之药不宜过于滋腻，以免腻胃助湿伤脾。本病在治疗上，注意用药平稳，宜有方有守，药量宜轻，随症灵活加减变换药物，自可收到较好效果。

（六）对湿热缠绵互结的诊治

湿热蕴结、缠绵难愈之证，有人认为是脾实之证。李老认为本证是本虚标实，寒、热矛盾交错之证。因脾主运化，如脾虚健运失职，则生湿，湿盛瘀滞中焦易阻滞气机而为标实。气有余则生热，湿为阴邪，热为阳邪，此种虚、实、寒、热不同质的病理，互结在一起，在治法上祛寒湿当以温药和之，以助脾运而化湿，但温药则助热。清热宜苦寒燥湿，但药性寒凉则易损伤脾气或脾阳。对于这种阴阳、虚实、寒热病理矛盾互结之证，清代叶天士说："湿热缠绵，病难速易。"李老对本证在治法上提倡根据热之轻重而选用先用苦寒燥湿清热之品，如大黄、黄芩、栀子、茵陈等。但苦寒清热之药，应热清大半即止，切不可太过，过则易损伤脾气（脾阳），使湿邪加重；热减大半应及时用健脾利湿之品，以治其本虚。同时，佐以疏肝理气的药物，气行则湿行，湿去则热无所存。

（七）脾胃病的诊治

中医对任何疾病在药物治疗上，要求必须通过辨证，分析出病机。只有这样才能提出治法用药，从而显出药物之作用。所以，中药只有在中医理论指导下，理、法、方、药前后吻合，才能体现出中药治疗的价值。脾本虚证，无实证，虚为气虚，甚至阳虚，无阴虚；胃多实证，亦有阴虚证；治脾胃必须密切联系肝，治脾虚证亦必须兼治胃，治胃亦必须兼治脾——这是李老多年来对脾胃病的病理或治法总的认识。故在治法上他简明地提出"脾宜健，肝宜疏，胃宜和"的九字要诀。但肝、脾、胃在病理上不仅有轻重之别，亦非平均地各占三分之一。同时，肝、胃在病理上还有虚、实、寒、热之变。而脾仅有虚证，气虚甚则阳虚，故脾虚是脾胃病之基础；肝、胃应观其脉证，知犯何逆，随症治之——这是李老治疗脾胃病之法，亦是辨证用药之依据。

多年来，李老所用的历代治脾虚之法，如淡渗利湿、芳香化湿、苦温、辛温甚至大辛大温之温化寒湿，以至湿邪化热之苦寒燥湿，无一不是健脾祛湿之法。这不仅说明脾喜燥而恶湿，也可见脾本虚证而无实证。在病理上，肝、脾、胃密切相连。在用药上，李老寻找了历代不少有关治肝、脾、胃的方药，如四苓散、五苓散、平胃散、胃苓汤、参苓白术散、香砂和中汤、香砂养胃汤、四逆汤、理中汤、桂附理中汤、苓桂术甘汤、黄芪建中汤、保和丸、健脾丸、二陈汤、四君子汤、五味异功散、六君子汤等，这些方药在治疗上多偏于治肝、脾、胃一方或两方为病者，确有疗效，但缺乏照顾到治肝、脾、胃三方之药物。李老发现清代汪昂所著的《医方集解》中的香砂六君子汤，药品虽八味，但照顾到肝、脾、胃三方。如党参、白术、茯苓、甘草以益气健脾为主；陈皮、半夏、砂仁除湿和胃；砂仁、陈皮配香附疏肝理气。清代名医陈修园对香砂六君子汤的评价是："百病皆依此方而收功。"李老亦认为香砂六君子汤药味虽然不多，但非常符合脾胃病所适宜的脾宜健、肝宜疏、胃宜和的治疗原则。多年来，李老在治疗慢性脾胃病中，根据脾、胃、肝之虚、实、寒、热的程度不同，以此方为基础加减化裁，增加了疏肝的药物如枳壳、郁金，以及协调肝脾的药物桂枝、白芍，创立了香砂温中汤。香砂温中汤的药物组成为白术，茯苓，陈皮，半夏，香附，砂仁，川朴，枳壳，郁金，桂枝，白芍，木香，甘草（以下简称此方为基础方）。据统计，90%以上的脾胃病都为脾胃气虚，但在发作之时，多偏于肝胃不和或气滞血瘀，或气郁化热，或饮食所伤之虚实证。故本基础方以通为主，以补为次。先调理肝、脾、胃，使气血调和，等诸症缓解后再注重益气健脾，以巩固疗效。方中陈皮、半夏、茯苓、砂仁、厚朴以消食和胃为主，佐以疏肝解郁理气之香附、枳壳、郁金。白术、茯苓，配以桂枝、白芍、木香和甘草健脾理中，调和气血。本方药量为一般量，宜轻不宜重，药味平和，补而不滞，并不伤正，以祛邪为主，邪去症消，再施以参、芪等益气健脾而扶正。

多年来，李老对慢性脾胃病的治疗，在用药上化繁为简，在基础方上灵活加减运用，常效如桴鼓。如大便时溏时泻、次数增多、脘腹胀满、饮食减少、面色萎黄、肢倦乏力、舌苔薄且白腻、脉沉细弦无力，属脾虚湿盛而泄泻者，加猪苓、泽泻、苍术、炒薏苡仁。舌苔黄腻、脉稍滑数，湿热泄泻者可重加黄连，配木香宜燥湿清热，健脾止泻。如久泻且出现畏寒怕冷、舌质淡、苔薄白、脉沉细，系脾阳虚者，加吴茱萸、干姜，甚者再加附子。若泄泻多在黎明之时，且腹部作痛，肠鸣腹泻，泻后则安，形寒肢冷，腰膝酸弱，舌苔白，脉沉细，系脾肾阳虚者，在基础方上去白芍加苍术、猪苓、泽泻、炒薏苡仁、诃子肉、吴茱萸、煨肉豆蔻、破故纸、五味子，甚者加附子。如五更泄，除上述症状外还有大便脓血、泻而不爽、肛门有灼热感、舌体胖大、舌质淡红、苔稍黄腻、脉沉弦滑，属兼有湿热者，则为脾虚湿邪化热、湿热下注之证，在基础方上加猪苓、泽泻、炒薏苡仁、黄连、秦皮、白头翁、黑地榆、乌贼骨等。如胃胀满喜温喜按、神疲乏力、胃疼隐隐、舌苔稍胖大、舌质淡、舌苔薄白、脉虚弱或迟缓，属虚寒疼痛者，可在基础方上加吴茱萸、干姜、元胡，甚者加附子，虚寒疼甚者亦可加良姜。如胃脘疼痛且痛处固定、胃部灼热、吐酸、舌黯或有瘀斑、脉涩、则系脾胃虚弱、气血瘀滞者，基础方加乌贼骨、元胡、刘寄奴、吴茱萸、黄连、瓦楞子，胃胀满也可加焦三仙。如饮食不慎、胃满干呕、咽干口渴、舌质红、苔黄、脉弦数者，可去桂枝加竹茹、知母、天花粉；恶心呕吐胃胀满者，加藿香、焦三仙、生姜；如不干呕而随食随吐属脾胃虚寒呕吐者，加藿香、吴茱萸、干姜、焦三仙；胃部胀满、食欲减退、咽干口苦、舌苔黄腻、脉滑数有湿热者，去砂仁、川朴、桂枝、白芍，加竹茹、白蔻仁、佛手、炒栀子、佩兰、知母、黄芩、焦三仙。如脾胃虚寒、舌苔白腻、脉濡、胃部胀满、食欲减退者，加藿香、佩兰、吴茱萸、干姜。如胃部胀闷，攻撑疼痛，痛及两胁，每因情绪低落而加重，舌苔薄白，脉沉弦，则以肝郁气滞、横逆脾胃、肝胃不和为主，可酌加川楝子、小茴香、元胡、乌药等；上证如口干、口苦可酌减以上理气之品，加栀子、知母、天花粉以清其热。如胃满时疼、痛势急迫、烦躁易怒、吞酸、胃部灼热、口干苦、舌边尖红、舌苔黄、脉弦数，则为肝郁犯胃、气郁化热，可加吴茱萸、黄连、瓦楞子。如热偏盛，则使黄连重于吴茱萸，甚者加黄芩；胃虚寒者可使吴茱萸量大于黄连；口干口苦者可加知母、栀子。如肝胃不和、肝气上逆、胃失和降、胃满不欲食、嗳气时作、胃偏寒，可在基础方上去郁金加丁香、柿蒂，甚者加吴茱萸以辛开苦降而降胃气；胃有热者可加代赭石或刀豆子、柿蒂。

多年来，李老以基础方为基本，辨证灵活加减用药，对西医诊断的多种胃炎、肠炎等病，常收满意效果。

（八）治脾胃病宜消补兼施

慢性脾胃病的病理多本虚标实证，本虚以脾气、阳虚为主，标实多表现在胃、肝二脏，且多发生于中老年，常反复发作，多虚、实，甚至寒、热错杂。纯补则不易见效而留邪，纯攻又易伤正，有时虽见一时之效，正气损伤更容易反复发作。故在治疗上，应根据虚、实之偏重，采消补兼施为法。李老治疗慢性脾胃病，非常慎用大补、大泻之药。李老认为，脾气（阳）虚，失其健运，易于生湿。他在健脾药中，常以白术、茯苓、薏苡仁（泽泻）等性味甘淡之品，使脾运得健，可达利水及健脾之效。脾胃为升降之枢纽，脾胃若虚，升降失司，或逆而上行，或壅滞不行，着而为病，法当以理气降逆为宜。故李老酌用香附、砂仁、厚朴、枳壳、乌药、郁金等理气降逆而不过于香燥之品，配党参、白术、茯苓等益气健脾之类，以达消补兼顾之效。

胃为多气多血之“海”，常因嗜食辛辣或肝气横逆犯胃化热，出现咽干、口苦、胃阴不足之热证。李老常以健脾疏肝和胃之方加知母、天花粉，甚至石斛、麦冬等。药物刚柔相济，滋阴、清热而不腻胃，芳香理气而不过燥。李老认为脾胃病多本虚标实，虚、实夹杂，用药上关键在于掌握消补之分寸，彼此兼顾，随症化裁。同时，脾以健运为常，胃腑以通为贵。李老认为对脾胃之虚证，应以运用行补、通补为原则，不可大剂峻补、壅补。在补药之中，宜酌加理气和胃之品，调畅气机，使补而不壅，通而不耗，达到补不壅滞，通不伤正之目的。同时，脾胃病多为慢性病，患病多是中老年人，大多年过四十，脏腑功能日渐退化。故在药物剂量上，应以轻、灵为宜，宁可再剂，不可重剂；因脏腑虚弱，药物量大不易吸收，不仅无效，反而加重。正如名医蒲辅周所说："中气虚馁，纯进甘温峻补，则壅滞气机，反而增加脾胃负担，甚则壅塞脾之运化，使胃腑更难通降。"上述脾虚兼见腹胀者，每待气行胀消之时，方可进党参、黄芪等益气之品，以免过早补益，胀满难平，即此意义。

（九）温清并用重在掌握病机

肝为刚脏，体阴而用阳，主气机疏泄条达。脾胃为机体升降之枢纽，需要肝气之条达，方可升降正常，肝气之条达亦依赖脾胃升降之协调。同时，心火之下降，肾水之上升，均依赖脾胃之升降或肝气之条达，从中斡旋，方可水火即济。若情志抑郁，怒气伤肝，失其疏泄条达，则易肝郁气滞、横逆脾土，使脾胃之升降失常。肝失疏泄条达和脾胃升降失常亦可使心肾不交、水火不济，导致肝、脾、心、肾功能紊乱。肝为阳脏，肝郁气滞，气盛则易化火而耗伤肾阴。肾阴不足，不能抑制心火，心肝火盛，可出现心急烦躁、易怒、失眠、多噩梦、记忆力减退，甚则多疑、幻想、心神不宁、哭笑无常，有恐惧感，以致对生活失去兴趣。肝气横逆伤脾，脾为阴土，肝脾失调，脾气不足则失其健运，水湿停滞以致腹部胀满。午后属阴，故人常在夜间腹满加重。胃为阳脏，为多气多血之"海"，肝气伤胃，易化火伤阴，使食欲减，咽干口苦。此病属于脾胃病，90%以上见于女性，尤其在女性断经前后症状加重。现代医学称为围绝经期综合征、抑郁症。中医认为此证类似《金匮要略》之脏躁病。李老认为此病是肝、脾、胃和心、肾功能失调，寒热错杂之病，在治疗上，仍应以调理肝、脾、胃为主，重在根据病机，辨清寒热，分清主次，慎重用药。以基础方为本，由于肝经有火，脾虚有湿，故去桂枝、白芍，加乌药、小茴香以增强疏肝理气之功效；加栀子、莲子心以清心肝之火；加夜交藤、合欢皮、龙骨、节菖蒲配郁金以清心安神，开窍宁志。头晕加天麻、钩藤，时自汗出加麻黄根、浮小麦，咽干口苦加知母。恐惧甚者，加琥珀及少量朱砂；心烦急躁甚者，加淡竹叶、黄连。轻者服药1个月左右，重者服药2个月左右，可收到满意效果。若肝郁化火日久、耗伤肝肾之阴虚甚者，可继续服丹栀逍遥散以疏肝理脾而巩固疗效。

九、治疗冠心病要重视心阳

冠状动脉粥样硬化性心脏病（简称冠心病），属于中医“胸痹”“真心痛”等病范畴。现发病广泛，病死率高，和癌症一样是当前世界上危害人们生命健康的严重疾病之一。据流行病学资料统计，全球心力衰竭患者数量高达2 250万，并且以每年200万的速度递增，且多为冠心病末期。近年来，我国对此病研制了很多有效的中西药品和手术疗法。诸如西药的硝酸异山梨酯、普萘洛尔、美托洛尔、硝酸甘油片、双嘧达莫、阿司匹林等；外科如心脏搭桥、支架手术；中药的速效救心丸、丹参滴丸、冠心苏合胶囊、心宝丸、心脉宁、心脑通等。这些中西药品和手术疗法，对扩张血管、增加心脏供血、缓解冠心病发作时的各种症状，都有明显的效果。但这些药多限于扩张血管，疗效不能保持长久，往往不断发作，甚至使心脏功能越来越弱。因而，人们迫切需要有效的抗心力衰竭的药物。

冠心病是心脏血管和心脏功能均失常的疾病。各种原因引起的心血管血行不畅和心脏供血不足，必然导致心功能减弱；心功能衰弱、心脏动力不足，又会促使血管血行不畅。二者彼此相互影响，使冠心病长期反复发作，病情逐渐加重，甚至出现心脏功能衰竭而死亡。同时，冠心病出现危重，甚至死亡之前，首先出现心脏功能衰竭。当前缺乏增强心脏功能的有效药物，中成药多为芳香理气活血之品，缺乏增加心脏功能等扶正之药，久服又易损耗气血使人体少气无力、精神疲倦，致使心脏功能更弱；药虽见效快，但易反复，不宜长期服用。

心脏之功能，中医称之为心阳或心气。中医学认为心脏为人体五脏六腑及全身之主宰。正如《素问·灵兰秘典论篇》所说：“心者，君主之官，神明出焉。”《素问·痿论篇》说：“心主身之血脉。”这说明心脏的功能，主要是主全身之血液循环和神明。

心脏是全身血液循环的枢纽，血管是血液运行的道路。血脉通过心脏将气血运送于全身。血液在血管内之所以能够运行不止，长久不息，主要靠心气的作用，正如《素问·平人气象论篇》云："心藏血脉之气也。"故心气（阳）之强弱对心脏供血之多寡，血液运行之通塞，血脉的盈虚及脉象之变化，都起着决定性的作用。

心主神明，神明是人的精神、思维活动的体现。心脏阴平阳秘，则精神饱满，精力充盈，思维清晰，情志安定，声音洪亮。如心脏阳气不足，则会出现精神萎靡、少气懒言、怠惰嗜卧、思维迟钝等神明不足之症。

心气即心阳，气阳同质，均为无形的功能。中医学非常重视阳气在人生命中的重要性。正如《素问·生气通天论篇》说："阳气者，若天与日，失其所则折寿而不彰。"《素问·阴阳应象大论篇》亦说："阳生阴长，阳杀阴藏。"这些说明阳气在人的生命中如日光一样，阳气不足，则寿命不能长久。同时，人体生生之机，主要依靠阳气充足，即阳生阴长。如阳气衰败，则会阴阳离决，生命将凋零。

心脏为人生命之本，中医学非常重视心阳。《素问·六节藏象论篇》说："心者生之本……如阳中之太阳。"《素问·金匮真言论篇》："背为阳，阳中之阳，心也。"故历代名医不论治什么病，都非常重视心阳之盛衰。如医圣张仲景在《伤寒论》中对伤寒病在危重时的药物抢救方面，根据心阳衰败程度不同，分别制定了不少方药，诸如"四逆汤""通脉四逆汤""白通汤""附子理中汤""参附汤"等，药虽不同，但无一不是急救回阳，可见心脏阳气对生命的重要。冠心病为心脏的重病，心脏阳气盛衰，关乎生命的根本，时刻注意维护心脏阳气盛衰，防止阳气暴脱极其重要。

张仲景治疗胸痹以通阳宣痹为法，时刻重视心脏之阳气。根据病情所运用的方药，如栝楼薤白白酒汤、栝楼薤白半夏汤、枳实薤白桂枝汤等，方虽不同，药有区别，但其中薤白、白酒、桂枝均具有增强心脏阳气的作用。其他药宽胸理气化痰，也有助于阳气的恢复。据报道，山西省名老中医李可先生，善用附子挽救冠心病阳气暴脱、心脏功能衰竭垂危之患者。附子用量达100～300g（附子水煎3小时，以祛乌头碱之毒，并徐徐温服），是值得参考的。

据临床观察，冠心病患者一般都有畏寒怕冷症状，夏季轻，冬季重，这都是心之阳气不足，抗拒外寒之功能较弱的表现。尤其每年12月至次年2月，冠心病患者易于犯病，特别是夜间12时以后到天明，不仅易犯病，重者多于此时死亡。这正是冬季阴极之时，心脏阳气无力适应阴寒之气，阳气暴脱的结果。

李老在临床治疗慢性冠心病时，认为有一分阳气，便有一分生机，故治疗以扶正祛邪为主。扶正是以调理心脏的阴阳平衡，尤其重视心脏阳气之不足；祛邪是以疏通血管、促使血液流行通畅为主。祛邪要通过四诊综合分析、辨证施治，且方药应因人而异。现将常用的助心阳药物和辨证施治的处方整理如下。

（一）常用的益气助心阳药

1. 红参（即人参）：味甘气温色微黄，功能是补气益血生津，尤其补心脾之气，可提高心脏收缩力，有回阳急救之力，亦为补五脏阳气的君药。

2. 附子：大辛大热，其纯阳之性，专助阳气——上助心阳，下补命门之火，内温脾土，外固卫阳，辟群阴，逐风寒湿邪，为张仲景急救回阳之要药。

3. 桂枝：辛、甘、温，可温经通阳，并有发汗解肌之功。可振心阳，醒脾阳，助膀胱之气化，为治冠心病助心阳、祛痰湿、利小便的常用药。

4. 薤白：辛、温、微苦，温中通阳，行气散结，为治胸痹的要药。薤白善通胸中之阳。张仲景治胸痹病之方中均用薤白，可见薤白的重要性。

（二）辨证施治用药

李老在治疗冠心病方面，在心阴的基础上重视心阳，保持阴阳平衡，注意多种原因导致的心脏功能不足或心血管不畅的治疗。

1. 阳脱证：本证多见于急症、突发性疾病如心肌梗死，心功能衰竭或逐渐心力衰竭之危症。症见心绞痛不止、胸闷气短，甚至倚息不得卧、大汗出、四肢厥冷、语言无力，甚至神志、视物不清，脉沉细欲绝、舌质淡等危象。本证即西医所称心源性休克、感染性休克、低血容量性休克的垂危病，但均属于中医之厥证。《素问·厥论篇》说“阳气衰于下者则为寒厥”，厥可暴死，即为心阳暴脱、血不能达四肢周围循环衰竭之危症。可用王清任《医林改错》中的急救回阳汤，其方药为人参24g、制附子24g、干姜10g、白术12g、桃仁6g、红花6g、甘草10g。

本证为心脏阳气衰竭，血行失畅，血瘀气闭，气血难以温煦四肢，阴阳离绝之证。应以峻补阳气，并加活血通脉、促使气通血活为先务。本方取张仲景之四逆汤加人参、白术温阳补气，佐桃仁、红花活血，可谓王清任治疗本证之一的大发明创新。

2. 气阴双虚证：本证多见于慢性患者，为冠心病的常见证，临床所见80%左右。治宜生脉饮为主方，加丹参、茯神、远志、酸枣仁、节菖蒲，以活血养心安神。偏心阳虚者，症见胸闷气短、不时心绞痛，可酌加黄芪、桂枝、薤白、元胡、檀香，以通阳宽胸理气活血；阳虚甚者，可酌加附子；偏阴虚者，可加龙齿、枸杞子、黄精、山茱萸等；偏阴虚舌红脉数者，可加玄参和黄连阿胶鸡子黄汤。一般可同用生脉饮针剂。

3. 气虚血瘀证：可用归脾汤酌加桂枝、薤白、丹参、红花等通阳活血。自汗多者，可加浮小麦、麻黄根、牡蛎以止汗；阳虚甚者，可酌加附子。

4. 气滞血瘀证：可用逍遥散酌加香附、枳壳、檀香、丹参、元胡以行气活血。加节菖蒲、酸枣仁、远志、龙齿以强心安神。肝郁化热者，可改用丹栀逍遥散。

5. 痰湿阻滞证：本证宜心、脾、胃同治。方用十味温胆汤加减，即减去熟地黄、五味子，酌加桂枝、薤白、丹参、川芎、苍白术、厚朴等通阳，活血，健脾，豁痰，利湿。一般可同用参脉饮针剂。

冠心病因血瘀、血行不畅，可见于诸证之中。活血化瘀之药可酌加于各证之中。

第三章 临床精粹

一、黄疸的证治

中医认为的黄疸包括黄疸性肝炎、急性或亚急性重型肝炎、甲型肝类、乙型肝类、丙型肝类或阻塞性黄疸等病所出现的黄疸证。中医学早在数千年前即发现了黄疸。如《素问·平人气象论篇》说："溺黄赤安卧者，黄疸……，目黄者曰黄疸。"《灵枢·论疾诊尺》说："身黄面色微黄，齿垢黄，爪甲上黄，黄疸也。"

《金匮要略·黄疸病脉证并治》将黄疸分为黄疸、谷疸、酒疸、女劳疸和黑疸，此称为五疸。至隋代巢元方著《诸病源候论·黄疸诸候》在证候分类方面更为具体地指出"阴黄"这一证候，并创"急黄"之新说，认为急黄所病，为热毒所加，并提出"卒然发黄，心满气喘，命在顷刻，故云急黄也"。

金元时期，诸医各抒己见，展开学术争鸣，如成无己认为黄疸有湿盛和热盛之异。刘河间认为火热致疸。朱丹溪主张："疸不分其五，同是湿热。"并提出："茵陈之药过剂，乃成阴证。"用茵陈附子干姜汤治疗。元代罗天益在《卫生保鉴》中进一步把阳黄与阴黄的辨证论治系统化，阳黄治用仲景的茵陈蒿汤，如湿盛治用茵陈五苓散，如身热大小便如常而发黄者，用仲景的栀子柏皮汤加茵陈；如阴黄治用茵陈四逆汤，罗氏的论点对黄疸病辨证论治起到了提纲挈领、执简驭繁的作用。

清代沈金鳌在《沈氏尊生书·诸疸源流》中提出："又有天行疫疠，以致发黄者，俗称瘟黄，杀人最急。"他认识到黄疸具有传染性。程国彭的《医学心悟·发黄》进一步论述了瘀血发黄的治疗，提出祛瘀生新而黄自退。随着中医学的发展，医界对黄疸的认识逐渐完善。

李老对黄疸的认识和证治为：

1.《金匮要略》将黄疸分为五种，但没有对症状进行叙述，李老通过多年临床辨证观察，认为黄疸以谷疸、女劳疸为主。因谷疸多为饮食所伤，酒疸也是嗜酒肥甘，饮食所伤，多为现在的阳黄、阴黄。女劳疸多为房劳过度，肝肾阴虚所致的慢性溶血性黄疸，包括肝硬化、肝肾阴虚证、瘀血发黄证。后期如面色青黄、额部发黑则成为黑疸，也多为女劳疸之后期。

2. 急性黄疸多感受外邪，即外感湿热疫毒，由表入里，郁而不达；内阻中焦，脾胃运化失常：湿热交蒸于肝胆，不能泄越，以致肝失疏泄，胆汁外溢，浸淫肌肤，下流膀胱，使身目俱黄。若外感疫毒，热则病进，发病急骤，表现为热毒炽盛，伤及营血，病情严重，称为急黄。

急性黄疸也可能为饮食所伤。如嗜酒肥甘，膏粱厚味，损伤脾胃，运化失职，湿浊内盛，阻滞中焦，气郁化热，熏蒸肝胆，胆汁不循常道而发黄，此多为阳黄。阳黄根据湿和热的程度不同，可分为热重于湿和湿重于热。

3. 阳黄日久或误治失治，用苦寒之药大黄、茵陈等过度，热去湿盛可转为阴黄。亦有饥饱劳倦过度、脾气受损、运化失常、寒湿内生、阻滞中焦、胆液被阻，溢于肌肤而发黄，始发即为阴黄。

4. 在病机上，黄疸的发生，主要是脾虚湿邪为患，湿阻中焦，阻滞气机，肝胆失于疏泄，胆汁外溢，热盛成阳黄，寒湿为阴黄，热毒过盛而入血液，甚至蒙蔽清窍成急黄。其根源都离不开湿邪为患。正如《金匮要略·黄疸篇》说："黄家所得，从湿得之。"其简明地指出了黄疸的病机。

5. 对于黄疸的治法，李老认为由于黄疸为湿邪所引起，在治法上区分热盛、湿盛或寒湿的不同，应以健脾利小便为主。正如《金匮要略·黄疸篇》说："诸病黄家，但利其小便。"

6. 急黄热毒炽盛，邪入心营，当以清热解毒，凉血开窍为法。

7. 治黄疸用药，要重视疏肝理气之品。因湿阻气机，阻滞中焦，胆汁外溢才发黄，用疏肝理气之药可使气行，湿祛则热无所存。如气滞有血瘀之象，宜加活血化瘀之品。

8. 治黄疸要重视健脾之品。湿是因为脾运化失常。阳黄热重于湿，以苦寒燥湿之大黄、栀子、茵陈为主，以达湿祛脾健。湿重于热应用苦温、辛温的白术、苍术，甚者加辛温之桂枝等，以温中健脾为主，如茵陈五苓散。阴黄更以大辛大温之药如附子、干姜等为主，温中健脾，如茵陈术附汤。

9. 黄疸病贵在早治，正如《金匮要略·黄疸篇》所说："黄疸之病，当以十八日为期，治之十日以上瘥，反极为难治。"因黄疸病湿热转化较快，如失治、误治，损伤肝、脾及肾，甚至转为鼓胀而难治，以早治为宜。

10. 黄疸病理多为湿热善变，治疗用药贵在辨证施治。各证常用之方药如下。

（1）阳黄热重于湿。以《金匮要略》中茵陈蒿汤为主，可适当加理气而不温燥之品，如川楝子、郁金、青皮；利湿加滑石、泽泻、薏苡仁等。如因胆囊或胆管阻塞而出现突然发黄，恶寒，发热，大便灰白色，右胁疼痛，牵引肩背，用大柴胡汤加茵陈、金钱草、郁金以疏肝利胆，清热退黄。如因虫体阻滞胆道，突然出现黄疸，胁痛时发时止，痛而钻顶感，宜用乌梅丸加茵陈、栀子以安蛔止痛，利胆退黄。如恶心呕吐，可加陈皮、竹茹；心中懊侬，可加黄连、龙胆草。注意：苦寒药的用量不宜过大、太过日久，热退即可转用淡渗利湿、健脾理气之品，以免过寒而引起湿重。

（2）阳黄湿重于热。本证以湿盛为主，可用《金匮要略》中的茵陈五苓散，除苦寒的茵陈不宜大量使用外，还必须以苦温之白术益气健脾除湿，辛温之桂枝助膀胱之气化而利小便，茯苓、猪苓、泽泻，淡渗利湿，用此方可适当加疏肝理气之香附、郁金、青皮，以助气行、湿行。如食少腹胀，可加芳香燥湿理气之砂仁、厚朴、焦三仙等，以温中和胃。阳黄初起见表证者，宜先用麻黄连翘赤小豆汤以解表清热利湿。如热盛未退，乃因湿热未得透泄，可用栀子柏皮汤，以增强泄热利湿作用。在病程中如见阳明热盛，灼伤津液，积滞成实，大便不通，宜用大黄硝石汤泄热去实，急下存阴。黄疸愈后可服用香砂六君子汤等加减，以健脾燥湿和胃，巩固疗效。

（3）阴黄为黄疸过久，或过用苦寒之品，由阳黄湿热转为寒湿。可用清代程国彭《医学心悟》中的茵陈术附汤，除用少量苦寒之茵陈以疏肝利胆外，还必须用大辛、大温之附子、干姜、肉桂，配苦温之白术等以温中健脾祛湿；如小便不利，去肉桂改桂枝，以醒脾助膀胱气化，同时可加疏肝理气的香附、砂仁、厚朴；如便溏频数，可加猪苓、泽泻、炒薏苡仁、苍术等以燥湿健脾。阴黄日久不愈，如脾大、肝功异常，多为早期肝硬化（即鼓胀之初期），配服鳖甲煎丸，以消脾大，并参照鼓胀寒湿困脾证治疗。

（4）急黄以热毒过剩，黄疸迅速加深，其色如金，高热烦渴，胁痛腹满，神昏谵语，或见便血，或肌肤出现瘀斑等危急症状，此系热毒内陷营血、清窍，甚至迫血妄行，即以清热解毒，凉血开窍法治疗，方以《备急千金方》中的犀角散为主，凉血清热，解毒利胆，并加生地黄、牡丹皮、元参、公英、二花等以凉血解毒。神昏谵语，可配合安宫牛黄丸或至宝丹以凉开透窍。如便血或肌肤出现瘀斑，可加地榆炭、侧柏叶炭等以凉血止血；小便不利或出现腹水，可加木通、白茅根、车前草、大腹皮等清热利尿之品。

（5）急黄愈后，多为高热损伤肝阴，以服逍遥散为主，以疏肝理脾，有余热者可服丹栀逍遥散。腹满有湿者加香附、白蔻仁、佛手、郁金等以疏肝理气，祛湿和胃。如热盛而致肝肾阴虚有余热，可用丹栀逍遥散加首乌、枸杞子、黄精等以滋肝肾之阴而清余热。

二、鼓胀病的证治

鼓胀病多属于肝硬化后期合并腹水。其发病原因有嗜酒肥甘等饮食所伤；有情志不遂，肝气郁滞，气滞血瘀日久而成鼓胀；有黄疸、乙型肝炎、丙型肝炎等，迁延日久发展而成鼓胀；亦有血吸虫感染失于治疗，晚期形成鼓胀。本病以黄疸积聚、饮食不节、嗜酒过度为多见。其次情志所伤日久，不仅可形成本病，同时在发病过程中，病情之轻重也与情志有关。

本病病变部位虽在肝脏，但其病机与肝、脾、肾密切相关。因发病首先在肝，失治误治导致气滞血瘀，肝气失其疏泄条达，横逆于脾，则肝脾失调。脾虚失于健运，水谷之精微不能游溢于肾，导致肾虚水停，水湿疏泄无力，最后造成气滞、血瘀、水停滞。腹水之前，常以腹胀为主，逐渐迫及于肾，膀胱气化失常，小便短少而成腹水，故张仲景说："见肝之病，知肝传脾，当先实脾。"

鼓胀病可分为气滞湿阻、寒湿困脾、湿热蕴结、肝脾血瘀、肝肾阴虚、脾肾阳虚六种证型。

1. 气滞湿阻和寒湿困脾证较易治，预后多良好。因为气滞湿阻多在鼓胀病形成腹水之早期，或腹水尚未形成，或腹水量少。此时宜以疏肝健脾、理气活血为主。由于正气未衰，肝、脾、肾所受损伤不重，如能辨证准确，治疗及时，可达较好的治疗效果。寒湿困脾的病机以脾气虚为主，健运失职，气滞、血瘀、水停滞。治疗脾虚当以温中健脾，利水当以通阳利水，二者均属阳虚之范畴。病理和治疗可相辅相成，故以疏肝理气、温中利湿之实脾饮为主而收效。

2. 湿热蕴结证的治疗比较棘手。因热为阳邪，湿为阴邪，这种阴阳、寒热交错之病理用苦寒燥湿清热之药，过用则易伤脾气（阳）而助湿；治腹水须通阳利水，药效轻则效果不显，过用则易助热。同时湿热蕴结中焦，不仅热则病进，发病较快，又容易出现黄疸。

温热蕴结证后期，肝脏病气血瘀滞，血行不畅，易致中焦血脉壅滞，使食道、胃等部位静脉壅塞而曲张，继而可出现食道、胃大出血而成危候。湿热蕴结胃肠，易导致大便秘结。湿热不解，可随肝气上逆而蒙蔽清窍，热盛可出现烦躁不安，继而神志昏迷。如湿盛，可出现嗜睡志昏而转入昏迷之危候。

温热蕴结证贵在早发现、早治疗，以期痊愈。早期湿热较盛，宜用清热利湿、攻下逐水法治疗，如用中满分消丸和茵陈蒿汤加减，但其中苦寒之药较多，如热减轻宜减少苦寒之品，增加健脾理气而逐水。如出现黄疸，可在健脾利湿的基础上加行气活血、利黄之药品。后期如出现食道、胃大量出血及便血，多为气血壅塞，血管破裂，治疗宜活血清热、凉血止血或中西医结合抢救。如热蒙清窍，烦躁而昏迷者，宜服凉开透窍之安宫牛黄丸。如湿蒙清窍，先嗜睡而后昏迷者，宜服温开透窍的苏合香丸。

3. 肝脾血瘀证。本证以肝脾血瘀为主，虽无大热，发病缓慢，但系较为难治之证。以面色黯黑，面、颈、胸、臂有血痣，呈丝纹状（蜘蛛痣），手掌边色紫赤（肝掌），舌质紫斑为特征。在治法上以活血化瘀，健脾利湿，行气为主。方药用调营饮加减治疗。晚期常导致食道、胃静脉曲张出现大出血的危候。如引起大出血，以活血凉血止血为主治疗，或中西医共同救治，不宜单纯止血。在预防方面，饮食不宜吃鸡、鱼等有骨、刺或烤馍、油炸等硬食物，以及容易引起腹胀的食物，以免引起出血。

4. 肝肾阴虚证。此证也为较难治之证，其病机为脾阳虚，水湿停聚而成腹水，小便短少；肝肾阴虚又可出现心烦、失眠、头晕、急躁、口干、舌质绛、少苔缺津等症，甚者肝脾血瘀亦可形成食道、胃底静脉曲张，腹部青筋暴露。

由于腹水为脾气、脾阳甚至肾阳虚属寒，须健脾肾之阳，以通阳利水；同时又有心烦、急躁、失眠、舌红、少苔等肝肾阴虚产生的内热之象。因为阴阳、寒热交错，病理矛盾，通阳利水虽使腹水减轻，但心烦、急躁、失眠症状加重；滋阴清热而伤脾，可致腹水加重；阴阳、寒热同时用药则效果不明显。本证应早发现、早治疗。治疗用药可以根据病情来选定，如肝肾阴虚甚者，以六味地黄汤或膈下逐瘀汤化裁治疗。本证晚期易出现肝昏迷，可服安宫牛黄丸。亦可因食道、胃底静脉曲张出现大出血，可按肝脾血瘀证大出血治疗。本证亦可为肝癌所引起，后期可形成血性腹水，应进行早期诊断。

5. 脾肾阳虚证。本证多发生在鼓胀病的后期，为脾肾阳虚，气血亏损的重证，表现为腹大胀满、早宽暮急、肚脐突出、面色苍黄或皖白、神倦怯寒、消瘦严重、肢冷或下肢浮肿等。在治法上以温补脾肾，化气行水。方用附子理中丸、五苓散以缓解症状。如偏于肾阳虚用济生肾气丸或附子理中丸交替服用。本证晚期救治应重视心力衰竭。

鼓胀病以上六种证型，早期均可出现脾大，宜长期配服《伤寒杂病论》中的鳖甲煎丸。这六种证型临床多不单独出现，往往合而为病，治疗宜认真分析，全面权衡。

三、慢性胆囊炎的证治

慢性胆囊炎是临床常见的疾病，经B超检查多为胆囊内壁粗糙，也有因胆结石刺激而引起的。中医对本病的诊断多见于中焦湿热，临床表现为右胁下隐痛、痛连胸背，甚则影响消化，出现胃脘胀满、胸闷气短、嗳气不舒等症状。如热盛，症状见口干口苦、厌食油腻、心烦易怒、舌苔薄黄、舌边红、脉弦等。治疗本病，李老常以疏肝理气，清热利胆为主，自拟疏肝利胆汤，当归10g，炒白芍12g，白术10g，茯苓15g，柴胡6g，黄芩10g，香附10g，郁金10g，川楝子12g，青皮10g，茵陈12g，牡丹皮10g，元胡10g，甘草3g。如咽干口苦，加知母12g、炒栀子10g；如久痛、舌质暗红、脉弦涩，久痛必瘀滞，上方去黄芩、茵陈，加莪术10g、五灵脂10g。

四、泄泻的证治

泄泻为临床常见病证，秋季易高发，病因多为内伤饮食，或外感湿热、寒湿之邪而导致脾胃损伤，纳运、升降失常，清浊不分，湿盛而成泄泻。在辨证要点上，除要分清表、里、寒、热、虚、实外，也要注意脾胃之虚；久泻多虚多寒，但易虚中夹实。泄泻本在脾胃，但久泻不止，可波及他脏，如脾虚及肺，上不制下，中气下陷；脾虚肝乘；脾肾阳虚等。

在治疗方面，李老认为，本病急性发作虽以祛邪导滞为主，但应加健脾和胃之药，以固其本，防止转为慢性泄泻或慢性发作。久泻本虚，在益气健脾、温中收涩的同时，需增加导滞和胃之品，以防虚不受补，或邪恋不愈。久泻不止，波及他脏，肝脾失调者，宜加疏肝敛肝之品。脾肾阳虚者，宜加温补脾肾之品。此为临床常见之病机和治法。

在方药运用方面，李老认为，暴泻要注意表里证，如外感湿热、表里俱热者，以葛根芩连汤为主；如夏季暑湿证者，可与香薷饮化裁应用；如外感寒湿者，常为脾虚土德不及，症见恶寒泄泻、腹痛喜按，宜用柴苓汤为主方；如伤胃呕吐者，可用藿香正气散加健脾和胃之药；如内伤饮食、泄泻无表证，此为临床常见之证型，宜以胃苓汤为主，加香附、砂仁、焦山楂、炒薏苡仁、生姜、大枣等，以健脾利湿；如偏寒可加吴茱萸；如舌苔黄腻、大便色黄、肛门灼热、下焦有湿热者，用胃苓汤加木香、黄连、砂仁、香附以理气清热；大便带血者，加黑地榆；久泻气虚，中气下陷，肛脱下坠，可用补中益气汤加诃子肉、赤石脂、炒薏苡仁等收涩固脱之品；如脾肾阳虚而五更泄泻，甚至形寒肢冷、四肢欠温者，给予胃苓汤配四神丸；大便有白色黏液者，注意用干姜；四肢欠温者，用附子。

五、咳嗽的证治

咳嗽的病因不仅在于肺，也与五脏有关。肺居胸中，开窍于鼻，司呼吸，合皮毛，主一身之卫气，又为五脏之华盖，通调水道，水津四布，下注膀胱。故《素问·咳论篇》曰："五脏六腑，皆令人咳，非独肺也。"风寒、风热之邪侵袭，易先伤肺，故肺为娇脏，恶热亦恶寒。正如《景岳全书·杂证谟·咳嗽》所载："咳嗽虽多，无非肺病。"究其病因，不外外感、内伤两类。故在辨证上首先要分清外感、内伤及其寒热虚实或他脏之功能失调。

外感咳嗽首当分清风寒、风热。咳嗽吐痰，黏稠色黄或痰浓咯吐不利，同时伴有咽喉、口腔干燥，甚至体温增高、汗出，多为风热伤肺。治宜疏风清热，止咳化痰。方用桑菊饮和泻白散加川贝母、黄芩、前胡、栝楼仁、地骨皮、枳壳、葛根等。

风寒咳嗽，系外感风寒，通过毛窍或鼻腔，内伤于肺，以致肺气不宣，肺窍不利，寒凝痰聚，则有咳嗽、痰白稀薄、头疼，甚至恶寒、发热无汗、鼻塞声重或鼻流清涕、舌苔薄白、舌质淡红、脉象浮或浮数。治宜疏风散寒，宣肺止咳。李老常用自拟的温肺止咳汤进行治疗，该方由前胡、黄芩、干姜、细辛、五味子、杏仁、炙桑皮、炙冬花、苏子、桔梗、陈皮、半夏、茯苓、荆芥、甘草组成。发热恶寒无汗者，变前胡为柴胡加桂枝；咳嗽较甚，甚至发喘者，加炙麻黄、炙杷叶；咳痰稠或咯吐不利者，去茯苓加川贝母。

外感风寒、风热咳嗽，为男女老少常见之病，冬春更多见。在诊断要点上，李老常以吐痰之颜色为主要辨证依据。风热伤肺，痰多色黄，黏稠咯吐不利为主；风寒袭肺而嗽者，吐痰色白清稀，咽喉发痒，同时伴有恶寒恶风、鼻塞等外感症状。

秋燥伤肺，本证多发生在我国东北或西北地区。夏季暑热已去，加之少雨，气候温燥、凉燥，外邪侵袭伤肺，多出现温燥、凉燥伤肺之病。

温燥伤肺，类似风温伤肺，但症状多见干咳无痰或痰少粘连成丝，不易咯出，甚至燥热伤络，痰中带有血丝，口干、咽喉干疼，鼻唇干燥。初期也可见鼻塞头疼，甚至微寒，身热，舌苔薄白或薄黄，舌质偏红少津，脉浮数等。

本证以秋季温燥伤肺，损伤肺阴，肺失清润肃降。治宜清热润肺，止咳为主。方用桑杏汤加减。药用辽沙参、杏仁、栝楼仁、桑叶、淡豆豉、梨皮、知母、川贝母、玉竹、甘草。如津伤严重、咽喉干疼，则加麦冬，甚者加生石膏；如痰中带血丝，则可加白茅根、黑地榆。

凉燥伤肺与风寒伤肺多并见，但症见干咳少痰或无痰，咽干鼻燥常兼有发热恶寒、头疼、无汗等外感风寒症状。在治法上当以温而不燥，润而不凉为原则。方用杏苏散去半夏、茯苓，加黄芩、葛根、玉竹、炙紫菀、栝楼仁，如发热无汗加荆芥。

内伤咳嗽，多见于老年或久病正虚之人。其病因均和五脏有关，其证多见于久咳不止或内伤咳嗽复受外感风热、风寒之邪而使病情加重。故在辨证上宜综合分析，分清咳嗽与某一重点脏器的关系。内伤咳嗽多以正虚、久咳不止为主，同时兼顾是否感受外邪。

肺气虚证，多见于肺气肿或慢性支气管炎，久咳不愈而伤肺气。临床表现可见咳嗽气短，动则喘息，迁延不愈，遇寒加剧，吐痰色白或青，量多，自汗出，易于感冒，感冒后不仅咳喘加重，且不易出现高热；舌苔薄白，舌质淡，脉象无力。治法宜培土生金，补肺健脾，祛痰止咳。李老常用自拟的益气补肺汤，药用黄芪、党参、白术、茯苓、橘红、半夏、杏仁、厚朴、苏子、桔梗、炙冬花、炙紫菀、炙麻黄、炙桑白皮、枳壳、炙甘草、生姜、大枣为引。

李老认为，本证以肺脾气虚为主，故治疗以六君子汤重用黄芪、党参以补肺气，扶正为主，兼以祛痰止嗽，宣通肺气，如脾虚不能为胃行其津液，而致胃满者，可加砂仁、木香、焦三仙等，易六君子汤为香砂六君子汤。本证以肺气虚，气虚卫外不固，因而易于风寒侵袭而感冒，在治疗上不可用治疗一般感冒之法，应以扶正祛邪为主，扶正注意补肺脾之气；祛邪以调和营卫为主，如桂枝汤稍加宣肺之品。

肺阴虚证多因风热伤肺，失治误治，迁延日久，或患者平时肝肾阴虚，肺有燥热，复感风热之邪而致咳嗽。其主症以干咳、咳声短促、无痰或少痰、色黄黏稠、咯吐不利、便秘为主，常伴有口干咽燥、午后潮热、手足心热、夜寐盗汗等。甚则阴虚肺燥，迫血妄行，可见少量咯血，或痰中带有血丝；舌质偏红，少苔或薄白苔，脉象沉细弦。

本证亦多见于肺结核，如兼见失眠盗汗、干咳咯血、面部两颧发红，甚至男子遗精，女子月经量少或闭经，可用X射线检查，另行治疗。

本证之治疗，以养阴润肺、清热止咳为主。方用加味沙参麦门冬汤，药用辽沙参、麦冬、天冬、五味子、炙百合、玉竹、杏仁、栝楼仁、知母、川贝母、桔梗、陈皮、地骨皮、白芍、甘草。

李老认为，本证以干咳，少痰或无痰，胸闷气短，舌质红，脉细数为主症。如阴虚导致肺气亦虚，可加西洋参，以益气生津。在祛痰之药中，要分清涤痰和燥痰之区别，如厚朴、陈皮、半夏、茯苓为燥痰之药，适用于痰多质稀之肺气虚寒证，本证不宜使用。涤痰亦称化痰，知母、川贝母、天竺黄、麦冬、天冬、栝楼仁、辽沙参等则为养阴润肺化痰之品，多适用于本证。

肺脾气虚证多见于老年肺气肿或慢性支气管炎，迁延不愈者。在病机上以肺脾气虚为主，脾为生痰之源，肺为贮痰之器。故本病以痰涎壅盛，胸闷气短，久嗽难愈为主。症见咳嗽反复发作，气短乏力，少气懒言，痰涎壅盛，动则呼吸气喘。同时可见脾胃虚弱，食少纳呆，大便时溏，面色萎黄，肌肉消瘦等。舌质淡，舌体胖大，舌苔白腻，脉滑或濡而无力。

在治法上宜益气健脾、温中和胃。方以加味理中汤和六君子汤为主。药用黄芪、党参、白术、茯苓、陈皮、半夏、厚朴、干姜、杏仁、炙麻黄、炙款冬花、炙桑白皮、桔梗、炙甘草。本证如出现畏风怕冷，动则汗出，易于感冒，系肺虚卫气不固，可加重黄芪、白术之量，稍加防风，即玉屏风散，以增强补肺固表之力。如痰涎过多，甚则痰稀如水，加葶苈子、桂枝，即苓桂术甘汤，以加强通阳祛湿利水之功效；如食少胀满甚者，可加木香、砂仁、枳壳等。

心肺气虚证亦多见于老年肺气肿。其症状以喘咳不止，动则心慌气短，呼气困难，痰多色白质稀，甚则畏风怕凉；舌质淡红，脉象无力。治法益气强心，祛痰平喘。李老常以自拟的益气安神汤进行治疗，该方组成：黄芪、党参、五味子、茯神、远志、枣仁、龙齿、苏子、桔梗、陈皮、半夏、厚朴、炙麻黄、炙桑白皮、炙款冬花、炙枇杷叶、枳壳、桂枝、炙甘草、生姜。

如肺气虚，畏风怕冷，易于感冒者，上方除重用黄芪外，可加干姜、白术、桂枝和少量防风以温补肺气；如心慌心悸，可加琥珀和少量朱砂以安心神。

肝火犯肺证，临床较少见。患者素以肝火较盛为主，如肝火犯肺，可见咳逆阵作，咳声较大，咳时面赤，咽干，常感痰滞咽喉，咯吐不利，量少质黏，胸胁胀痛，口干口苦，心烦急躁，且多在情志不爽时症状加重；舌苔薄黄、少津，脉多弦数。

本证以肝火上逆犯肺为主，以致肺气上逆而失肃降。治法以疏肝理气，清热润肺为主。李老常以丹栀逍遥散加减治疗：当归、白芍、柴胡、薄荷、牡丹皮、栀子、香附、青黛、杏仁、栝楼仁、知母、川贝母、生桑白皮、桔梗、地骨皮、枳壳、甘草。

肺肾气虚证多发生于老年人和肺气肿患者。多咳嗽喘息并见，症见呼吸浅短难续、声低气怯、吸气困难，甚则张口抬肩、胸闷心慌心悸、畏寒多汗、舌质淡、脉沉细数无力。

本证以久咳肺肾两虚，不能主气纳气为主。李老以自拟的补肺纳气汤治疗，该方组成：黄芪、人参、熟地黄、山萸肉、山药、茯苓、核桃仁、杏仁、桔梗、炙桑白皮、炙紫菀、苏子、五味子、橘红、半夏、炙麻黄、炙枇杷叶、炙甘草。

咳嗽之证，如肺气虚、肺脾气虚、肺肾气虚或心肺气虚等内伤咳嗽多见于老年体虚之人，不仅久咳难愈，且多咳喘并见，以及痰涎壅盛、呼吸气短、畏风易感冒等并见。常因外感风寒或风热之邪而诸症加重，导致呼吸困难、咳喘并作、痰多咯吐不利，出现危症。在抢救上除辨证服药外，还宜配合氧气、呼吸机，如出现痰涎壅盛，咯吐不利严重，甚至吸痰不易，以致昏迷。李老常以白矾3~5g，葶苈子15g，川贝母10g。用少量水煎100~200mL，分2~3次服用。如昏迷不醒，可用棉球蘸药水滴入咽喉，以稀痰利痰而防窒息。

六、急、慢性鼻炎的证治

中医称鼻炎为鼻渊，有急、慢性之分。急性鼻炎多为风寒遏肺化热，肺开窍于鼻，导致鼻息不畅；轻则出现鼻塞声重、鼻流清涕、鼻痒、打喷嚏，重则热壅于肺、肺部化热。除上述症状外，还可见鼻流浊涕，兼见前额疼痛、体温增高，甚至嗅觉减退，容易感冒。本证的治疗宜祛风散寒，宣肺通窍。方以苍耳子散为主，桔梗、杏仁加减治疗。如鼻流涕过多，加茯苓、炙桑白皮；如恶风微寒，可加紫苏或桂枝以通阳行水；如鼻流黄色脓涕，系风寒化热，苍耳子散中可减少荆芥、细辛的用量，加生桑白皮、地骨皮，甚者加生石膏以清肺热；如头痛加蔓荆子、菊花；如兼见咳嗽，加杏仁、知母、川贝母、栝楼仁、枳壳等。

慢性鼻炎多常年反复发作难愈，每遇寒凉发作，很容易感冒。慢性鼻炎多为急性鼻炎失治误治或治疗不及时，导致肺脾气虚，正气虚弱，卫外不固，故而遇寒则发，即过敏性鼻炎。在治疗上除用苍耳子散外，还可加补肺气的玉屏风散；如咳嗽吐痰色白者，加杏仁、桔梗、苏子、炙桑白皮、炙款冬花、炙枇杷叶；如咳嗽气短，甚至出现喘息证者，可加炙麻黄，甚者加干姜。除上述症状外，并见前额、两眉棱骨疼痛，除苍耳子散和玉屏风散外须重用葛根、全虫。

外用药麝香0.5g，辛夷1.2g，辽细辛1.5g，共研细粉，装瓶密闭备用。每次取绿豆大小，用药棉包裹做成棉球塞鼻，每次30分钟，每日早、晚各1次。如两鼻腔均不通气，可交替塞药。

本方具有祛风开窍、活血通络的作用。对一般急、慢性鼻炎，鼻窦炎，额窦炎，过敏性鼻炎等均有一定效果。

七、泌尿系结石的证治

泌尿系结石包括肾、输尿管、膀胱和尿道内形成的结石。临床以血尿或尿中有砂石或排尿时有中断，腰部酸痛或突然发生肾绞痛等为主症。属于中医学“石淋”“血淋”“腰痛”等范围。

形成结石可有多种原因，如肾阴虚、肾阳虚、肾阴阳俱虚或气滞血瘀等，但以下焦湿热蕴结而致的结石较为常见。湿热蕴结，热盛灼津，煎熬尿中杂质成为结石，结石日久，反复损伤血络，不仅可以形成血瘀气滞，也可在尿中带血。

湿热证结石，在治疗上当以清热利湿排石为主，并随症加减。方用清热排石汤：当归、赤芍、牡丹皮、川牛膝、金银花、蒲公英、车前子、乌药、黄柏、金钱草、石苇、海金沙、萹蓄、滑石、甘草。如尿血，加白茅根、黑地榆。

加味硝石矾石散：硝石15g、白矾9g、滑石27g、甘草6g，共研细粉，每服3g，早、晚各1次。如服药后有恶心感觉，可将药粉装入胶囊中服用。

如输尿管结石，经服上方结石下移至膀胱，同时下焦湿热已清，可改用益气健脾、通阳温肾之法，以增强膀胱气化功能，促使结石随尿排出体外。方用益气排石汤：黄芪、党参、白术、茯苓、桂枝、泽泻、生薏苡仁、巴戟天、菟丝子、海金沙、甘草。本方对于结石下移膀胱患者有促进排出结石的作用。

如结石直径较大，超过0.4cm，经较长时间服药效果不显著，应采取手术治疗。

八、乳腺增生的证治

中医称妇女乳腺囊性增生为“乳核”或“乳癖”。本病为妇女常见病，尤其在中年期多见，可在乳房一侧或双侧触到一囊性肿块，大者如鸡蛋或鸭蛋大小，小者有如核桃，表面光滑，可上下左右活动，无粘连，B超可以诊断。每次在月经来前、情志不遂或劳累过度时疼痛明显，时常疼连胸背，甚者平时亦会出现疼痛。同时伴有胸闷气短、心烦急躁，甚至口苦咽干、食欲减退，以致失眠多梦、记忆力减退、头晕等；舌质淡红或舌边尖较红，脉象多沉弦。

李老认为，在病理上，乳房为肝胃经络所属，如怒气伤肝，或长期神志抑郁不舒，或长期精神紧张，导致肝气郁结、肝失疏泄条达、肝经郁滞；同时，患者多因脾胃素虚、饮食不节、思虑劳倦等损伤脾胃，导致痰湿内生，痰湿随肝气上逆，气血痰聚而成囊肿，其他症状皆为肝气郁滞或郁而化热、肝胃不和所引起。

本病之治法以疏肝理气、软坚散结为主。李老常以自拟的软坚消癖汤为主治疗。方药：当归10g，白芍15g，白术10g，茯苓12g，柴胡6g，香附10g，小茴香

10g，牙皂6g，半夏10g，穿山甲10g，昆布10g，海藻10g，牡蛎15g，节菖蒲10g，广木香8g。如乳房疼痛较甚者，口干口苦、心烦急躁者，加蒲公英15g、炒栀子10g、知母12g。如失眠较甚者，加夜交藤25g、合欢皮18g、炒栀子10g；如肿块较大者，除服汤药外配服巴蜡丸，每次3~5丸，每日3次。

巴蜡丸制法：巴豆120g，黄蜡60g，巴豆去皮，将黄蜡放入铁锅内用小火熔开，再将巴豆放入黄蜡内，务使黄蜡将巴豆逐个包严，摊于玻璃板或桌面上，勿使相互粘连，服时切勿咬碎。

九、肾盂肾炎的证治

肾盂肾炎属于中医“淋证”“腰疼”等病范畴。多见于中年女性，男性少见。临床有急、慢性之分。急性发作以寒战高热、汗出热退，如疟疾状；同时伴有少腹坠疼、腰疼、尿急、尿频、尿热、尿痛，尿少色黄，甚至红赤成血尿等症状。慢性可出现反复发作，其症状除稍有恶寒高热症状外，尿急、尿热、尿痛、尿频等方面亦较急性症状为轻；同时伴有下午下肢浮肿明显、早晨面部轻度浮肿、腰疼等，多以疲劳过度而发作。

本病的发作有多种原因，如湿热下注，热伤血络；脾肾气虚，正虚邪恋；脾肾阳虚，寒湿留注；肾阴亏虚，阴虚内热等。但临床所见，急性多为湿热下注，热伤血络；慢性多以脾肾气虚，正虚邪恋为主。现重点说明这两种证治。

湿热下注，热伤血络。本证多因患者平素脾气虚弱、正气不固，复感湿热之邪，以致湿热下注、蕴结下焦，使肾盂、膀胱功能失调而致病。如热盛损伤血络，可见血尿。正如《金匮要略》所说：“热在下焦者则尿血，亦令淋闭不通。”出现突然寒战高热、汗出热退，一日可发生数次；同时伴有尿道失常，甚至血尿等症状，且舌头后部舌苔黄腻、舌质红、脉滑数。李老常用自拟的清热除湿汤。药方：白术10g，茯苓15g，泽泻15g，白茅根30g，黄柏10g，蒲公英25g，金银花15g，黄连6g，牡丹皮10g，柴胡10g，黄芩10g，葛根15g，石苇30g，乌药10g，黑地榆15g，滑石18g，甘草3g。本方共奏清热解毒、健脾祛湿、凉血止血之功，以祛邪为主，兼顾健脾扶正，故适用于发作期肾盂肾炎。

脾肾气虚，正虚邪恋。本证多因急性期失治误治而转为慢性，或患者平素脾肾气虚，复外感湿热之邪；或因疲劳过度、劳则伤肾、倦易伤脾，以致脾失健运，水湿下注，肾不制水，膀胱气化失常。治法以健脾固肾，利湿清热为主。李老常用自拟的益肾利湿汤。方药：白术10g，茯苓15g，泽泻15g，白茅根30g，盐黄柏10g，石苇20g，川断18g，狗脊15g，生薏苡仁30g，盐知母10g，乌药10g，甘草3g。加减：如血常规检查，红细胞多则加黑地榆12g；白细胞多则加蒲公英12g，金钱草18g；出现蛋白尿则加山药30g，芡实15g，莲子肉15g，益母草12g。如脾虚日久，土不生金，肺气亦虚，出现气短乏力、怕冷，甚至容易感冒，则上方可加黄芪20~30g，党参12g。本方扶正祛邪，标本兼治，故适用于脾肾气虚，正虚邪恋，湿热羁留下焦的慢性炎症阶段。

十、功能性子宫出血的证治

功能性子宫出血属于中医的崩漏，或称“崩中”“漏下”，是指妇女在非行经期间，出现的阴道大量出血或持续淋漓出血不断。一般称突然大量出血者为崩；逐渐出血、量少淋漓不断者为漏。崩与漏在发病缓急与出血量方面虽然不同，但其发病的原因和病理是相同的。崩与漏亦可相互转化，崩证日久，气血虚弱可变成漏证；久漏不止，病情发展，亦可成崩证。

李老认为，本病之病机，脾虚失统是崩漏发病之本，脾虚日久，导致肺气虚，中气下陷，脾不统血，气不升摄，冲任不固，气虚血脱发为崩漏。

在病理机制上有脾肺气虚、血热、血瘀、肾虚等四个方面。但临床以脾肺气虚为多见，现重点阐述脾肺气虚所致的崩漏证。

本证临床所见崩证，可出现子宫大量出血，下血如冲；漏证可见出血淋漓不断，血色淡红。二者均可出现面色苍白，少气无力，精神倦怠，纳运失常，食少胃满，甚至便溏；舌体胖大，边尖有齿痕，脉象弦滑无力甚至浮大无力，如失于治疗可导致久延不愈。

治法为益气健脾，举陷固脱，止血安神。方药用补中益气汤合归脾汤加减，方药：黄芪30g，党参15g，白术10g，茯苓15g，当归10g，醋白芍15g，醋柴胡6g，升麻6g，阿胶10g，远志10g，炒枣仁15g，广木香6g，黑地榆15g，炙甘草6g，米醋420mL为引。

本方来源：1971年，因备战李老被疏散到禹县（现禹州市），时某军区某领导邀李老回郑为其夫人治疗疾病，在询问病史时，曾讲到患功能性子宫出血，量大不止，在郑曾经中西药治疗无效，后到北京请施今墨老先生诊治，服药6剂痊愈，此方仍保存至今。李老看了此方，发现施老之方系补中益气汤合归脾汤加减，和李老平时治此病之方基本相同，令李老感到吃惊的是用米醋375g做引子外，其中白芍、柴胡均用醋炒。李老回禹县后，用施老之方治崩漏证每多6剂药而痊愈，效果大好。其原因是小米能健脾，酸能敛肝，故能控肝克脾土，达酸涩收敛、止血健脾之效。

十一、慢性咽炎的证治

西医称梅核气为慢性咽炎，症见咽部如有痰块或小树叶贴于咽喉部，吐之不出，咽之不下，重者喉部有发紧感，咽喉干燥，有时疼痛，每因言语过多，食刺激性食物，或精神不愉快和胃失和降而症状加重。本病常多年甚至数十年不愈。时医多以局部治疗为主，以清热利咽为法，往往取一时之效，很难根除。中医对本病之病因有明确的记载，如《金匮要略》中说："妇人咽中如有炙脔，半夏厚朴汤主之。"仲景认为，本病多发于女性，炙脔就是炒肉片，即咽中如有一个小肉片感，粘在咽喉，咯之不出，咽之不下。并且病因多为情志不舒，肝郁气滞，肝气横逆，侵犯脾胃，可生痰湿，肝气上逆，咽喉为胃之门户，气血痰湿瘀滞咽喉，故喉镜检查可发现咽喉部有小米状颗粒丛生。如咽部有异物感，咳之不出，吐之不下，每在情志不舒或胃失和降时病情加重；或嗜食辛辣，或语言过多而病情加重。张仲景用半夏厚朴汤治疗即是从肝、脾、胃用药，以治其本，其中半夏化痰散结、降逆和胃，配合茯苓健脾祛湿，苏叶配厚朴宽胸理气、降逆除满，生姜辛温散结。

李老说，他跟父学医时，父亲用半夏厚朴汤治疗梅核气，效果较差，后拜一位老中医为师，老中医传授一方，方药组成：白术、茯苓、陈皮、半夏、香附、砂仁、厚朴、枳壳、郁金、桔梗、牛蒡子、山豆根、射干、麦冬、甘草。此方与仲景之半夏厚朴汤治疗原则相同。其不同：因生姜、苏叶偏于辛温，对咽喉干燥不利故弃之，用香附、枳壳、郁金以增强疏肝理气之功效；加桔梗、牛蒡子、山豆根、射干、麦冬、甘草等清利咽喉之品，较半夏厚朴汤提高了效果，缩短了疗程，一般病程为3~5年的梅核气患者服药10~20剂药即可治愈。此方在李家已传承一百多年，治愈患者无数。

十二、肥胖的证治

肥胖是指体内脂肪堆积过多或分布异常，造成体重增加，是一种多因素的慢性代谢性疾病。长期以来肥胖没有得到真正的重视，其实，肥胖不单单是美观问题，还会导致疾病的发病率和死亡率增高。随着物质的丰富和生活习惯的改变，肥胖已经是一个社会问题。

现代研究认为，肥胖的原因有多种因素，如遗传因素、年龄因素、性别因素、社会环境因素、精神因素、饮食习惯、缺乏运动等。在肥胖的治疗上主要是通过控制饮食和增加能量的消耗来控制体重，这种方法虽然取得了一定的效果，但也有一定的副作用。

中医在治疗肥胖病方面由于疗效较好，且毒副作用小，越来越受到人们的青睐。我国先民很早就有对肥胖的记载，《素问·奇病论篇》说："此人必数食甘美而多肥也。肥者，令人内热，甘者令人中满，故其气上溢，转为消渴。"其指出肥胖的病因是多食膏粱厚味之品而发病。以后历代医家对肥胖病各有描述。中医认为肥胖主要和肝、脾、肾三脏关系密切，其病因病机主要有痰湿、气虚和阳虚等证。

李老认为，肥胖病主要由于饮食不节、嗜酒肥甘、过食膏粱厚味等，造成脾虚，失其健运，导致体内脂肪、痰湿以及水谷之精微物质输布排泄失常而致病。脾虚导致体内的气机升降失常，营养物质和水湿不能正常排泄，形成脂肪、水湿瘀积腹中，首先形成腹部胖大，肥胖逐渐波及四肢和全身，甚至出现下肢浮肿。痰湿易聚中焦，阻滞气机而化热；气血瘀滞中焦，易先出现脂肪肝，甚至胆囊炎、胆结石、糖尿病。湿阻气机化热，肝失条达，肝火上逆可出现高血压。由于人血脂高，血液黏稠，动脉可提前出现硬化，从而引起冠状动脉粥样硬化性心脏病及脑血管意外（中风）等。再如临床常见的妇科病因脾虚湿盛病理演变或感染而出现的下肢水肿、带下病、盆腔炎、盆腔积液；根据病理演变，湿阻气机化热出现的子宫颈炎、宫颈糜烂、阴道炎、泌尿系感染，如湿热阻滞气血，并可导致子宫肌瘤、输卵管不通、卵巢囊肿、多囊卵巢、子宫内膜异位症、子宫内膜肥厚，甚至出现不孕症，个别患者还可转为癌症等。这些杂病丛生，其根本原因多与脾虚失治，水湿失其健运所导致的肥胖有关。

治疗的关键在于健脾祛湿、通阳利水，使脾运化恢复，痰湿得以排泄，则肥胖自减。脾胃纳降正常，气血生化有源，则疲劳乏力，大便失常症状自消。疏肝不仅可恢复肝的疏泄功能，还可以避免肝木克伐脾土，以利脾之恢复，同时气行则湿行，湿去则湿热无所存。由于肥胖多湿多痰，痰湿为阴邪。故李老对此病的治疗，以自拟的健脾消脂汤为基础方，重用桂枝以醒脾阳，助膀胱之气化，以利痰湿，同时重用泽泻、茯苓、猪苓、玉米须、生薏苡仁以利水健脾。患者服药月余，不仅体重减轻，其他病症亦可减轻或消除，精力恢复，无后遗症。此外，肥胖病虽在初期，常与高脂血症并见，甚至出现高血压，用上述方药可另加鸡内金，重用生山楂、荷叶。如便秘可酌加草决明、生首乌。本病通过一至两个月的治疗，可使肥胖消、血脂降、痰湿祛，肝、脾、胃协调，甚至脂肪肝不治可自愈或大减。本病到后期出现心、脑血管等疾病，往往病理复杂，可观其脉象，知犯何逆，随症治疗。

单纯性肥胖病案例如下：

患者李某某，女性，22岁，河南郑州人，在法国留学居住三年。患者10岁时因他病长期服用大量激素后引起肥胖，导致身材变形，以后体重逐渐增加，近两个月来体重增加明显，先后在国内外采用多种减肥方法，效果均不佳。暑假回国慕名找李老求诊，现在身高155cm，体重90kg。月经正常，纳食可，二便正常，精神佳，下肢无水肿，余无不适感，舌质淡，舌体胖大，舌苔薄白，脉沉滑。诊断为肥胖（脾虚证），以益气健脾，化痰祛湿之法治疗。方用李老自拟的健脾消脂汤。

方药：白术10g，苍术10g，茯苓18g，泽泻18g，桂枝6g，陈皮10g，半夏10g，厚朴10g，枳壳10g，香附10g，荷叶25g，玉米须20g，甘草3g。20剂，水煎服，每日1剂。

二诊：2013年8月26日。上药服完体重下降7kg。纳食可、二便正常，精神可，无不适感。舌质稍淡红，舌体胖大较前有所好转，脉沉稍滑。

方药：白术10g，茯苓15g，泽泻12g，桂枝4g，陈皮10g，半夏10g，厚朴10g，香附10g，荷叶25g，玉米须20g，知母10g，甘草3g。

因患者需出国，带药80剂，水煎服，每日1剂。

2013年12月16日复诊，共服药100剂后，体重由原来的90kg下降到65kg，患者精神佳，睡眠好，纳食可，血压、血糖、二便等均正常，经近3个月追访，体重未增加，身体无不适感。

【按语】本案患者属于脾虚型肥胖。患者在身体发育时期，由于大量使用激素，致使内分泌紊乱。导致身材变形，出现肥胖，而且肥胖一直在发展，虽用各种减肥方法效果均不佳。李老根据患者舌质淡，舌体胖大，舌苔薄白，脉沉滑，诊断为脾虚证，认为本病是脾虚失其健运，导致体内脂肪、痰湿以及水谷之精微物质输布排泄失常所致。方用李老自拟的健脾消脂汤，药用苦温的白术和辛温的苍术，健脾气而运化水湿。特别是桂枝温中通脾阳，助膀胱之气化；用茯苓、泽泻、荷叶、玉米须等淡渗利湿之品，增强利水蠲饮功效，促使水分直达膀胱，湿从小便而出；陈皮、半夏、厚朴、枳壳、香附，燥湿化痰，宽中理气，使中焦通畅，水谷之精微输布正常；气行则湿行，湿去则痰湿自消；甘草调和诸药。二诊患者舌质转红，是脾虚得健，阳气渐复之象，故去辛温之苍术，减少大辛大温之桂枝的用量。

李老对本案进行准确的辨证施治，不仅通过健脾祛湿、通阳利水，使脾运化恢复，痰湿及水谷之精微物质输布得以正常排泄，从而使肥胖自减，而且体重减轻以后患者精神、食欲更佳，身体无不适感。李老认为治疗慢性病要有方有守，本案除辨证用药准确外，加上患者不间断服药100剂，才收到如此好的效果。

第四章

临床治验

一、肺系病症

（一）感冒

气虚感冒（习惯性感冒）

郭某，男，56岁，工人，1992年11月1日初诊。

主诉：反复感冒3个月。

病史：3个月前因感冒而致咳嗽，迁延两周始愈，以后每遇风寒则感冒，反复发作，经多方治疗，病情反重。现感冒，未发热，恶寒，鼻塞，流清涕，身困无力，纳食不佳；舌质淡胖、苔薄，脉细弱。

中医诊断：气虚感冒（肺脾两虚）。

西医诊断：习惯性感冒。

治法：补气健脾，调和营卫，发散风寒。

处方：补中益气汤加减。

黄芪30g，党参10g，白术10g，当归10g，白芍12g，桂枝6g，泽泻12g，防风3g，柴胡6g，白芷10g，生甘草3g。9剂，水煎服。

医嘱：避风寒，忌生冷肥甘辛辣之品。

二诊：1992年11月10日。感冒已愈，其他症状均消失，舌质淡红、苔薄，脉细。风寒之邪已祛，故去解表之柴胡、白芷，改生甘草为炙甘草，以益气补中，缓和药性；加砂仁8g温中理气，合党参、白术以助脾胃健运，补气而不滞气，使生化有源，气机条畅，则体质强健，邪不可干。10剂，水煎服。

三诊：1992年11月20日。精神可，饮食好，病获痊愈。1年后追访未复发。

【按语】《脾胃论》曰："内伤脾胃，乃伤其气；外感风寒，乃伤其形。伤其外为有余，有余者泻之；伤其内为不足，不足者补之……"患者因感冒迁延数周，损伤肺气，致肺卫气虚，卫外不固，风寒易于侵袭，故易感冒，病久脾气亦虚，而成肺脾两虚之证，唯以甘温之剂，补其中而升其阳，则卫外得固，用补中益气汤加减治之。方中重用黄芪，入脾肺二经，补中益气，升阳固表；配伍党参、白术补气健脾；血为气之母，气虚日久，营血亏虚，故用当归养血和营；桂枝配伍白芍调营卫，和气血；并以少量柴胡引少阳清气上行，白芷解表，宣通鼻窍。方中两处点睛之笔为：小量防风祛风解表，与黄芪伍用，固表而不留邪，祛邪而不伤正；泽泻渗湿利水不伤阴，使邪从小便祛也。李老言：外邪侵袭，须给邪以出路，切不可闭门留寇。本案在补法的基础上佐用了汗法和利小便法，使表邪从汗而解，从膀胱水道而出，防风、泽泻用意在此。全方扶正驱邪，从而共奏补气健脾，调和营卫之功。

（二）咳嗽

谢某，男，38岁，工人，2005年11月5日初诊。

主诉：咳嗽7年，加重1个月余。

现病史：患者自述于7年前因受凉感冒后咳嗽，自行服药症状好转。后每遇天气转凉或遇冷空气后咳嗽发作，曾在某医院胸片检查未发现异常，诊断为慢性咽炎，服西药症状缓解。1个月前，咳嗽又发作。现症见：精神不佳，阵发性咳嗽，痰少，口干，咽部不适如有异物梗阻，纳食不香，眠寐尚可，大便稍干；舌质淡红、苔薄黄，脉滑数。

中医诊断：咳嗽（痰热郁肺，肺阴亏耗）。

西医诊断：慢性咽炎。

治法：清热化痰，肃肺止咳，养阴生津。

方药：清金化痰汤加减。

前胡10g，黄芩10g，杏仁10g，栝楼仁10g，知母12g，川贝母10g，苏子10g，桔梗10g，枳壳8g，炙紫菀12g，橘红10g，辽沙参18g，牛蒡子10g，山豆根12g，甘草3g。7剂，水煎服。

医嘱：注意保暖；饮食清淡；保持情志舒畅。

二诊：2005年11月12日。咳嗽减轻，仍有口干，咽喉不适，当为痰热虽减未平之故。上方加旱半夏、炙麻黄以增强化痰宣肺止咳之功。7剂，水煎服。

三诊：2005年11月19日。咳嗽及口干减轻，咽中稍感舒适，为蕴痰渐去，郁热渐清；唯仍于下午及夜间咳嗽发作，乃为病久郁热灼阴之故。上方加五味子、麦冬以增强补益肺阴之力。

方药：前胡10g，黄芩10g，杏仁10g，栝楼仁10g，知母12g，川贝母10g，苏子10g，桔梗10g，枳壳8g，炙紫菀12g，橘红10g，辽沙参18g，牛蒡子10g，山豆根12g，旱半夏10g，炙麻黄8g，五味子10g，麦冬15g，甘草3g。7剂，水煎服。

咳嗽消失，咽中爽利，饮食好转，虽屡遇风寒而咳嗽少发，病已痊愈。

3个月后追访，未再复发。

【按语】本案患者因外感风寒，内舍于肺，肺气壅遏不畅而出现咳嗽，自行服药，治疗不当，未能及时驱邪导致邪留于肺，每感风寒即易引发，日久不愈，风寒蕴肺化热，热灼肺阴所致。治宜清热化痰，肃肺止咳，养阴生津为主。方中前胡、黄芩、知母、川贝母等清热化痰止咳；苏子、杏仁、栝楼仁、炙紫菀疏风散寒，宣肺止咳；辽沙参养阴生津；牛蒡子、山豆根清热利咽。此外肺与大肠相表里，六腑以通为用，肠腑壅滞，气机不畅，则阻碍肺气下降，加重咳嗽。李老治咳嗽必细问患者大便情况，若大便干结，则选用火麻仁、草决明、栝楼仁、杏仁，润肠通便以助肺气下降，气顺则痰易消，咳易止。本案患者大便稍干，所以药用栝楼仁、杏仁即意在于此。诸药合用，随症酌加宣肺滋阴之品，如此寒温并用，则蕴郁肺中之痰热得清，外束肌表之风寒得散，耗灼之肺阴得复，则咳止痰消，病得尽愈。

（三）哮病

梁某，男，64岁，1985年3月5日初诊。

主诉：咳嗽、气喘、喉中痰鸣1个月余。

现病史：自述1个月前因受凉而感冒咳嗽，治疗1周咳喘不减，且逐渐加重，入某医院治疗，胸部摄片提示支气管炎合并肺部感染，用青霉素、链霉素、氨茶碱等药1周，病情有所减轻而出院。出院后第3天病情再次加重，胸闷气短，喘息不得卧，喉间痰鸣。复用抗生素、止咳平喘药治疗效果不佳。现症见：喘促胸闷，不得平卧，面色晦暗无华，表情痛苦，形体消瘦，形寒怕冷，咳嗽气逆，吐稀白涎沫，量多，喉间痰鸣，腹胀纳差，大便溏薄；舌质淡、苔白稍腻，脉沉滑无力。

中医诊断：哮病（寒饮内停，肺失宣降）。

西医诊断：喘息型支气管炎。

治法：宣肺散寒，祛痰平喘。

方药：小青龙汤合二陈汤加减。

麻黄5g，杏仁10g，干姜5g，细辛5g，五味子10g，苏子10g，前胡10g，桔梗10g，炙桑白皮12g，炙款冬花10g，陈皮10g，旱半夏10g，茯苓15g，甘草3g。3

剂，水煎服。

二诊：1985年3月9日。喘息胸闷，已能半卧位休息，喉间痰鸣大减，吐痰量减少，但仍咳嗽，腹胀，舌质淡、苔白，脉弦滑。原方加枳壳10g，砂仁8g。9剂，水煎服。

三诊：1985年3月19日。病情稳定，无咳喘，已能平卧，诸症悉平。舌质淡、苔薄白，脉稍数。以香砂六君子汤合玉屏风散加减。

方药：黄芪15g，党参10g，白术10g，茯苓15g，陈皮10g，旱半夏10g，木香6g，砂仁8g，厚朴10g，枳壳10g，桔梗10g，山药20g，防风4g，甘草3g。30剂，水煎服。

治疗结果：3个月后随访，无不适感，一切正常。

【按语】本案患者素有顽痰宿饮，加之感受风寒之邪，形成痰邪交阻于肺，壅塞气道，气机不畅，肺失宣降，导致喘促胸闷、喉间痰鸣或不得平卧。肺病日久，影响脾之运化功能，故出现形体消瘦、形寒肢冷、腹胀纳差的中焦虚寒证。急则治其标，药用麻黄辛温解表，散寒平喘；杏仁宣通肺气，下气定喘；干姜、细辛温肺化饮，外散寒邪；五味子敛肺止咳；二陈汤燥湿化痰，理气和中；苏子、桔梗、前胡、炙桑白皮、炙款冬花止咳化痰，降气平喘，开宣肺气；诸药配伍使风寒得散，寒痰得以温化，肺气得以宣畅，则表寒解，咳喘止，病情得以缓解。李老认为本病实证发作，用中西药治疗易于缓解症状，要根治本病须长期坚持补虚治疗。诸症消失后，改用健脾益气、培土生金法善后，使脾健无生痰之源，肺金得以充养，而无屡犯之虞。

（四）喘证

案1：①喘证（肺脾气虚）；②痨病。

张某，女，33岁，2006年6月2日初诊。

主诉：咳喘2个月余。

现病史：2个月前患者无明显诱因出现面部红肿、鼻塞流涕，晨起打喷嚏，同时伴有咳嗽、咳吐白色泡沫状痰、喘促、不能平卧，以右侧卧位为甚，咳甚则有少许尿排出，咳喘入夜尤甚。在郑州市第五人民医院被诊断为“过敏性哮喘”，服用中药后，面部红肿、流涕等症减轻，余症未有明显变化。1个月前至河南省胸科医院查B超示：左侧胸腔积液，诊断为“结核性胸膜炎”，给予利福平胶囊、异烟肼片、盐酸乙胺丁醇片、肌苷片等口服药治疗，三次胸穿抽水，病情未能减轻。2天前开始，每至下午6时左右出现发热（37.5～38℃），口服退热药后汗出热退，但未能治愈。今特来请李老诊治。既往患“过敏性哮喘”已3年，每年3月下旬遇花粉后面部可出现红斑，瘙痒难忍、红肿，鼻塞流清涕，每次持续1个月余症状消失，曾服用西药雷诺考特、扑尔敏等疗效不佳。现症见：咳嗽、喘促，呼吸困难，入夜尤甚，不能平卧，以右侧卧位为甚，咳白色沫状痰，咳甚时有少量尿排出，时伴有左侧上半身抽掣痛，晨起打喷嚏，鼻塞流清涕，怕冷，体倦乏力，食少纳呆，口苦、口干，夜眠差，大便可，舌边尖稍红，体稍胖大，苔薄白，脉沉细数。

中医诊断：①喘证（肺脾气虚）；②痨病。

西医诊断：①过敏性哮喘；②结核性胸膜炎伴胸腔积液。

治法：解表平喘，豁痰利水，佐以滋养肺阴。

方药：解表宽胸汤加减。

前胡10g，葶苈子20g，生桑白皮15g，杏仁10g，川贝10g，旱半夏10g，桔梗10g，炙麻黄10g，枳壳10g，百部10g，辽沙参15g，知母12g，茯苓20g，黄芩10g，地骨皮15g，牡丹皮10g，甘草3g。20剂，水煎服。

医嘱：清淡饮食，忌生冷、辛辣刺激、甜黏肥腻之品。适度锻炼，提高机体抗病能力。避免接触花粉等可引起过敏的物质。

二诊：2006年6月23日。咳嗽、咳痰、打喷嚏、鼻塞流清涕、口干症状消失，已不发热，喘促、呼吸困难、乏力、口苦等症状减轻，夜眠差，大便两日一次，不干结。今日在胸科医院做B超示：左侧胸腔未见积液。现症见：深呼吸时左胸部疼痛，头晕、眼花，时有肠鸣，矢气多，纳差，无饥饿感，舌质淡红，舌体正常、苔薄白，脉沉细稍弦。

方药：香砂温中汤加减。

黄芪10g，党参18g，白术10g，茯苓12g，陈皮10g，半夏10g，香附10g，砂仁10g，苏子12g，桔梗10g，杏仁18g，百部10g，西茴10g，川朴10g，木香6g，乌药10g，桂枝5g，白芍10g，枳壳10g，郁金10g，节菖蒲10g，甘草3g。14剂，水煎服。

治疗结果：患者咳喘、呼吸困难、咳痰、打喷嚏、流涕，体倦乏力、怕冷等症状消失，纳可，夜眠可，二便正常。

随访结果：1年后追访患者感觉良好，未诉特殊不适。

【按语】本案患者既往有“过敏性哮喘”之夙根，本次因感受外邪而诱发哮喘，就诊时病情较复杂，有表有里，有寒有热，有虚有实。其面肿、鼻塞、流清涕、打喷嚏等表证仍在，脉沉细、纳差、痰多等为里证之候；其晨起打喷嚏、流清涕、怕冷俱为寒证之象，午后及傍晚发热，脉见数象为热证之征；虚证为肺气阴两伤，脾胃气虚，实证表现为内有痰饮、悬饮。治疗时首诊以解表平喘、豁痰利水为主，佐以滋养肺阴，旨在解表、祛饮、清虚热。二诊表证已解，内饮已祛，虚热已清，转以补益脾肺、培土生金为主。两次处方均组合药味较多，但主次分明，体现了明辨证候，有是证，用是药的辨治原则。

案2：咳喘（寒痰蕴肺，肺气不宣）

梁某，男，64岁，农民，1985年3月5日初诊。

主诉：咳嗽、气喘1个月余。

病史：既往有肺病史，1个月前因受凉而感冒咳嗽，治疗1周，体温正常但咳喘不减，且逐渐加重，入某院治疗，胸部摄片检查提示支气管炎合并肺部感染，用青霉素、链霉素、氨茶碱等西药1周，病情有所控制而出院，出院后第3天病情再次加重，胸闷气短，喘息不得卧，喉间痰鸣。复用抗生素、止咳平喘药治疗效果不佳。现喘促胸闷，不能平卧，形寒怕冷，咳嗽气逆，吐稀白涎沫，量多，喉间痰鸣，腹胀纳差。面色晦暗无华，表情痛苦，形体消瘦，大便溏薄；舌质淡、苔白稍腻，脉沉滑无力。

中医诊断：咳喘（寒痰蕴肺，肺气不宣）。

西医诊断：支气管哮喘。

治法：宣肺散寒，祛痰平喘。

方药：小青龙汤加减。

麻黄5g，杏仁10g，干姜5g，细辛5g，五味子10g，苏子10g，前胡10g，桔梗10g，炙桑白皮12g，炙款冬花10g，陈皮10g，半夏10g，茯苓10g，甘草3g。3剂，水煎服。

医嘱：避风寒，勿食生冷油腻辛辣甜食。

二诊：1985年3月9日。喘促胸闷，喉间痰鸣大减，已能半卧位休息，吐痰量减少。仍咳嗽，腹胀，舌质淡、苔白，脉弦滑，上方加枳壳10g，砂仁8g。6剂，水煎服。

二诊辨证论治：喘促胸闷，喉间痰鸣大减，痰量减少，为表寒已解，壅塞气道之伏痰化其大半，肺气壅闭的病理状态已有改善，但肺主肃降、胃主受纳之职尚未复常，故仍咳嗽、腹胀，上方加枳壳、砂仁以降气消痰，化湿和胃。

三诊：1985年3月15日。哮喘消失，已能安卧，偶有咳嗽，无痰。舌质淡、苔薄白，脉弦。

三诊辨证论治：哮喘消失，病情稳定。风寒外束、寒痰内蕴已解，遵缓则治本原则，以培土生金，溯源培本，固表御邪。

方药：香砂六君子汤合玉屏风散加减。

党参10g，白术10g，茯苓15g，生黄芪15g，防风4g，陈皮10g，半夏10g，木香6g，砂仁8g，厚朴10g，枳壳10g，桔梗10g，山药20g，甘草3g。30剂，水煎服。

咳嗽、哮喘消失而病情稳定。

【按语】《难经·四十九难篇》载："形寒饮冷则伤肺"；《病机汇论》亦载："风寒之邪，受自皮毛，故得以入肺而为喘。"本例患者素有肺疾，子盗母气，而致肺脾气虚，阳气不足，宿痰内伏，乃为本虚标实之证。患者既往有慢性支气管炎病史，此次发病因外感风寒，侵袭于肺，治而不愈，引动体内伏痰，痰气相搏，壅阻气道，肺失宣降，故喘促胸闷，不得平卧，咳喘气逆，喉间痰鸣；水津不得肺气之宣发通调，聚而成痰，因为寒邪所伤，故咳吐稀涎，色白起沫；肺气虚不能温煦肌肤皮毛，故形寒畏冷；脾气亏虚，胃之受纳功能减弱，寒湿内停，故脘腹胀满，饮食减少，大便溏薄；舌质淡、苔白稍腻，脉沉滑无力皆风寒留滞、寒痰内蕴、脾肺气虚之证。由于不化痰则无以治标，不健脾则无以求其本，故当标本同治。药以麻黄辛温解表，散寒平喘；杏仁宣通肺气，下气定喘；甘草合麻黄辛甘发散为阳，以利表寒外解，合杏仁化痰定喘，以利肺气清肃；干姜、细辛内以温肺化饮，外以辛散风寒；五味子温敛肺气以止咳，并防肺气之耗散；陈皮、半夏、茯苓燥湿化痰，理气和中；苏子、前胡、炙桑白皮、炙款冬花、桔梗止咳化痰，降气平喘，开宣肺气。诸药配伍，共奏散寒解表、温肺化饮、燥湿化痰、降气平喘之效，使风寒得以疏散，寒痰得以温化，肺气得以宣畅，则表寒解，咳喘止，病情得以控制。善后更需培补脾肺以求彻愈，故主以党参、山药、茯苓、甘草益气补中，健脾养胃；黄芪益气固表，白术健脾，后以防风配黄芪为玉屏风散引经固表，以增强防御风寒之力；辅以陈皮、半夏理气调中，燥湿化痰；木香、砂仁、厚朴、枳壳、桔梗行气燥湿，宽中宣肺，共奏补中有疏，散中寓补之功，以扶正固本，免却屡犯之虞。

（五）肺痈

杨某，女，69岁，工人，1992年3月4日初诊。

主诉：咳嗽、吐痰，痰中带血半年余。

现病史：患者自述数年前曾患肺痨，经用链霉素和雷米封等药治疗已愈。半年前因感冒发热引起咳嗽，经用中西药物治疗，感冒症状消失，唯咳嗽吐痰不愈。X光透视显示肺纹理增粗。现症见：形体消瘦，面色萎黄，精神不振，咳嗽吐痰，尤以早、晚为重，痰呈黄绿色，有时痰中带脓血，咽干口渴，有时发冷发热，头痛身困，小便色黄，不知饥，不欲食；舌质红，有瘀斑，舌苔黄腻，脉滑数。

中医诊断：肺痈（痰热壅肺）。

治法：清肺泄热，消痈排脓，化痰止咳，凉血止血。

方药：苇茎汤加减。

苇茎30g，生薏苡仁30g，桃仁9g，冬瓜仁18g，桔梗9g，鱼腥草30g，黄芩9g，连翘12g，金银花15g，川贝母9g，白及9g，甘草3g，白茅根30g，黑地榆12g。10剂，水煎服。

医嘱：①坚持服药（中药）治疗；②忌烟酒及辛辣食物。

二诊：1992年3月14日。咳嗽吐痰明显减轻，痰中已不带血，但咯痰不利，口咽仍干，食欲稍增，有时低烧。此为痰热久郁，耗伤肺阴而成阴虚肺燥之证，方用自拟清肺理痨汤加减以滋阴清热润肺。

方药：北沙参24g，麦冬15g，五味子9g，百合15g，生山药30g，白及9g，百部9g，川贝母9g，杏仁9g，白芍15g，地骨皮9g，牡丹皮15g，甘草3g。10剂，水煎服。

三诊：1992年3月25日。咳嗽已止，低热已退，口干咽干消失，唯胸闷胃满，食少纳差，舌质淡红、苔薄白，脉细。此为肺肾阴虚日久，阴损及阳而成肺脾气虚之证；故用香砂六君子汤加减以补益脾肺。

方药：党参15g，白术9g，茯苓15g，橘红9g，半夏10g，砂仁8g，川朴9g，杏仁9g，焦三仙各12g，桔梗9g，甘草3g，生姜3片为引。9剂，水煎服。

四诊：1992年4月20日。诸症消失，已停药上班数日，近因饮食不当，脘腹满闷，不欲食，嘱服香砂养胃丸，每服6g，每日3次，连服1个月，以健运脾胃，巩固疗效。

1992年5月1日电话随访，患者咳嗽、胃脘饱胀等症状消失，食欲恢复。半年后随访，未再复发。

【按语】本案患者有肺痨的病史数年，虽当时痊愈，但肺有蕴热，肺阴已损。半年前复因感冒出现咳嗽，经治后好转，唯咳嗽日久不愈，此为外感之邪未得及时表散，郁久化热，加之肺经痰热素盛、肺阴亏虚而致肺痈。正如《金匮要略·肺痿肺痈咳嗽上气病脉证治》云："痈者壅也，如土之壅而不通，为热聚而肺溃也。"《医门法律》提出，治宜"以清肺热，救肺气"为要法，根据症情方选苇茎汤加减。方中苇茎甘寒轻浮，善清肺热，《本经逢原》谓"专于利窍，善治肺痈，吐脓血臭痰"，为治肺痈必用之品，冬瓜仁清热化痰，利湿排脓，清上彻下，肃降肺气，与苇茎配伍可清肺宣壅，涤痰排脓；生薏苡仁甘淡微寒，上清肺热而排脓，下利肠胃；桃仁活血逐瘀以助消痈；桔梗、川贝母增强化痰排脓之效，鱼腥草、黄芩、连翘、金银花以增强清热解毒之功；并以白及、白茅根、黑地榆凉血止血等，全方配伍共达消痈之功。另外，李老强调中医治病重在辨证，故随病情变化对治疗方案不断进行调整，先后又予以清肺理痨汤加减以滋阴清热润肺，香砂六君子汤加减以补益脾肺，培土生金以固肺气。整个治疗过程辨证准确，随症施方，故效果显著。

（六）肺胀

刘某，男，40岁，1970年6月10日初诊。

主诉：闷气、喘、咳嗽、吐痰4年余。

病史：1966年不明原因咳嗽吐痰，经县医院检查诊断为慢性支气管炎，服麻黄素、氨茶碱等药效果不佳，至1968年10月底突然加重，气喘、心悸、不能行走，当时按支气管炎治疗，效果不佳且日趋严重，至11月底住院治疗。12月又到许昌市医院经过反复胸透会诊，确定肺结核合并自发性气胸。作胸穿刺抽气及服药治疗共月余，基本痊愈而出院，休息营养。出院后几天因受凉后而复发，咳嗽、吐黄痰，胸闷，用抗结核药物治疗无效。又到当地人民医院胸透为慢性支气管炎，1969年春天到平顶山医院胸透为慢性支气管炎合并肺气肿合并感染。又到县医院胸透示：肺气肿。现咳嗽，吐黄痰，闷气，心悸，动则更甚，出虚汗，受凉加重。舌苔黄腻，两脉弦数，两肺有湿啰音，桶状胸，肋间隙增宽。

中医诊断：肺胀（气阴两虚，痰热壅阻）。

西医诊断：慢性肺源性心脏病。

治法：清肺平喘、止咳化痰。

方药：麻杏石甘汤加味。

辽沙参12g，麻黄9g，杏仁9g，生石膏30g，苏子6g，桔梗9g，炙远志9g，枣仁15g，生百合15g，牡蛎15g，龙骨15g，生桑白皮9g，橘红9g，甘草3g。6剂，水煎服。

医嘱：注意保暖，禁烟酒及恣食辛辣、生冷、咸、甜之品。

二诊：1970年6月16日。服药后基本上不喘了，唯晨起和中午起床喘20分钟，程度亦较轻。上方去重镇收敛之龙骨、牡蛎，加半夏9g、赤茯苓12g以加强降逆化痰之效。4剂，水煎服。

三诊：1970年6月21日。喘息基本平息，吐痰减少，现易出汗，偶有心慌现象，湿啰音已消失，舌苔薄白，脉沉细。表邪已解，肺得肃降，故喘息平，去解表之麻黄、苏子，性寒之石膏、生桑白皮。然肺之气阴仍亏，气虚不摄则易汗出，汗出多则加重阴伤，气阴两虚、血行无力、心脉瘀滞故出现心慌。表邪已祛，当固其本，上方中重用辽沙参，配麦冬、五味子、杞果等以滋阴敛汗，炙桑白皮、炙款冬花、白果等化痰止咳，山药、赤苓健脾益肺。

方药：辽沙参21g，麦冬15g，五味子9g，杞果12g，山药15g，赤茯苓15g，炙远志9g，枣仁15g，炙桑白皮12g，炙款冬花9g，白果12g，生百合15g，炙甘草6g。4剂，水煎服。

治疗后，诸症基本消失，患者要求停药观察。

【按语】本病为久咳伤肺，肺之气阴亏虚，肺虚则卫气不固，外邪反复侵袭，肺失肃降，咳喘气逆，时愈时发，反复咳嗽，吐黄痰，则肺脏由虚而损。肺主气，心主血脉，心脉上贯于肺，肺气贯于心脉，百脉又朝会于肺。肺脏虚损，气机不畅，久则必累及心，导致心的血脉不畅；且气为血之帅，气虚则血行无力而瘀滞而出现闷气、心悸，动则更甚，出虚汗，受凉加重。演变为心肺气虚，气虚血瘀，为外不固，肺主卫表，心主营气，营卫虚损，故咳喘反复，遇邪即发。病程中导致肺结核合并自发性气胸，慢性支气管炎合并肺气肿合并感染等病变。

首诊清肺平喘，益心敛汗防脱。辽沙参、生桑白皮、生百合清肺养阴；麻黄宣肺平喘；生石膏清泄肺热；杏仁、橘红助麻黄以宣肺止嗽平喘；苏子、桔梗降逆消痰、宣肺利痰；牡蛎、龙骨止嗽平喘，收敛止汗；炙远志、枣仁养心安神；甘草调和诸药。《本草备要》谓龙骨“能收敛浮越之正气，安魂镇惊，定喘，牡蛎咸以软坚，化痰，止嗽敛汗，涩可固脱，龙骨、牡蛎之属是也”。故首诊用龙骨、牡蛎宣敛并用，防止喘脱的演变。二诊加半夏9g、赤茯苓12g降逆化痰，表证解，咳喘平，即以复肺之气阴亏虚为要，故三诊去解表之麻黄、苏子，性质寒凉之石膏、生桑白皮，改为炙桑白皮，加炙款冬花、白果重在化痰止咳，山药、赤茯苓健脾益肺。

（七）悬饮

孙某，男，46岁，1978年10月9日初诊。

主诉：发热、咳嗽、胸痛、盗汗3个月余。

病史：原患左肺结核，于7月发现胸膜炎左侧积水，经用链霉素、利福平、雷米封、维生素B_6有所减轻，但仍胸闷气短，左侧胸痛，不能右侧卧位，下午低热38℃左右，夜间盗汗，咳嗽，食欲减退、吞酸。舌质淡、苔薄白，脉象细数。

实验室检查：胸腔积液。

中医诊断：悬饮（肺气郁滞，水停胸胁）。

西医诊断：结核性胸膜炎（胸腔积液）。

治法：宣肺通阳，健脾利水。

方药（李老经验方）：宣肺攻饮汤加味。

前胡9g，干姜9g，细辛5g，葶苈子24g，薤白12g，生桑白皮24g，茯苓30g，枳壳9g，杏仁9g，半夏9g，厚朴9g，苏子9g，甘草3g，大枣10枚。7剂，水煎服。

二诊：1979年2月22日。上方共服22剂，西药除雷米封外，其余均停用，低热消失，盗汗减轻，可侧身卧位，左侧胸痛胸闷气短消失。1月因去省城开会数天，停服中药后左侧肋有不适感，出现轻微的胸闷，午后低热，夜间盗汗；舌苔薄白，舌边红，脉象沉细。摄片肺结核仍存，左侧胸水基本消失。

治法：健脾温肺，通阳利水。

方药：宣肺攻饮汤合苓桂术甘汤加味。

白术9g，茯苓15g，干姜9g，细辛5g，葶苈子21g，薤白12g，全栝楼15g，生桑白皮24g，枳壳9g，厚朴9g，广木香6g，苏子9g，杏仁9g，桂枝5g，百部9g，青皮9g，丹参24g，甘草3g，大枣10枚。15剂，水煎服。

【按语】本证系患者素体正虚，胸阳不足，肺卫不固，外邪侵袭，闭阻胸胁，阴阳气机升降失常，继而肺气失宣，通调水液功能失司，水饮留于胸胁而成本病。本病主要病理机制为阳虚阴盛，本虚标实，水饮停积胸胁。故症见胸闷气短，左肋疼痛，不能侧卧，夜间盗汗，咳嗽等。治当以温化为主，此即《金匮要略》所说的“病痰饮者，当以温药和之”。同时根据邪正关系区分标本缓急，方中干姜、细辛、杏仁、百部、桂枝温化水饮，宣肺止嗽；干姜、桂枝配薤白、葶苈子、生桑白皮、茯苓辛温通阳，攻逐胸水；枳壳、青皮、全栝楼、广木香行气宽胸，祛痰通痹；丹参活络止痛；甘草调和诸药。本方为急则治标，以攻逐胸水为主，集中多种药物走于胸胁，温化通阳，宣肺理气，通调水道，共奏攻逐胸胁寒水之力，水饮消、胸阳复、肺气宣、通调利，则水液自不聚积胸胁。

（八）肺积

陈某，女，78岁，2010年8月10日初诊。

主诉：间断性咳嗽、咯痰4个月余。

病史：患者于2010年4月不明原因出现咳嗽、咯痰，经附近诊所给予解痉、止咳、化痰治疗后，症状无明显改善，后至郑州市中心医院查胸部CT示：右上肺占位性病变，右侧胸腔积液。癌胚抗原CEA 426.10ng/mL。因患者年事已高，体质较差，患者及其家属拒绝进行手术及放化疗。后经人介绍来我门诊寻求中医治疗。现症见：患者形体消瘦，面色萎黄，时有咳嗽，咯吐大量白色黏稠痰，时有胸闷气短，稍动则甚，纳眠差，大便干，2～3日一行，体温37.5℃；舌质淡，舌体胖大、苔白腻，脉沉细。

中医诊断：肺积（痰湿蕴肺）。

西医诊断：肺癌。

治法：燥湿化痰，理气止咳。

方药：二陈汤合香砂六君子汤加减。

西洋参10g，白术10g，半夏10g，茯苓15g，陈皮10g，木香6g，砂仁10g，厚朴10g，枳壳10g，柴胡6g，郁金10g，乌药10g，焦三仙各12g，杏仁10g，火麻仁15g，炒枣仁15g，西茴10g，甘草3g，生姜10g。7剂，水煎服。

医嘱：饮食以易消化、富有营养的食物为主，忌生冷食物。

二诊：2010年8月17日。服药后咳嗽较前稍减轻，按上方将半夏、柴胡改为8g，加萝卜籽15g、生薏苡仁30g、黄芪15g。7剂，水煎服。

三诊：2010年8月24日。饮食较前增加，偶有腹胀，心悸，大便3～5日一行，量少。按上方去郁金、枳壳，加檀香10g。7剂，水煎服。

四诊：2010年8月31日。咳嗽、咯痰症状较前明显减轻，时有心悸、胸闷气短，按上方去萝卜籽，加莪术8g、丹参15g。15剂，水煎服。

五诊：2010年9月14日。咳嗽、咯痰及胸闷症状已不明显，基本正常，大便1～2日一行，舌体胖大、苔薄白有裂纹。治宜补气健脾，疏肝解郁以善后。

黄芪15g，白术10g，茯苓15g，陈皮10g，炒山药20g，木香6g，砂仁10g，厚朴10g，枳壳10g，柴胡6g，乌药10g，焦三仙各12g，杏仁10g，火麻仁15g，丹参15g，炒枣仁15g，生薏苡仁30g，西茴10g，甘草3g。10剂，水煎服。

六诊：2010年9月27日。患者服药后精神可，咳嗽及咯痰症状均已消失，舌质淡红、苔薄白，体温近日未再升高。按上方去枳壳，加檀香10g。10剂，水煎服。

【按语】本案肺癌以咳嗽为主症，故按咳嗽治疗。李老认为，咳嗽总归为邪客于肺所致。肺为华盖娇脏，主一身之表，外邪侵袭人体，常首先侵犯肺。患者年老体衰，正气不足，易于感邪，邪客于肺，使肺之宣降失常，水液输布障碍，痰饮内生，蕴藏于肺，出现咳嗽咯痰之症。脾为肺之母，久咳不愈，子病及母，脾运失职，水湿停滞而生痰，上贮于肺，肺宣发不利，则咯吐大量白色黏稠痰；肺主一身之气，肺脾气虚，则见胸闷气短，动则尤甚；久病消耗气血，机体失于荣养，故形瘦面黄；肺气上逆，胃失和降，则纳差便干；咳甚则难以入寐。综合舌脉，该案正气虚损是病本，痰湿蕴肺是其标，宜标本兼治。以二陈汤合香砂六君子汤燥湿化痰，补气健脾，以绝生痰之源；因肺喜润恶燥，久咳肺阴易伤，故以西洋参代人参气阴双补；"善治痰者，不治痰而治气"，故以厚朴、枳壳、柴胡、郁金、乌药疏肝解郁理气，一方面气行湿化则痰消，一方面防气郁化火，"木火刑金"；焦三仙健脾和胃，培土生金；西茴、生姜温中化饮；杏仁、火麻仁降气润肠，助肺之宣发，酸枣仁养心安神以助安眠。治咳时李老常提到《素问·咳论篇》中"五脏六腑皆令人咳，非独肺也"之语，咳嗽咯痰虽为肺系疾病，然常涉及多脏，特别是久咳患者。因而治疗时要注意脏腑之间的生克表里关系，掌握正确的扶正祛邪时机，不可见咳止咳。该案中李老针对肺中"痰湿"，灵活配伍运用化痰、益气、健脾、理气、温中等法，不但使原有痰湿得化，亦杜绝痰湿再生，标本兼顾，故获良效。

二、心脑系病症

（一）心悸

案1：心悸（气阴亏虚）

张某某，女，38岁，1992年5月17日初诊。

主诉：心慌、胸闷3年余。

现病史：患者自述于1989年1月，夜间被噩梦惊醒后觉心慌，胸闷，当时未予治疗。此后每因劳累则心悸、胸闷加重。在当地县人民医院做心电图示：频发性室性早搏。经服肌苷片、金维他有所减轻。后常服异搏定、慢心律、丹参片、山海丹等中西药物，病情时轻时重。多次做心电图检查，报告结果均同上。现症见：心悸胸闷，气短乏力，心烦急躁，失眠多梦，口干咽燥，头晕，善惊易恐，精神不振；舌质微红、苔少，脉结代。

中医诊断：心悸（气阴亏虚）。

西医诊断：频发性室性早搏。

治法：养阴益气，宁心安神。

方药（李老经验方）：养阴益气汤。

红参（先煎）6g，麦冬15g，生地黄15g，五味子15g，枸杞子15g，山茱萸15g，茯苓15g，阿胶15g，丹参15g，桂枝3g，远志10g，节菖蒲10g，龙骨15g，甘草3g。6剂，水煎服。

医嘱：调畅情志，注意休息，避免劳累。

二诊：1992年5月24日。期前收缩次数明显减少，余症均有所减轻。舌微红、苔少，脉结代。加黄芪30g以益气补中，再进6剂。

三诊：1992年5月31日。前日心电图检查，提示为偶发性室性早搏，每分钟5～6次。夜眠仍有梦，舌质淡红、苔少，脉弦细，偶有结代。上方加夜交藤30g以养心安神，再进15剂。

四诊：1992年6月15日。诸症消失，心电图提示：窦性心律。上方继服15剂后改服天王补心丹，每次1丸，每日3次，连服2个月。

【按语】心悸的治疗应先辨虚实，虚证常因气、血、阴、阳偏虚的不同，以补气、养血、滋阴、温阳法治疗，且不可以一方概治之，由于临床以虚实错杂者多见，故治疗应按照轻重缓急的不同，相应偏重，而各有兼顾。患者平素失眠多梦，心虚胆怯，心气心阴不足，突为噩梦所惊，惊则气乱，阴不敛阳，虚阳妄动，扰乱心神，心神不宁而致心悸、脉结代；且平时遇事多思多虑，长期忧思不解，心气郁结，阴血暗耗，不能养心而加重心悸；更因心气亏虚，而见气短乏力；阴虚火扰，而见失眠、心烦等症，故气阴亏虚为其根本病因，治疗应以益气养阴为主，然心主阳气，全身的血液运行皆赖心阳鼓动，应少佐温阳之剂，取其"少火生气"之意，如方中红参不仅能益气健脾，兼能温通心阳，少量桂枝温通经络，助阳化气，益气养阴且可温阳通脉；加丹参、阿胶补血通络，而不失气血同调之意；又加远志、节菖蒲、龙骨安神定志，则悸定脉安。心悸病势缠绵，应坚持长期治疗，故收效后改服天王补心丹以巩固治疗。

案2：心悸（脾胃气虚，痰浊阻滞）

李某，男，28岁，1988年4月16日初诊。

主诉：因感冒发烧致心悸，胸中闷痛已月余。

病史：患者月余前因感冒发烧继发心慌、胸中闷痛，经河南医科大学一附院（现郑州大学一附院）确诊为病毒性心肌炎，服慢心律等药效果不显。现心慌不能自抑，胸中憋闷窒塞，时有胸痛，头晕，面色萎黄，神疲乏力，食欲减退，恶心欲吐。查体温、抗"O"正常，心率86次／分，期前收缩12次／分。心电图示：频发性室性期前收缩，呈二联律，下壁心肌缺血。舌体胖大、苔厚腻，脉结代沉细。

中医诊断：心悸（脾胃气虚，痰浊阻滞）。

西医诊断：病毒性心肌炎。

治法：健脾益气，化痰通络。

方药：香砂六君子汤加减。

党参20g，白术10g，茯苓15g，薏苡仁15g，广木香10g，枳壳12g，橘红10g，半夏10g，桂枝6g，节菖蒲15g，丹参15g，炙甘草10g。10剂，水煎服。

医嘱：勿劳累，注意休息，保持心情舒畅。

二诊：1988年 4 月27日。心慌、胸闷、乏力、恶心减轻，食欲转佳，早搏减少为1～2次／分。

二诊辨证论治：诸症减轻，期前收缩减少十之七八，以补脾益气，温阳化痰，通行心络之剂使宗气渐充，心脉渐次通畅而心神得养。李老认为，治疗心悸，不能单单着眼于心经，应追本溯源，重视心脾同治，补通并用，使心有所养，行无所滞，则脉律可望尽快复常。患者治疗效果较好，拟原方继进改善。10剂，水煎服。

三诊：期前收缩消失。

半年后随访未见复发。

【按语】《医学探骊·卷五》载："脾气少为虚衰则悸，脾为脏腑之统宇，其他脏腑一病，脾能运气运血而保护之，至于脾一空虚，其他脏腑则不能运气运血来保护脾脏，故凡有心跳之症者，往往历久不愈……其气复元，其悸自无。"本例初由外感罹患心肌炎，表现为心悸、胸中闷痛、头晕、身疲乏力、食欲减退、恶心欲吐、面色萎黄、舌体胖大等症，以此辨证，乃为素体脾胃虚弱，营卫宗气生成不足，不能正常贯注心脉，使心脉失养，心气不足，影响心脏之搏动，其症表现固然在心，但与脾胃之功能失调亦密切相关。因此，治疗上应健脾益气补其本，化痰通络治其标，以使脉律复常，此"心脾同治"之法。方取六君子汤意以党参、白术、茯苓、炙甘草、薏苡仁健脾益气、渗利水湿；橘红、半夏、枳壳燥湿化痰、理气降逆；桂枝温阳通脉，使血气流通，则脉始复常；丹参通行血脉、养血安神；节菖蒲化湿透窍，安神定惊；木香理气醒脾，使补而不滞，全方共奏健脾益气、养心安神、温阳通络、燥湿化痰、疏调气血之效，方证合拍，故能获效于数剂之间。

（二）胸痹

案1：胸痹（肝郁脾虚，兼有郁热）

郭某，女，53岁，于1991年5月30日初诊。

主诉：阵发性心前区隐痛1年余。

病史：1990年3月因工作劳累，加之心情不畅而胸闷、心悸、气短，继之心前区隐痛，晨起后明显，并时作头晕。服西药（药名不详）治疗，病情时轻时重。1991年5月初，因工作劳累致病情加重。心电图检查示心肌缺血。现症见：阵发性心前区隐痛，牵及左侧肩臂，胸闷气短，头晕心烦，性急易怒，失眠多梦，口干口苦，善太息，身倦乏力，面色萎黄；舌边尖红、体胖大、苔薄白，脉弦细。

中医诊断：胸痹（肝郁脾虚，兼有郁热）。

西医诊断：冠心病。

治法：疏肝健脾，解郁清热。

方药：逍遥散加减。

当归10g，白芍15g，白术10g，茯苓15g，柴胡6g，香附10g，枳壳10g，郁金10g，檀香10g，节菖蒲10g，全栝楼15g，菊花12g，天麻10g，生地黄10g，甘草3g。10剂，水煎服。

医嘱：调情志，适劳逸，忌辛辣刺激性食物。

二诊：1991年6月10日。胸痛、胸闷、气短、头晕等症减轻，仍觉睡眠差，身倦乏力。舌边尖红、体胖大、苔薄白，脉弦细。

二诊辨证论治：肝气疏调，郁热渐散，气机畅达，通则不痛。由于郁热之象已减，去全栝楼、生地黄。现睡眠不佳之症状明显，加丹参15g，夜交藤30g，活血通络，养心安神。12剂，水煎服。

三诊：1991年6月24日。胸痛、胸闷、气短、善太息等症状消失，精神、饮食均好，面色红润，身体有力，心急烦躁、口干口苦等症状消失，睡眠较前好转，偶有头晕。舌质稍红、苔薄白，脉弦细。

三诊辨证论治：肝郁气滞之病机已解，心胸舒畅，血脉通调。檀香辛温，去之防其助热，加杞果15g滋养肝阴，助清余热。12剂，水煎服。

四诊：1991年7月8日。诸症消失，无明显不适感。

四诊辨证论治：症状渐除，但考虑其平素性情多思易怒，嘱其自服逍遥丸善后。

随访：患者服逍遥丸1个月后诸症未再发作，复查心电图未提示异常。

【按语】患者因工作劳累，加之精神抑郁，使肝失条达，气机郁滞，阻于心胸，脉络不利，气血不畅、不通而致胸痛，胸闷，气短；肝经布胁肋，肝络气机不利，故见左胁疼痛，时时太息；气郁日久化火，则见心烦急躁，口干口苦；热扰心神则见失眠多梦；肝阳上亢则见头晕；木郁克土，脾运失职，肢体失于荣养，故见身倦乏力，面色萎黄。舌边尖红、体胖大、苔薄白，脉弦细，皆为肝郁脾虚，内有郁热之象。《杂病源流犀烛·心病源流》曰："总之七情之由作心痛，七情失调可致气血耗逆，心脉失畅，痹阻不通而发心痛。"此类胸痹，当以疏肝健脾、理气通络为主。方以逍遥散为基础，当归为血中之气药，养血和血；白芍柔肝敛阴；柴胡、檀香、香附、枳壳、郁金行气止痛，疏肝解郁；全栝楼、生地黄化痰清热；菊花、天麻平抑肝阳，清利头目；“见肝之病，当知传脾”，故配伍白术、茯苓健脾益气，使气血生化有源，血和则肝和，血充则肝柔；甘草益气健脾，调和诸药。上方诸药合用，肝郁得疏，郁热得清，脾运得健，肝脾兼顾，气血和调，药症相符，病症得除。

案2：胸痹（肝郁气滞，兼有郁热）

苗某，女，33岁，1991年5月30日初诊。

主诉：阵发性心前区隐痛1年余。

病史：患者于1990年3月因工作劳累，加之心情不畅，出现心悸，胸闷，气短，继之心前区隐痛，晨起后明显，并时发头晕。经服西药（药名不详）治疗，病情时轻时重。1991年5月初，因工作劳累致病情加重。心电图检查示：右束支传导阻滞。现症见：阵发性心前区隐痛，牵及左胁，胸闷气短，头晕心烦，性急易怒，失眠多梦，口干口苦，善太息，身倦乏力，面色萎黄；舌边尖红、苔薄白、体胖大，脉弦细。

中医诊断：胸痹（肝郁气滞，兼有郁热）。

西医诊断：右束支传导阻滞。

治法：疏肝解郁，理气通络，佐以清热。

方药：逍遥散加减。

当归10g，白芍15g，白术10g，茯苓15g，柴胡6g，香附10g，枳壳10g，郁金10g，檀香10g，节菖蒲10g，全栝楼15g，菊花12g，天麻10g，生地黄10g，甘草3g。10剂，水煎服。

医嘱：调情志，适劳逸；忌辛辣刺激性食物。

二诊：1991年6月10日。胸痛、胸闷、气短、头晕等症状大减，仍觉睡眠差，身倦乏力。舌边尖红、苔薄白、体胖大，脉弦细。郁热之象已缓，去全栝楼、生地黄，加丹参15g，夜交藤30g，活血通络，养心安神。12剂，水煎服。

三诊：1991年6月24日。胸痛、胸闷、气短、善太息、心急烦躁、口干口苦等症状消失，精神、饮食均好，身体有力，睡眠较前好转，偶有头晕。舌质稍红、苔薄白，脉弦细。上方去檀香，防其助热，加枸杞子15g滋养肝阴。12剂，水煎服。

四诊：1991年7月8日。无明显不适感，嘱其自服逍遥丸以巩固疗效。

2个月后电话随访，知服逍遥丸至今诸症未发作。

【按语】 胸痹是由于正气亏虚，痰浊、瘀血、气滞、寒凝而引起的心脉痹阻，其病位在心。此例为肝气郁滞不畅，脾胃运化失常，以致心脉阻痹，且郁久化热，故选逍遥散治之。情志失调是胸痹的主要病因之一，与工作劳累、精神压力大密切相关。忧思伤脾，脾虚气结，运化失司，聚湿生痰，阻于心胸，脉络不利，气血不畅，不通则痛，故胸痛，胸闷，气短；郁怒伤肝，肝失条达，肝郁气滞，郁而化火；火扰心神则烦躁、失眠；肝阳上亢则见头晕；木郁克土，脾运失职，肢体失于荣养，则身倦乏力，面色萎黄。治当疏肝解郁，健脾化痰，清解郁热，理气通络。方以逍遥散为基础，当归为血中之气药，养血和血；白芍柔肝敛阴；柴胡、檀香、香附、枳壳、郁金行气止痛，疏肝解郁；全栝楼、生地黄清热散结；菊花、天麻平抑肝阳，清利头目；配伍白术、茯苓健脾化湿，土旺亦可抑木，且使气血生化有源，血和则肝和，血充则肝柔。上方诸药合用，肝郁得疏，郁热得清，脾运得健，肝脾兼顾，血脉通调，则症消失。

（三）中风中脏腑

闫某某，男，60岁，2010年1月2日初诊。

现病史：患者于2009年12月29日驾车前往单位的途中遭遇"碰瓷"，因过度恼怒而致意识丧失，右侧肢体瘫痪，大小便失禁，急送某省级三甲医院，经头颅SCT平扫，诊断为"左侧外囊出血"，住院治疗。按脑出血常规治疗。因患者持续深度昏迷，病情危重，多方会诊不主张行颅内微创手术，遂请李老会诊。当时症见患者神志昏迷，两目上视，大汗淋漓，舌卷囊缩，遗尿，舌质红，舌体不胖大，脉弦细尚有力，血压135/90mmHg。

中医诊断：中风中脏腑（肝阳上亢，肝风内动）。

西医诊断：急性脑出血。

治法：平肝熄风，清热凉血，少佐活血。

方药：蒸首乌18g，白芍15g，黄精15g，怀牛膝15g，郁金10g，节菖蒲10g，茯苓15g，泽泻15g，当归10g，赤芍12g，生地黄12g，牡丹皮10g，全虫10g，地龙12g，甘草3g。5剂，每日1剂，水煎分2次鼻饲；另用安宫牛黄丸，每次1粒，每日2次鼻饲；同时配合西医常规治疗。

二诊：2010年1月8日。出现咳嗽，喉中痰鸣，呼吸急促，发热至39℃，听诊两肺满布湿啰音，头颅、胸部SCT平扫提示左侧基底节脑出血；双肺炎症。因肺部症状明显，急者治其标，故治以清热宣肺，止咳化痰。

方药：辽沙参15g，前胡10g，黄芩10g，杏仁10g，栝楼仁10g，知母12g，川贝10g，苏子10g，鱼腥草15g，桔梗10g，葛根15g，牡丹皮10g，橘红10g，青蒿10g，地骨皮12g，甘草3g。继服安宫牛黄丸。

三诊：2010年1月10日。服上方2剂，热退，咳嗽明显减轻，听诊肺部啰音消失。肺部症状改善，仍以原发病为重点，治以平肝熄风，通经活络，开窍醒神。

方药：蒸首乌15g，赤芍15g，黄精15g，枸杞子15g，牡丹皮10g，丹参15g，鸡血藤20g，郁金10g，节菖蒲10g，地龙15g，全虫10g，蜈蚣3条，山甲8g，茯苓15g，桑枝25g，泽泻15g，红花10g，甘草3g。继服安宫牛黄丸。

四诊：2010年1月13日。服上方3剂，仍神志昏迷，不能言语，患肢无知觉。治以平肝潜阳，通经活络，豁痰开窍。

方药：三七参（冲服）3g，牡丹皮10g，赤芍15g，茯苓12g，旱半夏10g，泽泻15g，冬瓜子30g，生薏苡仁30g，大黄3g，郁金15g，节菖蒲10g，菊花10g，夏枯草30g，怀牛膝30g，石决明30g，珍珠母30g，全虫6g，蜈蚣1条，地龙10g。

五诊：2010年1月21日。服上药7剂，神志逐渐清醒，但发音困难，右侧肢体有痛觉，头颅、胸部SCT平扫提示左侧基底节区及左侧额颞顶叶可见大片状水肿样低密度影，与前片对比脑水肿加重；双肺炎症较前对比有所吸收；MRI提示左侧基底节区脑出血，量约42mL。主治医生建议手术，但患者家属拒绝，仍坚持中药治疗。治以养阴平肝，活血通络，通阳利水，以减轻脑水肿；同时建议减少输液量。

方药：蒸首乌15g，赤芍15g，当归10g，川芎10g，郁金10g，节菖蒲10g，丹参15g，泽泻15g，桂枝5g，猪苓10g，大黄炭6g，白术10g，茯苓15g，全虫10g，蜈蚣3条，山甲10g，地龙15g，白僵蚕10g，乌梢蛇10g，木瓜18g。10剂。

六诊：2010年2月3日。神志清晰，右侧肢体可稍活动，知觉恢复，能说简单的字、词。头颅SCT平扫提示左侧基底节区及左侧额颞顶叶可见大片状水肿样低密度影，较前片对比有吸收。因患者有乙肝病史，故查肝功：谷氨酸氨基转移酶47U/L，门冬氨酸氨基转移酶90U/L，总胆红素56.1μmol/L。治以益气活血，通经活络，佐以利胆退黄。

方药：黄芪20g，当归12g，川芎10g，赤芍15g，桃仁10g，红花10g，郁金10g，节菖蒲10g，白术10g，茯苓18g，泽泻15g，桂枝6g，山甲10g，全虫10g，大黄炭6g，蜈蚣3条，木瓜18g，桑枝25g，茵陈12g，甘草3g。7剂。停用西药。

七诊：2010年2月11日。神志清晰，语言蹇涩，面色晦暗，右侧肢体活动受限，舌质红、苔薄白，脉沉细。治以益气活血，通经活络。

方药：黄芪25g，当归12g，川芎10g，赤芍15g，桃仁10g，红花10g，香附10g，郁金10g，节菖蒲10g，桂枝6g，生薏苡仁30g，山甲10g，全虫10g，大黄炭6g，川牛膝15g，木瓜18g，鸡血藤30g，丹参15g，桑枝30g，独活10g，蜈蚣3条，甘草3g。

八诊：2010年3月6日。上方共服22剂，患者思维清晰，精神佳，面色红润，语言表达清楚，右侧肢体功能明显改善，右手可触到右耳，可在旁人扶持下行走，但动作迟缓，手扶栏杆可缓慢上下楼梯，舌边尖红，舌体稍胖大，脉略弦。MRI复查与发病时对比病情明显好转；复查肝功：谷氨酸氨基转移酶22U/L，门冬氨酸氨基转移酶38U/L，总胆红素49.5μmol/L。治以益气活血，通经活络，养阴平肝。

方药：黄芪25g，当归12g，川芎10g，赤芍15g，牡丹皮10g，郁金10g，石决明15g，天麻10g，豨莶草18g，丹参15g，茯苓15g，山甲10g，地龙15g，全虫10g，大黄炭5g，蜈蚣3条，桑枝30g，黄精15g，蒸首乌18g，甘草3g。上方略有加减，用药2个月，患者语言流利，四肢活动如常人，病告痊愈。现已恢复工作。

【按语】急性脑出血属中医学的“中风”“厥证”范畴。李老认为，中风的病因病机多为肝阳上亢、阴虚阳亢、气虚血瘀和痰湿阻滞。病因病机不同，发病的缓急轻重不同，其预后亦不同。肝阳上亢者，一般平时无高脂血症、高血压、糖尿病等基础疾病，多由于强烈精神刺激，极度恼怒而发病，病势急，病情发展迅速，死亡率较高，但如治疗及时，措施得当，往往恢复较快，后遗症轻微或不留后遗症；而阴虚阳亢、气虚血瘀、痰湿阻滞者多有基础疾病或见于老年人，发病之后，恢复较慢，多留有后遗症。本例患者源于恼怒惊恐发病，病势急，病情重。病机为恼怒伤肝，惊恐伤肾，肝阳上亢，化火生风，肝风夹热、气、血上冲颠顶、壅塞清窍，使脑血管破裂出血，正如《素问·生气通天论》云：“大怒则形气绝，而血菀于上，使人薄厥。”《内经·厥论》亦指出：“阳气盛于上，则下气重上而邪气逆，逆则阳气乱，阳气乱则不知人也。”本证虽有脱象，但据脉证，不能补阳，仍治以平肝熄风，清热凉血，少佐活血；清热凉血可使肝气下降，以期气返则生，减少脑部充血；稍加滋阴药物以壮水制火，使阴液得复，肝肾得养，火降风熄。患者神志清醒后身体恢复的重点在以下三方面：思维能力、记忆力的恢复；语言表达能力的恢复；肢体功能的恢复。

本例患者的治疗和用药特点：一是发病之初，针对病机，以平肝熄风，清热凉血立法，少佐当归、赤芍养血活血之品，能加速血肿的吸收和解除脑受压，有利于神经功能的恢复。二是平肝养阴清热药加五苓散通阳利水，以减轻脑水肿。三是药中用少量大黄可行血中之气，引火下行。四是随着病情的稳定，逐步加动物药如全虫、蜈蚣、地龙、白僵蚕、乌梢蛇等，因此类药物为血肉有情之品，既有补益作用，又可通经活络。五是在益气养阴凉血活血药中少佐桂枝，并减少输液量，以增强机体自身利水之能力，取“善补阴者，必于阳中求阴，则阴得阳升而泉源不竭”（语出张景岳《新方八略引》）之意。六是根据病情的变化，随时修改治疗方案，不墨守成规，拘于一方一药。需要强调的是，中风虽属脱证，但初起时，患者心脏功能及血压尚可，应慎用补气之品，宜急用养肝、平肝、熄风，以促使气返而生。早用或过用补气活血之药，有引动肝气上逆，肝风复起之虞。待病情完全稳定，各项功能逐渐恢复，则可益气活血，平肝通经活络以善其后。

（四）眩晕

案1：眩晕（痰湿阻滞）

刘某，男，41岁，1992年4月9日初诊。

主诉：间断性头晕、头痛1年余。

病史：1990年6月因农活繁重，出现头晕，头痛，耳鸣，伴恶心呕吐。在当地乡医院按胃肠病治疗（用药不详）1周，症状无明显改善。后至县医院被诊为血管神经性头痛，服罗通定、维生素B_6等西药治疗，症状有所缓解。1991年3月病情复发，至省人民医院查脑血流图、脑电图、脑CT等，均未发现异常，又查颈椎正侧位片提示：颈椎轻度骨质增生。嘱服盐酸氟桂利嗪片治疗，病情时轻时重。后又服活血通络、平肝熄风类中药治疗2个月余，效果仍不理想。近一年来常服中西药治疗，症状始终未能控制。现症见：眩晕耳鸣，头痛头重，腹胀纳差，恶心呕吐，嗳气时作，身倦乏力，失眠梦多，面色无华，声低懒言；舌边尖红、体胖大、苔白腻，脉弦滑。

中医诊断：眩晕（痰湿阻滞）。

西医诊断：梅尼埃病。

治法：健脾祛湿，化痰清热。

方药：半夏白术天麻汤加减。

白术10g，茯苓20g，橘红10g，半夏10g，泽泻15g，郁金10g，节菖蒲10g，枳壳10g，竹茹10g，天麻10g，细辛5g，菊花10g，蝉蜕10g，川芎10g，丹参15g，甘草3g。7剂，水煎服。

医嘱：忌食生冷、油腻、辛辣之品，注意休息。

二诊：1992年4月17日。眩晕耳鸣、头痛头重症状减轻，睡眠状况较前好转，但仍腹胀纳差，嗳气恶心，舌质淡红、苔白腻，舌体胖大，脉弦滑。

二诊辨证论治：湿浊渐化，痰火渐消，去清热化痰之竹茹、疏风散热之蝉蜕，加佛手12g、砂仁8g，以增宽中理气，运脾除湿之力。12剂，水煎服。

三诊：1992年4月29日。眩晕、头痛、头重、耳鸣症状消失，饮食、睡眠好，胃脘无不适感，身体较前好转。舌质淡红、苔薄白，脉弦细。

三诊辨证论治：诸症基本消失，为药证相合，现痰湿不著，去渗湿之泽泻、活血通络之丹参，加党参10g以补气健脾、香附12g以疏理气机。15剂，水煎服，以巩固疗效。

【按语】患者由于劳倦过度，耗伤脾气，致使脾失健运，水湿内停，聚湿生痰，痰浊中阻，脾虚则肝旺，痰湿随肝气上逆，蒙蔽清窍，故眩晕；痰为湿聚，浊阴上逆，阻遏清阳，故头痛头重；痰湿阻滞中焦，升降失常，则腹胀纳差，嗳气，恶心呕吐；脾虚精微不充，清阳不达四肢，则身倦乏力；痰浊久郁化火，痰火上扰则耳鸣；痰火扰心，则失眠多梦。舌边尖红、体胖大、苔白腻，脉弦滑，均为痰湿阻滞，肝郁化热之象。脾为生痰之源，此类眩晕，根于脾虚生痰，故当以健脾祛湿化痰熄风为治法。《医学心悟》曰："有湿痰壅遏者，头旋眼花，非天麻、半夏不除是也，半夏白术天麻汤主之。"本方以半夏白术天麻汤为基础，方中白术、茯苓、泽泻健脾利湿，导湿从小便而去；橘红、半夏燥湿祛痰，降逆止呕；枳壳、竹茹行气下痰，清热止呕；天麻、菊花、蝉蜕清热平肝熄风；郁金、节菖蒲疏肝理气，透窍安神，使气行湿行；川芎、丹参活瘀通络，以散郁滞；细辛引经通窍；甘草调和诸药。上方加减用药，随症而转，补泻兼施，温凉共济，标本兼顾，使脾虚渐复，湿浊运化，痰火消散，肝气条达，则眩晕自除，诸症消失。

案2：眩晕（脾虚湿阻，血行不畅，肝阴不足，风阳上扰）

马某，女，39岁，农民，2005年8月20日初诊。

主诉：眩晕耳鸣、体倦乏力3年余。

病史：2002年5月感觉眩晕、耳鸣，时觉头沉，体倦乏力，但未引起重视。2003年初病情开始加重，遂就诊于洛阳市第一人民医院。2005年3月21日检查报告：TC 7.73mmol/L，TG 3.84mmol/L，HDL—C 1.14mmol/L，LDL—C 4.87mmol/L。BP 160/100mmHg，确诊为高血压、高脂血症。经服西药维压静、吲达帕胺、辛伐他汀等药，血压时降时升，其他症状有所减轻。后至洛阳市中医院服用育阴潜阳、健脾利湿等中药效果不显。现感头晕，耳鸣，头目胀痛沉重，每因劳累及心情不佳时加重，胸闷，恶心，周身困倦乏力。其面色潮红，体形较胖。舌质暗，舌边有瘀斑、苔白腻，脉弦滑。

中医诊断：眩晕（脾虚湿阻，血行不畅，肝阴不足，风阳上扰）。

西医诊断：原发性高血压；高脂血症。

治法：健脾养肝、祛湿活血、潜降熄风。

处方：白术12g，茯苓10g，泽泻10g，节菖蒲10g，川牛膝9g，女贞子15g，荷叶30g，草决明12g，全蝎6g，牡蛎15g，赤芍10g，山楂15g，地龙21g，鸡血藤30g，丹参20g，桃仁12g，甘草5g。25剂，水煎服。

医嘱：忌食肥甘油腻及不易消化之品，适当锻炼，尽量保持心情舒畅。

二诊：2005年9月16日。头晕耳鸣、头目胀痛显著减轻，胸闷恶心已消失，药后大便微溏。舌质暗，舌边有瘀斑，舌苔薄白腻，脉弦滑。

二诊辨证论治：头目诸症减轻，胸闷恶心消失，腻苔渐退，为脾虚运化水湿之职渐有复常，体内湿浊渐化，故去泽泻；舌质瘀斑略减，为瘀血稍有消散，经络亦有通畅之象，因大便微溏，故去桃仁、草决明，加红花12g。20剂，水煎服。

三诊：2005年10月8日。头晕、耳鸣、头目胀痛沉重感及舌边瘀斑已消失，周身较前有力。舌质稍暗、苔薄白，脉弦无力。

三诊辨证论治：主症已消失，体内病机基本消除，脾健湿化，血行气畅，肝阴恢复，机体运化升降出入正常，唯舌质稍暗，脉弦无力，为血行尚未完全复常之象，上方去女贞子、川牛膝，加党参15g以促血运。30剂，水煎服。

眩晕等症消失而病情稳定。2005年12月17日电话随访，知三诊中药已于11月8日服完，11月16日去省人民医院检查，结果：TC 5.22mmol/L，TG 1.92mmol/

L，HDL－C 1.16mmol/L，LDL－C 3.64mmol/L。平时多次测量血压，基本为136/86mmHg。

【按语】本例患者因家族遗传，加之平素过食肥甘，致脾胃损伤，失于健运，痰湿中阻致气机不利，血行不畅，瘀血阻络，脑失所养而致眩晕，胸闷恶心，周身困倦乏力，烦劳则剧，舌暗瘀斑等症；湿浊内聚，上蒙清窍可见头沉胀痛；又因化源亏乏，阴津亏虚，致水不涵木，风阳上扰亦致眩晕，耳鸣，面色潮红。综合本例眩晕病机为脾虚湿阻，血行不畅，肝阴不足，风阳上扰。治当标本兼施，补通并行，药用白术、茯苓、泽泻、荷叶健脾益气，利湿化浊；女贞子滋补肝肾之阴，以涵肝木；节菖蒲、山楂开窍化湿，助脾健胃；草决明、全蝎、牡蛎、地龙平肝潜阳，清热熄风，其中牡蛎为介类之品，咸寒质重，性能沉降，且气味俱轻不碍痰湿，眩晕肝阳上亢者多用之，以潜阳镇逆，使风灭火降；赤芍、鸡血藤、丹参、桃红、山楂、川牛膝活血化瘀，清热凉血，诸药共奏健脾养肝、祛湿活血、潜降熄风之效。李老认为，高血压、高血脂病所致之眩晕，不能只就肝肾阴虚方面治疗，还要考虑脾虚肝郁的因素。岂不知脾虚日久，土壅木郁，肝气郁滞，气郁化热，肝阳上亢，可致眩晕；尤其脾虚失其健运水谷之精微，脂肪淤积体内，可使血脂高于常人，临床遇此症者甚多，每用健脾疏肝为主治疗而效佳。本病案头眩晕而沉重，舌体胖大，舌苔白腻，舌质淡暗，脉象弦滑，且每因劳累情志不快而加重病情，显系脾虚湿阻，血行不畅。肝阳上亢之征。故以健脾祛湿、活血熄风法，用自拟平亢通络汤加减连服，使血压、血脂降为正常，头晕等症消除。值得指出的是：白术、茯苓等药能健脾以绝其生痰之源，而泽泻、荷叶、山楂、草决明等药有很好的降血脂作用，在本病治疗中尤为重要。

（五）顽固型头痛

周某，男，65岁，中国台湾台北市人，1999年4月初诊。

病史：患者在30多年前因头部受机械撞伤，出现头痛已30余年，多年来从没有间断四处求方医治，先后到过台北、北京、上海等地大医院诊治，用药不详，均不见好转。周某的弟弟系河南省三门峡一合资企业经理，一个偶然的机会，得知李老治愈不少疑难重病，忙告知哥哥，要其来大陆请李老医治。周某闻听大喜，专程从台湾来郑州求李老诊治。现症见：患者30年来每天头痛，疼痛部位在左额头发际处疼痛固定不移，上午轻，下午重，如遇感冒或情绪不愉快时疼痛更甚。纳食可，二便正常，尚能做一般工作。舌质紫暗，舌体不胖大，舌苔薄白。脉象沉细涩。

诊断：头痛（血瘀证）。

治法：活血化瘀，理气通络。

方药：通窍活血汤化裁加减。

蒸首乌15g，赤芍15g，山萸肉15g，枸杞子15g，牡丹皮10g，川芎10g，郁金10g，节菖蒲10g，白芷10g，羌活10g，天麻10g，细辛5g，桃仁10g，红花10g，香附12g，麝香（冲服）0.1g，穿山甲10g，土元10g，甘草3g；葱白3寸、黄酒1两为引。

医嘱：避免情绪不愉快和受凉。头痛日久，须长期坚持服药。因须回台湾治疗，取药90剂。每日1剂，分2次服，水煎服。

二诊：患者服药到20剂以后，疼痛逐渐减轻，自觉30多年来头部从没有如此轻松过，遇阴凉天气疼痛也没有以前剧烈，自觉明显减轻。

三诊：患者头痛基本消失，偶有疼痛，遇寒凉疼痛也不明显了，上方稍作加减继续服药70剂以巩固效果。

患者前后3次专程来郑州请李老诊治，经过长达250天的治疗，头痛彻底治愈，没有复发。2年后患者专程从台湾赶到郑州对李老表示感谢。

【按语】头痛为临床常见的自觉症状，可单独出现也可出现于多种慢性疾病之中。本案患者因外伤头痛30多年，在临床中尚属罕见。李老根据患者有外伤史，头痛部位固定不移，舌质紫暗，脉象沉细涩，紧抓主症，诊断为血瘀证，特别是局部脉络瘀滞。以活血化瘀，理气通络法治疗，方用清代名医王清任的通窍活血汤化裁治疗。王清任拟定了多个逐瘀方剂，通窍活血汤是以治疗头面血瘀而设的。本案患者头部外伤，瘀血内停，脉络不通，故头痛经久不愈，以赤芍、川芎、红花、桃仁、牡丹皮活血化瘀，配以开窍通阳的麝香、葱白、黄酒温通经脉，羌活、细辛、白芷、郁金、节菖蒲理气透窍，温经止痛。脑为髓海，其主在肾，加蒸首乌、山萸肉、枸杞子、天麻益肾平肝。头痛日久，用穿山甲、土元虫类之品搜风剔骨。香附理气行血，甘草调和诸药。

李老认为，本病之所以能痊愈，除了辨证准确，用药配伍得当外，患者密切配合也很重要，服药200多剂，从不懈怠，从不间断，实在难得。李老常讲："治急性病要有胆有识，治慢性病要有方有守。"也就是说，治急性病医生要诊断正确，用药合理，敢于用药，抓紧治疗。治慢性病，有方是指诊断正确、用药合理，有守就是指不轻易大变处方，只有坚持长期吃药，才能收到满意的效果。

（六）脑外伤

李某，男，35岁。

主诉：头晕、头疼2个月余。

病史：患者系郑州某建筑公司一名技术员，1992年的一天，在高空作业时，不慎失手，从脚手架上跌下，头撞在钢管上，顿时头破血流，公司立即将李某送某医院治疗，经检查为颅内出血，患者疼痛难忍。医院当即给李某做了开颅手术，待伤口愈合后出院。出院2个多月后李某又感觉头痛难忍，到医院检查颅内又形成一血块，医方讲明，不宜再做手术，无奈李某只得回家边休养边治疗。

李某住公司宿舍6楼，因终日头痛头晕不能下床，更不能下楼。经多方医治均不见效，公司研究决定送李某回原籍广西按工伤终生休养。其妻是郑州人，在某银行上班，且有一女，李某妻子不愿弃郑去广西终身伺候一个残疾丈夫，意欲提出离婚。公司领导及工友，皆同情又气愤，同情的是李某遭此不幸，气愤的是其妻没有一点夫妻之情。正在这时，公司经理得知李老医术精湛医德高尚，于是亲自登门拜访，恳求李老给属下诊治。李老答应尽其全力为李某诊治。

初诊是公司派汽车送患者到李老家诊治，患者头部疼痛眩晕，见：舌质暗红，舌苔薄白，脉弦而涩。

诊断：颅内伤（头内重伤，血瘀成包）。

辨证：气滞血瘀，堵塞血脉。

治法：活血化瘀，理气透窍。

方药：通窍活血汤化裁。

蒸首乌18g，当归15g，川芎10g，赤芍15g，牡丹皮10g，香附12g，秦艽10g，白芷10g，桃仁10g，郁金10g，红花10g，节菖蒲10g，穿山甲10g，天麻10g，细辛5g，麝香（冲服）0.1g，葱白（后下）3寸，甘草3g。

李某回家依照上方连服10剂，头部疼痛明显减轻。第二次来李老家诊治时，病情已减轻，经李老细细诊断，将上方麝香一药减去，其他照上方继续服用。

李某继服10剂，病症大为减轻，第3次来诊时，竟能坐在工友的自行车后座上李老家诊治。经李老第3次诊断，上方加黄芪30g，又让患者服药10剂，2个多月后，奇迹出现了，李某不仅诸症痊愈，且能上班了，后20年来一切正常，从未复发。公司领导及其工友都为李某病愈而高兴，其妻也不再提及离婚之事。由于李老高超的医术，不仅解除了患者的病痛之苦，还拯救了一个即将破碎的家庭，为此公司工会特送李老一面锦旗，上写："医术高超，华佗再世。"

【按语】"上医医国，中医医人，下医医病。"医者不但要医术精湛，还要有良好的医德，想患者所想，急患者所急。李老被本案患者的实际情况深深打动，如果患者这个病治不好，一个完整的家庭就没有了。患者是外伤后引起颅脑出血，虽行开颅手术，但术后2个月后又有血块形成，根据患者有外伤史，诊为气滞血瘀，堵塞血脉，气血瘀滞成块而头痛剧烈，舌质暗红，舌苔薄白，脉弦而涩俱为血瘀之象。以活血化瘀、理气透窍为法治疗，以清代名医王清任的通窍活血汤为基础方加减治疗。药用川芎、赤芍、桃仁、红花、牡丹皮活血化瘀，消散血块；秦艽、穿山甲、天麻活血通络，祛瘀止痛；香附行血中之气，疏肝理气；白芷、细辛、麝香、葱白为辛温发散，开窍通阳之品为本方之重点；再配郁金、节菖蒲进一步理气活血，开窍醒神，通阳止痛；蒸首乌补肾通脑；甘草调和诸药。服药后症状减轻，去麝香，后又加黄芪补气扶正而得痊愈。

（七）昏迷

杨某，男，87岁，干部，河南郑州人，2007年10月19日初诊。

病史：其子代诉。其父亲已87岁，患胃病住某省级医院，近7天来，基本上未进食，现已昏迷，危在旦夕，医院口头告知病危。父亲在昏迷中有时喊李振华的名字。原因是李老和杨某是多年好友，平时他本人或其家属有病常找李老治疗。儿子为了尽孝心，让李老为父亲看看病，不管治好治不好，也尽了父亲和我们的心愿。李老听后深受感动，说我和你父亲是多年好友，他有病我不知道，现在知道了我应去看望，但现在是医院抢救阶段，医院不通知会诊，我没法插手治疗，何况这种疾病的治疗也不是一次就能解决的。其儿子讲，父亲病已经很重了，生死就在眼前，能否转到你们中医院治疗。李老说这也是一个办法，但转院现在很危险啊，你父亲年事已高且7天无进食，仅靠输营养液来维持生命，这样转院在路上很危险。最后儿女们下决心说在医院也是死，如果在路上出了危险我们定无任何怨言。李老见家属已下决心，只好同意，见患者神志昏迷，7天无进食，四五天未大便，仅靠输营养液维持生命，心电图检查：除供血不足外，还可见室性期前收缩，并不断出现二联三联律，脉象弦硬无力。舌质红无苔，口腔、舌上缺津液，牙齿干燥，病情极其危重。

诊断：昏迷（气阴亏虚）。

治法：益气生津，养阴救逆。

方药：白干参8g，西洋参10g，辽沙参15g，麦冬15g，石斛15g，知母12g，花粉15g，陈皮10g，乌药10g，远志10g，郁金10g，节菖蒲10g，炒枣仁18g，炒麦芽12g，元参10g，炙甘草5g。

1剂急煎，当晚和次日各鼻饲1次。

安宫牛黄丸1丸，分3次服用，当晚、翌晨各鼻饲1次，如明早神志清醒则停服。

二诊：2007年10月20日8时。李老到医院查房，见患者已基本清醒，但说话困难。检查舌苔和口腔已有少量津液，期前收缩减少，特别是二联三联律减少。嘱停服安宫牛黄丸，汤药继续连服2剂，每日1剂。

三诊：2007年10月22日。患者完全清醒，能正常识人，握着李老的手掉泪，家属讲患者想吃食物，已进流质食物如面汤之类。嘱原方继续服药1周。

四诊：2007年10月29日。患者病情大为好转，语言正常，头脑清醒，还可在床上靠床头稍坐，饮食增加。检查心律大为好转，期前收缩呈偶发性，二联三联律消失。已大便一次，舌苔有薄白苔出现，口腔有津液，已不干燥。以益气养阴，健脾和胃法治疗。

方药：白干参10g，西洋参8g，辽沙参15g，麦冬15g，石斛12g，白术10g，茯苓12g，鸡内金10g，陈皮10g，郁金10g，节菖蒲10g，炒枣仁15g，远志10g，焦三仙各10g，知母10g，花粉15g，甘草3g。7剂，水煎服，每日1剂，分2次服。

服药后，饮食基本正常，鼻饲管已经撤掉，可下床站立，随着病情好转，在原方的基础上去西洋参、辽沙参，加强心健脾胃之品调理1个月余，胃病基本痊愈。可以坐轮椅在室外活动。

后据患者家属讲，患者又存活了2年3个月，最后因感冒合并肺炎而终。但胃病、心脏病未再复发。

【按语】本病患者年老体弱，加之久病，7天未进食，已至危候，根据舌红无苔，口腔、牙齿干燥缺津，无食欲，有冠心病，供血不足，并发心律不齐，室性早搏，出现二联三联律，显系气阴双亏，但以阴虚为主，故西洋参、辽沙参、白干参并用。脾喜燥而恶湿，胃喜润而恶燥，该病气阴双亏，长时间不能进食，进而虚火上炎，清窍失灵，进入昏迷之重病。故重点用适量的养阴益气的西洋参、辽沙参、白干参配麦冬、元参等以恢复其阴；胃阴亏虚加知母、花粉清热；郁金、节菖蒲、炒枣仁、远志强心开窍、养心安神；炒麦芽、陈皮、乌药健胃理气；再配以少量安宫牛黄丸清虚热、凉开透窍，故病情得以缓解。后随着胃阴的恢复，食欲的增加，在原方的基础上酌加益气健脾和胃之品，原方合香砂六君子汤加减调理，使气阴恢复，心脏供血好转，脾胃气阴得健，病情痊愈。本证由于患者病久气阴亏虚，用药宜甘凉润燥健胃，而不能用滋腻、香燥和苦寒之品，防止助湿、燥湿而伤阴，以利益气生津。心脏病用药以强心为主，不可单纯用活血化瘀之药耗散正气，同时要量少徐服，以利年老体弱患者吸收。

（八）头重、嗜睡

刘某，女，75岁，于2005年10月22日初诊。

主诉：头重、嗜睡1个月余。

病史：患者于1个月前因感冒而引发头痛、头晕，头重如裹，当时未予重视，自服感冒药物，病情未见好转，后每逢天冷时上述症状复发。现症见：头重，神疲，思睡，纳差，胃中嘈杂不适，时有疼痛，口干，精神萎靡，面色萎黄。舌体正常，舌质淡暗、苔稍白腻，脉缓。

中医诊断：头重、嗜睡（湿邪困脾）。

治法：运脾化湿。

方药（李老经验方）：香砂温中方加减。

党参12g，白术10g，茯苓12g，陈皮10g，半夏10g，香附10g，砂仁10g，厚朴10g，桂枝5g，木香6g，泽泻15g，焦三仙各12g，甘草3g。10剂，水煎服。

医嘱：慎起居，避风寒，清淡饮食，忌生冷、辛辣油腻之物。

二诊：2005年11月1日。头重，神疲乏力，纳差，胃中嘈杂不适、时有疼痛，口干等症状均有好转，怕冷较前减轻，二便可。舌体正常，舌质淡暗、苔白腻，脉缓。诸症均有好转，为进一步巩固疗效，加黄芪、刘寄奴以健脾补气，醒脾开胃，消食化积。上方加黄芪10g，刘寄奴10g，砂仁10g。14剂，水煎服。

三诊：2006年11月20日。症状消失，偶觉身冷。舌体稍胖大，舌质稍暗红、苔稍腻，脉稍缓。二诊方加细辛3g以温经散寒。10剂，水煎服。

头重、嗜睡、神疲乏力及胃中嘈杂不适等症状消失，无口干。夜眠及纳食可，二便正常。停药半年后追访患者，病未再发。

【按语】嗜睡一病的特点是无论昼夜，时时欲睡，唤之能醒，醒后复睡。其病理主要是阴盛阳虚，阳主动，阴主静，阴盛故多寐。其病因多与脾虚湿盛有关。《脾胃论·脾胃虚论》认为“脾胃之虚怠惰嗜卧”。《丹溪心法·中湿》亦指出：“脾胃受湿，沉困无力，怠惰好卧。”再者，病后或老年人阳气虚弱，营血不足，困倦无力而多寐者，亦有所见。本例为老年患者，体质虚弱，感受寒湿之邪，未能及时表散，稽留肌表；或湿困清阳，蒙蔽清窍，脑髓失养，则有头痛、头晕，头重如裹。湿浊困脾，运化失常，则胃中嘈杂不适、纳差，湿困清阳则神疲。津不上乘则口干。本病属湿邪困脾之证。药用党参、白术、茯苓、甘草为四君子汤以益气健脾，和陈皮、半夏、香附、砂仁合称香砂六君子汤，可在益气健脾的基础上，达到兼化痰湿，理气止痛之功；木香、厚朴配桂枝温中行气化湿；泽泻利湿，焦三仙消食和胃，并依据病症适当调整。药症合拍，故效果卓著。

（九）头风

聂某，男，56岁，干部，1992年8月22日初诊。

主诉：面颊上下颌部阵发性疼痛3天。

现病史：患者自述3天前夜里，在院子里乘凉，躺在椅子上睡觉，醒后即面颊上下颌部隐痛，第二天早上感到剧痛，呈阵发性，痛不可忍，遂在本村卫生所治疗。西医诊为：三叉神经痛，予以封闭安定等法治疗，但痛不减轻，反而加剧，遂来我院就诊。现症见：面颊上下颌部阵发性疼痛，疲劳后加重，患侧面肌痉挛，流泪，口干唇裂，口渴欲饮。精神不振，表情痛苦，时而喊叫；舌质红、苔薄黄缺津，脉细数。

中医诊断：头风（胃阴不足，风邪袭络）。

西医诊断：三叉神经痛。

治法：养阴清热，祛风通络。

方药（李老经验方）：养阴祛风汤。

辽沙参30g，石斛15g，寸冬15g，白芍15g，知母12g，生石膏20g，葛根12g，菊花12g，钩藤15g，蔓荆子9g，全虫9g，甘草3g。3剂，水煎服。

医嘱：忌辛辣，避风寒。

二诊：1992年8月26日。上方服3剂后，疼痛大减，口干、口渴、唇裂减轻，面部仍有痉挛。舌质红、苔黄，脉细数。上方加地龙15g。

三诊：1992年8月31日。上方服3剂，诸症消失，病获痊愈。为巩固疗效，嘱其将蜈蚣10条，研末，装胶囊，每次1粒，每日3次，避风寒。

【按语】本案患者为素体阴虚，复感风邪，痹阻经络，虚热内扰而致病。风邪阻络，经络不通则面痛；经脉痹阻，津液运行不畅则面肌痉挛，流泪；阴津亏虚，虚热内扰则口干唇裂，口渴欲饮；舌脉乃阴虚失润，风邪袭络，虚热内扰之象。本证乃本虚标实，治以养阴清热，祛风通络，标本兼顾，扶正祛邪。李老选用虫类之品以搜风剔邪，通经活络。虫类药多有搜风止痛作用，可治疗风中经络所致的各类疼痛症，然某些虫类药有毒，味辛性散，走窜力强，易伤津液，故用量上要注意。本案治疗上全虫乃治风要药，其善于走窜，能搜风驱邪，通经达络。二诊时李老加地龙以增其清热搜风，通络止痛之功。待药到病除之时，不忘巩固疗效，用蜈蚣通达内外，搜风通络而止痛。

（十）筋惕肉瞤

王某，男，56岁，2007年5月29日初诊。

主诉：右面颊部神经痉挛2年余。

病史：2年前因大怒生气后右面颊部逐渐出现神经痉挛，经中药、西药、针灸、局部穴位封闭、理疗等法治疗后效果不显，且呈逐渐加重之势。现右面颊部肌肉常跳动抽搐不止，遇心情不舒、情绪激动、睡眠欠佳或外出遇风等情况时抽搐跳动加重且绵绵不休，自觉局部有麻、木、沉、重、酸、痛等异常感觉。平素体弱，面色萎黄、心情烦躁，纳食正常，睡眠尚可。舌质红、苔薄白，脉弦细略数，右关弦甚。

中医诊断：筋惕肉瞤（阴虚火旺，风、痰、瘀阻络）。

西医诊断：面肌神经痉挛。

治法：养阴清肝解痉，熄风化痰通络。

方药：蒸首乌15g，白芍15g，杞果15g，黄精15g，山萸肉15g，地龙12g，全蝎10g，僵蚕10g，乌梢蛇12g，天麻10g，细辛5g，菊花12g，蝉衣10g，灵磁石30g，牡丹皮10g，牡丹参15g，郁金10g，甘草3g。24剂，水煎服，每日1剂。

医嘱：戒恼怒，畅情志，避风寒。

二诊：2007年6月26日。右面颊部肌肉阵发性抽搐跳动的间隔时间延长，程度亦有所减轻。但心烦、遇风时仍抽搐跳动，发热汗出后有缓解迹象，不能看书读报及过劳。上方加生黄芪30g，21剂，水煎服。

二诊辨证施治：精血得补，筋脉得以滋养，内风渐有平息之象，故面肌抽搐跳动症状减轻。初诊方加生黄芪以益卫固表。

三诊：2007年7月17日。右面颊部肌肉抽搐跳动症状继续减轻，但在心情不舒、看书写字时间过长或受风后，面部有轻度痉挛跳动，尚有心烦之感。上方去生黄芪，加山甲10g，知母12g，节菖蒲10g，继服25剂。

三诊辨证施治：精血亏虚，肝风内动之症状持续得以消除，故症状续减，加山甲、知母、节菖蒲以加强活血通络，养阴开窍之功。

四诊：2007年9月11日。右面颊部肌肉痉挛跳动基本痊愈。在生气及受风后右面颊部肌肉有欲抽之感。上方继服10剂，每日半剂，以巩固疗效。

【按语】面肌抽搐一症非临床常见病症，历代医家记载不多，李老临床所治亦仅有十数例，总结其病机总属本虚标实，本虚以阴津精血亏虚为主，标实以风、火、痰、瘀为患；常因正虚而致邪凑，临床常因情志抑郁、过度劳累或外感风寒等因致肝气郁结，经络不畅，肝风内动，筋脉失养而罹患本病。治当补益精血，滋水涵木，通经活络，熄风止痉等为法。本例患者年逾五旬，精血渐衰，加之大怒伤肝，致肝郁络阻，水不涵木，虚风内动而致面颊肌肉抽搐跳动不止，以补血柔筋，熄风止痉等为主要治则，坚持服药近3个月而病机得除，顽疾得愈。李老强调，在治疗本病症时，必当补通并行，缺一不可，视其病程之久暂，虚实孰重孰轻而用药有所偏颇。遣药之时，因天麻辛润不燥，平肝熄风，为风药中之润剂而为必用之品；细辛善开结气，能上达颠顶，旁达百骸，宣络脉而疏百节，行孔窍而直透肌肤，亦为必用，借其窜透开滞之性，使诸药进一步发挥其效用。对于有肝郁化火之象者，应重用灵磁石平肝潜阳，养肾益阴，治此病症辄用之。

三、脾胃系病症

（一）胃痛

王某，男，52岁，干部，2005年3月21日初诊。

主诉：间断性胃脘痛10余年。

病史：患者自述于10年前因饮食不节，过食生冷、油腻之品致胃脘隐痛，虽长期服用多种中西药物进行治疗，但病情仍时轻时重，反复发作。且每因饮食不调或情志不遂而使病症加重。2005年1月因情志不畅加之饮酒致病情加重，经洛阳市某医院胃镜、胃黏膜组织活检诊断为浅表-萎缩性胃炎。来诊时症见胃脘疼痛连及两胁，腹胀，食后胀甚，嗳气频作，少食，日进食半斤（250g）许，大便溏薄，每日1～2次，身倦乏力。望之面色萎黄，呈慢性病容，形体消瘦。按压上腹部感轻微疼痛。舌质淡、体胖大、苔白腻，脉弦滑。

中医诊断：胃痛（脾虚肝郁）。

西医诊断：慢性萎缩性胃炎。

治法：健脾益气，疏肝和胃。

方药：香砂六君子汤加减。

党参10g，白术10g，茯苓15g，陈皮10g，半夏10g，木香6g，砂仁8g，厚朴10g，枳壳10g，郁金10g，元胡10g，乌药10g，焦三仙各12g，甘草3g，生姜3片，大枣3枚。15剂，水煎服，每日1剂。

医嘱：忌食辛辣、生冷、油腻之品，调畅情志，勿劳累过度。

二诊：2005年4月7日。药后胃脘疼痛连及两胁，腹胀、食后胀甚、嗳气频作等症减轻，纳食较前增加，日进食7两（350g）左右，自感身体较前有力，但仍大便溏薄，每日行1～2次。舌质淡、体胖大、苔白稍腻，脉弦。

二诊辨证论治：药后胃脘胀痛等症大减，纳食、体力较前好转，为脾胃之气渐复、肝气趋于条达之象；仍见大便溏薄，为脾胃虚弱日久，非短时可使运化之职恢复正常，原方加炒薏苡仁30g，以健脾祛湿，分清泌浊。25剂，水煎服。

三诊：2005年5月8日。诸症消失，精神、体力、纳食、大便均正常，面色趋于红润，体重较前增加2kg。但每遇情绪不畅或进食生冷之品，感胃中胀闷不适。舌质淡红、体胖大、苔薄白，脉沉细。

三诊辨证论治：脾胃运化功能继续恢复，土不壅则木不郁，肝脾协调，纳化渐正常，故诸症消失，病情好转。但每遇情绪不畅或进食生冷仍感胃中胀闷不适，为脾胃虚弱尚存，上方去半夏、元胡，加炒山药20g以健脾益胃。30剂，水煎服。

四诊：2005年6月15日。未感特别的不适，面色红润，饮食正常，体重较前增加3kg。舌质淡红，舌苔薄白，脉弦细。2005年6月10日，洛阳市某医院复查胃镜，病理结果提示：轻度浅表性胃炎。

方药：香砂六君子丸。

四诊辨证论治：诸症消失，病获痊愈。因久病初愈，应调理饮食，调畅情志，继服香砂六君子丸2个月以强健脾胃之气，善后巩固。

【按语】本案症见胃脘疼痛连及两胁，腹胀，食后胀甚，嗳气频作，少食，身倦乏力，大便溏薄，舌质淡、体胖大、苔白腻，脉弦滑。根据脉症，为脾虚肝郁之胃痛。形成肝脾不调的病因有两方面，一是饮食不节，饥饱失宜，损伤脾胃，脾失健运，水湿内停，气机郁滞，土壅木郁；二是情志不遂，恼怒伤肝，肝气郁滞，失于疏泄，木郁乘土。二者虽起因不同，却殊途同归，临床上终致脾虚、肝郁、胃滞的病机变化，治疗上强调脾宜健，肝宜疏，胃宜和，处方选用香砂六君子汤加味，重在健脾益气，疏肝和胃。药物除香砂六君子汤补中益气、健脾和胃外，又重点选用了能疏肝解郁、理气和胃的郁金、元胡、乌药。诸药合用，使脾虚得健，肝郁得疏，胃滞得和。待诸症消失，病获初愈，嘱其调理饮食，调畅情志，并改服香砂六君子丸以巩固疗效。患者坚持服药4个月余，十年余的胃病终得以治愈。

（二）胃痞

王某，女，77岁，干部，2005年6月18日初诊。

主诉：胃脘不适感已6年。

病史：1999年夏季因工作繁忙，饮食不规律，始感胃脘部胀满不适，食欲下降，食量减少，当时未予重视。次年病情有加重趋势，乃自购“胃必治”“健胃消食片”等药服用约2个月，病有好转。停服后病情时轻时重，影响活动及生活。2002年9月，经市级医院诊治确诊为慢性浅表性胃炎，按常规治疗，病情无明显改善。2004年4月底，省人民医院用电子胃镜检查提示慢性萎缩性胃炎，口服胶体次枸橼酸铋、阿莫西林、胃蛋白酶，病情有所好转。依照医嘱停服后月余，病情再次加重，继服上药效果不显。2005年9月再次复查胃镜，提示慢性萎缩性胃炎。现胃脘痞满怕凉，不能进凉食，纳差，不思饮食，周身乏力，大便干结，劳累、心情不舒或饮食稍有不慎则病症加重。望之面色少华，神情倦怠，舌质淡、体稍胖大，舌边有齿痕，舌苔稍白腻；脉沉细弦。

中医诊断：胃痞（肝郁脾虚，胃失和降，中阳不振）。

西医诊断：慢性萎缩性胃炎。

治法：疏肝理气，健脾温中，通降和胃。

方药：香砂温中汤加味。

白术10g，茯苓12g，陈皮10g，旱半夏10g，香附10g，木香6g，厚朴10g，乌药10g，枳壳10g，沉香3g，郁金10g，刘寄奴15g，桂枝5g，白芍10g，西茴10g，砂仁6g，焦三仙各12g，甘草3g。20剂，水煎服。

医嘱：保持情志舒畅，饮食及生活规律，忌食油腻辛辣，勿过劳。

二诊：2005年7月5日。大便每日1次，质软排便通畅，胃脘胀满及食欲好转，口干。舌质淡、体稍胖大，舌边有齿痕、苔稍黄腻，脉沉细弦。

二诊辨证论治：排便通畅，胃脘胀满及食欲好转，脾胃有健运之象，积滞渐化，大肠传导之职复常，口干、苔稍黄表明方药稍嫌温燥，上方加知母12g滋阴润燥，以防阴伤；萝卜籽15g下气宽中，加强消痞除胀之力。

三诊：2005年8月9日。胃脘胀满感、口干消失，食欲增强。食凉菜、水果时仍感胃脘不适。舌质淡、体稍胖大，舌边有齿痕，舌苔薄白，脉沉细。

三诊辨证论治：主症消失，食欲转强，食生冷仍觉胃脘不适，表明脾虚尚未完全复常，中焦仍有寒象，故遵原方治则，上方加太子参15g增益气健脾之力，30剂，水煎服。

2005年9月17日，患者电话述症状均已消失；9月15日复查胃镜见胃黏膜红白相间，呈片状分布，提示为慢性浅表性胃炎，因不愿再服中药，故嘱按说明书用量服用香砂六君子丸、逍遥丸、理中丸，每日各服1次，以资巩固。2006年1月12日电话随访，述又坚持服用丸剂2个月，现一切正常，平时生活遵从医嘱，病未复发。

【按语】本例患者初因繁劳思虑、饮食失宜，致肝郁脾虚，中阳不运，胃失和降，痰湿阻滞，治宜疏肝健脾，温运中焦，消食和胃，燥湿化痰。以经验方药香砂温中汤治之。药以白术、茯苓健脾益气，以促运化；脾虚失运每致痰湿凝聚，故加陈皮、旱半夏、甘草取二陈汤以燥湿化痰，理气和中；香附、厚朴、乌药、木香、枳壳疏肝理气，调中除痞；乌药、沉香行气散寒，温降调中；气滞日久，经络必致不畅，故用郁金、刘寄奴苦泄行散，活血通络，且取刘寄奴芳香醒脾开胃，消食化积之功；桂枝温润脾阳，温化痰饮，合白芍使桂枝辛散而不致伤阴；西茴理气和胃，温中祛寒；砂仁、焦三仙醒脾开胃，消食化积。诸药共奏疏肝理气、健脾温中、通降和胃之功。

本案患者胃痞由萎缩性胃炎所致，其病理特点多为脾虚、肝郁、胃实，治疗当以脾宜健、肝宜疏、胃宜和为原则，但需随其偏盛而加减用药。因患者病程已久，当坚持服药半年左右。

（三）口味异常

黄某，男，39岁，2011年4月25日初诊。

主诉：口中异味1个月余。

病史：1个月来，患者口中有异味，口苦、口涩，平素脾胃虚弱，长期胃脘胀满不适。服黄连上清片、龙胆泻肝丸等中成药半个多月，无明显改善，胃病复发，大便稀溏，日行2~3次，无黏液脓血便，无发热，无恶心呕吐。但每遇上述情况，服清热泻火药则致胃痛、大便稀；服温中止泻、温胃止痛药则口中异味易诱发或加重。患者心里极为矛盾，为求治疗，遂来我门诊求治。就诊时症见：口中异味，口苦，口涩，胃脘痞闷不适，嗳气，大便稀溏，日2~3次，甚则4次，身倦乏力，食欲可，眠可，胃稍怕凉，易上火；舌质淡红、体稍胖大、苔白厚腻，脉弦稍滑。

中医诊断：口味异常。

西医诊断：胃肠功能紊乱。

治法：健脾和胃，化湿止泻。

方药：白术10g，茯苓15g，炒薏苡仁30g，泽泻15g，橘红10g，半夏10g，木香6g，白蔻仁10g，厚朴10g，枳壳10g，郁金10g，乌药10g，柿蒂15g，芡实12g，补骨脂10g，甘草3g，生姜3片为引。10剂，水煎服，每日1剂。

医嘱：忌生冷、辛辣、油腻性食物，调畅情志。

二诊：2011年5月7日。服上药后，口中异味明显改善，大便逐渐成形，但舌苔仍厚腻，伴腹胀，可见湿邪未去，故守上方加佛手10g、知母10g、西茴10g，以加强行气化湿，理气除胀之力。10剂，水煎服，每日1剂。

医嘱：同上。

三诊：2011年5月16日。服上药5剂时，口中异味基本消失，大便已成形，日1~2次，腹胀不适感明显减轻，舌苔较前薄，可见湿邪渐化，脾之运化功能恢复。守上方去佛手、白蔻仁，加理气和胃、消食导滞之砂仁10g和焦三仙各12g以巩固治疗。10剂，水煎服，每日1剂。

医嘱：起居有常，合理饮食，调畅情志，劳逸适度。

追访结果：3个月后，患者口中异味未再复发，纳眠可，二便调，精神较前明显转好。

【按语】口中异味有寒热之分，本例患者用寒药和温药均无效，李老认为主要与湿有关，脾恶湿喜燥，患者临床症状表现为脾虚湿盛，因此健脾祛湿是关键。白术、茯苓、炒薏苡仁、橘红、半夏、柿蒂健脾和胃燥湿；木香、白蔻仁、厚朴、枳壳、郁金、乌药理气芳香化湿；芡实、补骨脂健脾止泻。脾气得运，湿邪得除，脾升胃降，气机通畅，口中异味消失。

（四）口苦

杨某，女，38岁，教师，2005年5月6日初诊。

主述：口苦5年。

现病史：5年前无明显诱因出现口苦黏腻，偶有右胁肋不适，未做检查治疗。平素心情不畅时诸症明显。近日复觉口苦加重，伴两腿、颜面浮肿郁胀等症。现症见：口苦黏腻，右胁不适，颜面、两腿浮肿郁胀，肢体有沉重感，纳食不香，大小便尚可，眠可；舌质稍红，舌苔稍黄腻，舌体胖大，脉弦细。B超检查结果：脂肪肝。

中医诊断：口苦（肝郁脾虚，胆气上逆）。

西医诊断：脂肪肝。

治法：疏肝理气，健脾利湿。

方药：逍遥散加减。

当归10g，白芍12g，白术10g，茯苓15g，香附10g，郁金10g，青皮10g，柴胡6g，莪术12g，山楂15g，鸡内金10g，枳壳10g，丹参15g，菊花12g，甘草3g。14剂，水煎服，每日1剂。

医嘱：调畅情志，加强体育锻炼，防寒保暖。

二诊：2005年6月1日。诸症好转，但双眼模糊，舌质稍红，舌苔稍薄黄，脉弦细数。肝气得疏，气机条畅，脾运恢复则诸症消除；郁热日久，熏蒸头目，则出现双眼视物模糊。上方加木贼10g，栀子10g，以清肝明目。继服14剂。

追访结果：随访3个月未复发。

【按语】“肝主情志、主疏泄”，患者平素性格急躁，爱生气，使肝失疏泄，气机郁结，郁而化热，肝胆相表里，肝气运行不畅，使胆汁不循常道上溢于口，而至口苦。如《灵枢》曰：“胆足少阳之脉，是动则病口苦。”肝气运行不畅见右胁肋不适。肝木横克脾土，脾气受损，使水湿不化，泛溢颜面则浮肿郁胀，口中黏腻；湿性重浊下注则两腿浮肿，肢体沉重；舌脉均为肝郁脾虚之象。治以疏肝理气，健脾利湿；药用香附、郁金、青皮、柴胡、枳壳疏肝理气，白术、茯苓健脾利湿，当归、白芍养血柔肝，丹参、莪术活血通络，山楂、鸡内金消食和胃，栀子、菊花清理头目。

《医宗金鉴》载有“肝木之所以郁，一为土虚不能升木也，一为血少不能养肝也”，所以，本病病位在肝，涉及脾，病性为虚实夹杂，故以疏肝理气、健脾利湿之剂治之。李老临证重视肝脾共调，气血并治，久病入络，血行不畅，故以莪术活血化瘀，使邪有出路，则诸症自愈。

（五）干呕

邵某，男，22岁，1992年3月24日初诊。

主诉：间断性干呕4年余。

现病史：患者平素饮食无规律，喜食冷食，于1988年1月开始偶发干呕，未经治疗，之后病情逐渐加重，干呕发作频繁，在济源市人民医院被诊断为慢性胆囊炎、慢性浅表性胃炎。服三九胃泰、利胆片、胃得安、盐酸雷尼替丁胶囊等中西药治疗，效果不佳，病情时轻时重。现症见：时发干呕，食冷后加重，四肢发凉喜温，腹胀，嗳气，体倦乏力，精神不振，面色不荣，形体消瘦。舌质淡，舌边有齿痕、苔薄，脉沉细。

中医诊断：干呕（脾胃阳虚）。

西医诊断：①慢性胆囊炎；②慢性浅表性胃炎。

治法：温中健脾，降逆止呕。

方药：香砂温中汤加减。

白术10g，茯苓15g，陈皮10g，旱半夏10g，香附10g，川厚朴10g，砂仁8g，小茴香10g，乌药10g，丁香5g，柿蒂15g，桂枝10g，吴茱萸5g，甘草3g。3剂，水煎服。每日1剂。

医嘱：忌食生冷油腻之物，慎起居。

二诊：1992年3月28日。干呕发作次数减少，嗳气、腹胀减轻，口渴。舌脉同前。上方加知母10g，天花粉10g，以生津止渴。

三诊：1992年4月5日。干呕进一步减轻，腹胀、嗳气消失，口渴减轻，大便略干，舌脉同前。上方加火麻仁20g以润肠通便，继服15剂。

四诊：1992年4月20日。干呕已无，大便正常，诸症俱除，病获痊愈。嘱其继服浓缩香砂六君子丸，每日3次，每日8粒，以巩固疗效。

【按语】脾为湿土，位居中焦，喜燥恶湿，司受纳运化，气血之化生，水精之输布，皆赖于此。本案患者平素饮食不节，喜食寒凉，寒遏气机，中气不振，寒从中生，升降失常，胃气上逆而干呕。患者治疗疗效不佳，病延日久，病情加重，脾阳受损，寒浊中阻，致使干呕时作。治疗当以扶正为主，正复则呕吐自愈。脾虚宜升运，胃寒须温降，脾胃有伤，非甘温之剂不能补。李老先用自拟香砂温中汤加减治之，以温中健脾，降逆止呕。吴茱萸辛开温散，方中小剂量用之，既温中止呕，又温肝降逆，专治浊阴上逆之呕吐；丁香、柿蒂行气降逆，调理脾胃升降；桂枝既可通阳散寒，又可振奋脾阳，并能助膀胱气化以利水湿，可谓一药而多用；香附疏肝理气，以防土壅木郁，肝气犯胃。待病情好转，诸症消除，予中成药香砂六君子丸益气健脾以善后，使“四季脾旺不受邪”，以防呕吐愈后复发。整个治疗过程可谓有章有法，条理清晰。李老提出“脾宜健，肝宜疏，胃宜和”的学术思想，于此例得到了充分的体现。

（六）嗳气

胡某，女，40岁，于2005年7月30日来诊。

主诉：嗳气频作4年，胃痛时发1年余。

病史：患者长期在外打工，饮食无规律，于2001年出现嗳气，经中西药物治疗效果不佳。2004年4月出现胃痛，脘腹痞满，嗳气加重，食后更甚，近半年内又出现头晕。现嗳气频作，食后更甚，胃脘隐痛，脘腹胀满，头晕，饮食减少，二便正常。舌质淡、体胖大、苔白腻，脉弦细。彩超提示：慢性胆囊炎；胃镜示：慢性胃炎。

中医诊断：嗳气（脾胃气虚，肝胃不和）。

西医诊断：慢性胆囊炎；慢性胃炎。

治法：健脾疏肝，和胃降逆。

方药：香砂温中汤加味。

白术10g，茯苓15g，陈皮10g，旱半夏10g，香附10g，砂仁8g，厚朴10g，木香6g，桂枝6g，白芍12g，西茴10g，乌药10g，丁香5g，柿蒂15g，萝卜籽18g，白蔻仁10g，佛手12g，大黄炭12g，甘草3g。10剂，水煎服。每日1剂。

医嘱：情志舒畅；饮食清淡，定时少食多餐；勿使多劳。

二诊：2005年8月9日。嗳气明显减轻，胃痛胀满亦减，食后仍胀痛不舒，头晕减轻，饮食增加。方证相符，脾气日趋健运，肝气亦舒，胃气和降，效不更方。仍以健脾疏肝，和胃降逆法，上方加吴茱萸5g、枳实10g以加强温中和胃降逆之力。10剂，水煎服。

三诊：2005年8月23日。嗳气已止，胃痛基本消失，停药后近两日仍有轻微胃痛，食欲增加。舌质淡，舌体略胖大、苔薄白稍腻，脉弦细。脾虚尚未完全复健，改用香砂六君子丸每服6g，每日3次，温开水送服以巩固疗效。

【按语】本例嗳气，由于饮食劳倦损伤脾胃，土壅木郁，肝气犯胃，肝胃不和，胃气上逆所致。肝气上逆，胃失和降则嗳气不止；脾失健运则胃脘隐痛，饮食减少，脘腹痞胀；肝郁气逆上冲则头晕；舌体胖大，舌淡、苔白腻，脉弦为脾虚湿蕴肝郁征象。治以健脾疏肝，理气和胃，温中降逆法。李老自拟香砂温中汤加味，药用白术、茯苓、陈皮、旱半夏、砂仁、厚朴、木香、桂枝、白芍、甘草健脾温中，和胃降逆；香附、西茴、乌药疏肝理气；加丁香、柿蒂、大黄炭以降逆止嗳；萝卜籽下气消胀除满；白蔻仁、佛手芳化湿浊。李老治疗嗳气日久，顽固不愈用大黄炭，认为久病多寒、多积、多瘀，大黄炭虽以泄热为主，但配以大热之吴茱萸和辛温之桂枝，"反其气而取其味也"，且大黄炒炭存味，亦减其苦寒之性，本例嗳气久治未愈，故用消散结滞，配热药以荡涤寒积而治愈多年之痼疾。

（七）呃逆

高某，男，41岁，干部，1993年12月11日初诊。

主诉：阵发性呃逆，伴呕吐4天。

现病史：患者半个月前因风湿性关节炎去本县公疗医院进行治疗，经使用抗生素类药物及中药清热解毒、通利关节之剂治疗，膝关节灼热红肿症状虽好转，但引起腹胀，食欲减退。4天前出现呃逆，呃声连连，不能自制。1993年12月10日经县医院胃镜检查提示：慢性食管炎；慢性浅表性胃炎。4天来曾使用维生素B_1、维生素B_6、谷维素、安定、华蟾素、山莨菪碱(654-2)等药物治疗，效果不佳。现呃逆频作，其声连连，腹胀纳差，时有呕吐，面色少华，表情痛苦，形体较胖，大便溏薄。舌质淡、体胖大、苔白腻。

中医诊断：呃逆（脾胃虚寒，痰湿中阻）。

西医诊断：①慢性食管炎；②慢性浅表性胃炎。

治法：温中健脾，和胃降逆。

方药：香砂温中汤加减。

白术10g，茯苓15g，橘红10g，半夏10g，木香6g，砂仁8g，川厚朴10g，枳实10g，佛手10g，藿香15g，丁香5g，柿蒂15g，焦三仙各12g，甘草3g，生姜5片。3剂，水煎服。每日1剂。

医嘱：忌生冷油腻之品及寒凉药物。

二诊：1993年12月14日。呃逆、呕吐止，腹胀大减，纳食增加，舌质淡红、苔薄白，脉沉细。

方药：白术10g，茯苓15g，橘红10g，半夏10g，木香6g，砂仁8g，川厚朴10g，枳实10g，佛手10g，丁香5g，柿蒂15g，乌药10g，党参10g，焦三仙各12g，甘草3g，生姜5片。6剂，水煎服。

三诊：1993年12月20日。精神、饮食均好，无明显不适症状。嘱其治疗关节炎时配服香砂养胃丸以健脾和胃。

【按语】本案患者由于过服寒凉药物及使用抗生素伤及脾胃，脾胃虚寒。中阳虚弱，运化无力，水湿内停，痰湿阻滞，胃失和降，胃气上逆而发呃逆。患者虽经西医使用调节神经、解痉等药物治疗，然其治标而不治本，脾胃虚寒之病机未解，而一味抑制痉挛，仅能短时见效。李老强调，治疗呃逆要注意分清寒热虚实，审因论治，复加降逆平呃之品以标本兼治，用自拟香砂温中汤加减以温中健脾，和胃降逆。李老特别指出方中半夏和藿香的用意：半夏燥湿化痰，降逆止呕，其辛散温燥，能行水湿，降逆气，而善祛脾胃湿痰，水湿祛，则脾健而痰涎自消，逆气降，则胃和呃逆自止，然其有毒，故合用生姜，取其克制之义；藿香化湿和胃，其气芳香，有醒脾开胃之功，化湿调中，如《本草正义》云“藿香芳香而不嫌其猛烈，温煦而不偏于燥热，能祛除阴霾湿邪，而助脾胃正气”，然其能耗气，故不可久用。

（八）吐酸

杨某，男，58岁，干部，2006年4月18日初诊。

主诉：泛吐酸水8个月余，加重半个月。

现病史：患者平素饮食不节，于去年8月初出现泛酸、脘痞、纳差，遂于医院行胃镜检查示：①轻度反流性食管炎；②慢性浅表性胃炎；③十二指肠炎。来李老处求诊，经服李老中药治疗，症状稍减而停药。半个月前因与家人生气致症状加重，胸脘部有烧灼感，咽中如物堵塞，吞咽时觉不顺畅，又做胃镜示：①慢性食管炎；②胆汁反流性胃炎。于他处求诊，服西药效不佳（具体药物不详）。现症见：泛酸，胸脘胀闷，时有胁痛，有烧灼感，咽中如窒，吞咽不顺，纳差，嗳气臭酸；喜唾涎沫，便溏，小便可，眠可；舌质淡、苔稍白腻，脉弦细。

中医诊断：吐酸（脾虚肝郁胃滞证）。

西医诊断：①慢性食管炎；②胆汁反流性胃炎。

治法：温中散寒，疏肝和胃。

方药：香砂温中汤加减。

土炒白术10g，茯苓12g，陈皮10g，旱半夏10g，香附10g，砂仁6g，厚朴10g，西茴10g，乌药10g，桂枝5g，白芍10g，枳壳10g，木香6g，郁金10g，甘草3g，白蔻仁10g，吴茱萸5g，黄连5g，煅瓦楞子15g，刘寄奴15g。10剂，水煎服。每日1剂。

医嘱：畅情志，戒躁怒，忌生冷、辛辣刺激之物。

二诊：2006年4月28日。泛酸、胃部灼热、胸脘部烧灼感、胃脘胀满均减轻，唯咽中如窒如前，时有胁痛，大便较前改善，余症亦好转；舌质淡，舌苔白，脉弦细。由于气郁痰阻趋于热化，故于上方减煅瓦楞子和刘寄奴适量，加桔梗10g，山豆根10g，以清热利咽。继服14剂。

三诊：2006年5月12日。服药后胃胀消失，泛酸、胃部灼热较前明显减轻，仍有胁痛，大便仍不成形，每日1~2次。舌质淡，舌苔薄白，脉弦。患者病久，土壅木郁，虽经健脾，但气机尚未调达，故仍感胁痛、湿邪内盛，故大便溏、吐涎沫，治当谨守病机，温中散寒，疏肝和胃以制酸。上方去白蔻仁，加知母10g，青皮10g。14剂，水煎服。

四诊：2006年5月26日。偶胃部灼热、泛酸，胸脘部烧灼感减轻，偶胁痛，纳增，大便稍成形，每日1次。舌淡红，舌苔薄白，脉弦细。患者症状明显减轻，说明辨证准确，治疗得法，故遵原治疗方案不变。守上方继服14剂以巩固疗效。

五诊：2006年6月10日。常于晚间感胸脘部烧灼，偶睡前胃部灼热，泛酸、嗳气、胁痛基本消失，大便基本成形，每日1次，纳可，眠可。舌质淡，舌苔薄白，脉弦细。症状基本消失，继守原治疗方案。守上方继服14剂。

随访3个月，泛酸、胃部灼热消失，无胸脘部烧灼感，胁痛消失，纳可，二便调。

【按语】患者平素饮食不节，喜食寒凉致中焦受损，脾胃虚寒，寒则阳气不舒，气机郁滞化热，热则酸矣，复因情志不舒，肝郁克犯中土，致症状加重，见泛酸、胃部灼热、胸脘部烧灼感；脾虚失运，痰饮内停，胃气不降，故脘闷不食，嗳气臭酸，喜吐涎沫；肝郁乘脾，脾运失健，聚湿生痰，痰气郁结于胸膈之上，故自觉咽中如窒，吞咽不顺，其舌、脉亦均为脾胃虚寒、肚气犯胃之象。治疗用温中散寒，疏肝和胃制酸之法。药以白术、茯苓、砂仁、白蔻仁温中散寒，化湿醒脾；陈皮、旱半夏燥湿和胃；香附、白芍、西茴、乌药、厚朴、木香、枳壳疏肝行气；吴茱萸、黄连、煅瓦楞子和胃制酸；刘寄奴化瘀通络；甘草调和诸药。李老诊治吐酸，首辨寒热。属热者，多由肝郁化热，胃失和降所致，伴见心烦、口干苦等症；因于寒者，多土壅木郁，伴见脘闷、便溏等症。吐酸一症，虽分寒热两端，但以肝气犯胃为基本病机，治疗总以治肝为本。本病症属脾虚肝郁胃滞，可在健脾和胃的基础上，加用疏理肝气之品，使顽疾得愈。

（九）嘈杂

白某，女，48岁，2011年1月11日初诊。

主诉：胃中有烧灼感2年余，加重3个月。

病史：患者于2008年夏因饮食不当出现胃脘部烧灼感，遂至郑州市人民医院胃镜检查，被诊为胃息肉，只好行胃息肉切除术，其后每隔半年复查，又发现胃息肉，再行胃息肉切除术。2010年10月23日在河南中医学院第一附属医院胃镜检查发现胃息肉复发，此次患者拒绝胃息肉切除术，为寻求中医治疗，遂来我门诊诊治。现症见：患者面色萎黄，形体消瘦，胃中烧灼感，频发嗳气，眼干涩，纳差，大便干，2~3日一行，舌质淡、苔薄白，脉沉弦细。胃镜检查提示：胃多发息肉，胃息肉内镜切除术后，胆汁反流性胃炎。

中医诊断：嘈杂（脾虚肝郁，气血不和）。

西医诊断：①胃多发息肉；②胆汁反流性胃炎。

治则：疏肝健脾，调和气血。

方药：香砂六君子汤加减。

白术10g，茯苓15g，陈皮10g，半夏10g，香附10g，砂仁10g，厚朴10g，枳壳10g，柴胡6g，郁金10g，乌药10g，柿蒂15g，莪术10g，刀豆12g，草决明15g，甘草3g，生姜10g。15剂，水煎服。每日1剂。

医嘱：忌甜食及红薯、韭菜等高淀粉、高纤维食物。

二诊：2011年1月25日。患者经疏肝健脾之剂治疗后，中焦气机升降逐渐恢复正常，故见胃中烧灼感已不明显，大便好转。时有胃痛，乃由胃内瘀血阻滞导致，故按上方去刀豆、草决明，加刘寄奴12g、丹参15g以增强活血化瘀之力，用桔梗10g取其向上之性，以助脾升。15剂，水煎服。

三诊：2011年2月22日。用药后症见时有泛酸，腹胀，食后尤甚，去半夏、桔梗，取少量黄连5g、吴茱萸2g以佐制肝火犯胃引起的泛酸症状，另以生薏苡仁30g健脾利湿，西茴10g行气疏肝。30剂，水煎服。

四诊：2011年3月24日。泛酸及胃部灼热症状明显较前减轻，按上方去黄连、吴茱萸；时有口干、口苦，方中加入走上焦之炒黄芩10g以清火，天花粉12g以润燥生津。30剂，水煎服。

五诊：2011年4月27日。患者口干、口苦症状明显减轻，故去炒黄芩、天花粉，诉时有腹胀，大便稍干，加青皮10g以增强行气消胀之力，草决明18g以润肠通便，知母12g以润燥生津。30剂，水煎服。

六诊：2011年5月31日。饮食不当时偶有泛酸、胃部灼热，大便基本正常。嘱患者继服香砂养胃丸，以巩固疗效。

【按语】该患者为胃多发息肉，胆汁反流性胃炎。胃息肉是指胃黏膜表面长出的突起状或乳头状组织，临床症状少见，合并溃疡者可见出血。胆汁反流性胃炎主要是由于胆汁反流入胃，刺激胃黏膜引起的炎症反应，可见胃胀、胃痛、胃部灼热、嗳气等症。患者2008年因饮食不节出现胃脘部烧灼不适感，其后多次因胃息肉行切除术，此次门诊复查再次发现息肉，遂来门诊寻求中医治疗。中医无胃息肉及胆汁反流性胃炎病名，但据患者病症、舌脉中医可诊断为嘈杂病，证属脾虚肝郁。《景岳全书》云："嘈杂一症，或作或止，其为病也，则腹中空空，若无一物，似饥非饥，似辣非辣，似痛非痛，而胸膈懊侬，莫可名状，或得食而暂止，或食已而复嘈，或兼恶心，而兼见胃脘作痛。”李老认为，本病以肝郁为本，饮食为标，故患者饮食不节出现胃脘烧灼不适，未予系统治疗，邪气流连胃腑，其后又反复行息肉切除术，更加损伤胃气，渐至脾胃气虚，气虚运化无力，无谷以荣，气血乏源，见面色萎黄、形体消瘦；脾胃亏虚，胃中经脉无力濡养，无以消化食物，加之气虚推动无力，气机郁结，故胃中烧灼不适，嗳气，纳差；眼干涩是脾虚无力升举，津液不能上达濡润所致；脾胃气虚无力推动故见大便干，数日一行；其舌质淡、苔薄白，脉沉弦细亦为脾胃虚弱之象。治宜健脾疏肝，调和气血。李老以香砂六君子汤加减治疗，方中白术、茯苓健脾益气；陈皮、半夏化痰燥湿；砂仁、厚朴、枳壳行气理气，香附、柴胡、郁金、乌药疏肝解郁；柿蒂降逆止呕；莪术既可行气解郁，又能祛瘀活血；刀豆温中止痛；草决明润肠通便，诸药合用，共奏健脾疏肝，益气活血之功，治疗过程中根据患者病症辅以清热泻火、养阴生津等治法，随症加减，辨证治之，经治半年，患者未再诉胃脘部不适，嘱其继服香砂养胃丸以巩固疗效。

（十）呕吐

刘某，女，15岁，学生，2012年9月17日初诊。

主诉：恶心、呕吐近半年，加重十余天。

病史：半年来，患者无明显诱因出现恶心、呕吐，间断发作，仰卧位明显。患者自幼脾胃虚弱，形体消瘦，侧卧或服胃复安片可缓解。曾因恶心较剧烈，静脉滴注泮托拉唑及服中药健脾和胃，降逆止呕之品（具体不详）后，呕吐可暂时止，但稍有不慎即呕吐，发作频繁，3~5天一次，呕吐物为胃内容物或胆汁样物。10天前外出旅游期间出现上述症状加重，2012年8月21日在省人民医院住院查胃镜提示：十二指肠瘀滞综合征。给予胃肠减压、营养支持治疗后，呕吐基本止而出院。为求进一步中药治疗，遂来我门诊求治。现症见：恶心呕吐时作，食后明显，呕吐物为胃内容物或胆汁样物，与体位有关，伴腹胀，食欲减退，多因惧呕吐而不敢进食，大便干，3~4日一行，排便无力；舌质淡、体胖大、苔白腻，脉弦稍数。

中医诊断：呕吐（脾胃气虚，兼湿热内停）。

西医诊断：十二指肠瘀滞综合征。

治法：健脾益气，理气和胃，化湿止呕。

方药：香砂六君子汤加减。

白术10g，茯苓15g，陈皮10g，半夏10g，木香10g，白蔻仁10g，厚朴10g，枳壳10g，乌药10g，焦三仙各12g，藿香10g，佩兰10g，柿蒂15g，姜竹茹10g，甘草3g，生姜3片为引。5剂，水煎服，每日1剂。

医嘱：规律饮食，保持心情舒畅，可适当俯卧或做骑行运动。

二诊：2012年9月23日复诊。服上药后，恶心、呕吐基本消失，腹胀无改善，尤其下午明显；舌质淡红、体稍胖大，脉弦稍数。守上方去姜竹茹，加桂枝5g，西茴10g以振奋脾阳，增强肠道的蠕动。继服7剂，水煎服，每日1剂。

医嘱：同上。

三诊：2012年9月30日复诊。服上药后，大便明显改善，排便较前有力，1~2日一次，腹胀、恶心等症基本消失，发作频率降低，服药期间基本未出现呕吐。舌质淡红、苔薄白，脉弦。可见脾胃之运化，气之推动逐渐恢复，湿邪亦去。故守上方去半夏、白蔻仁、藿香、佩兰一派芳香化湿之品，加太子参10g，山药15g，砂仁10g，郁金10g，知母12g，生薏苡仁30g，以加强益气健脾之力。继服10剂，水煎服，每日1剂。

医嘱：同上，服药3个月后可复查。

治疗结果：随症加减治疗3个月，停药1个月后上症未再发作。复查钡餐造影提示钡剂顺利通过，轻度胃下垂，与以前检查相比明显改善，并且患者体重较前增加近2.5kg。

【按语】十二指肠瘀滞症为中医“呕吐、痞证”范畴，李老认为，此类患者大多以脾虚偏瘦为主，脾主运化，胃主受纳，脾不能为胃行其津液，停滞于胃，胃气生逆而呕吐。用香砂六君子汤健脾益气，白蔻仁、厚朴、枳壳、乌药、藿香、佩兰芳香化湿，焦三仙、柿蒂、姜竹茹和胃消食，降逆止呕，桂枝、西茴以振奋脾阳，增强肠道的蠕动。经用健脾益气、理气和胃、化湿止呕之法，经3个月治疗而愈。

（十一）厌食

郭某，男，58岁，2005年7月16日初诊。

主诉：食而无味，不知饥饿6个月余。

病史：6个月前无明显诱因出现饮食无味，不知饥饿，先后服用人参鹿茸片等效果不佳。在郑州市某医院确诊为“浅表性胃炎”，未予正规治疗。现纳差，饮食无味，不知饥饿，形寒怕冷，小便清长，大便溏薄，面色萎黄。舌体胖大，舌质稍暗红、苔白厚腻，脉濡滑。每日1剂。

中医诊断：厌食（脾肾阳虚）。

西医诊断：浅表性胃炎。

治法：温肾健脾，助阳化气。

方药：白术10g，茯苓15g，炒薏苡仁30g，泽泻15g，苍术10g，厚朴10g，吴茱萸5g，补骨脂10g，桂枝6g，白芍12g，乌药10g，焦三仙各12g，甘草3g。14剂，水煎服，每日1剂。

医嘱：清淡饮食，忌生冷、辛辣油腻食物，戒烟酒；保持心情舒畅，适度体育锻炼。

二诊：2005年8月6日。自觉稍有饥饿感，胃胀消失。纳差稍有好转，大便溏薄，日行1次，形寒怕冷。舌体稍胖大，舌质稍暗红、苔稍白腻，脉虚滑。上方继服14剂。

三诊：2005年8月20日。纳差又有好转，有饥饿感，形寒怕冷症状消失，大便不成形，日行1次。舌体胖大，舌质暗红、苔稍白腻，脉弦。

方药（李老经验方）：香砂温中汤加减。

太子参12g，白术10g，茯苓12g，陈皮10g，旱半夏10g，香附10g，砂仁10g，刘寄奴15g，厚朴10g，桂枝5g，白芍10g，西茴10g，乌药10g，木香10g，郁金10g，白蔻仁10g，佛手10g，泽泻15g，炒薏苡仁25g，甘草3g。7剂，水煎服。

四诊：2005年9月3日。厌食症状有明显好转，饥饿感增强，味觉有所改善。舌体稍胖大，舌质稍淡、苔稍白腻，脉弦滑。上方去白蔻仁、佛手，加萝卜籽15g、青皮10g。14剂，水煎服。

五诊：2005年9月17日。饮食较前明显好转，有饥饿感，但近日进凉食后病情稍有反复。胃脘觉凉，双下肢发凉。舌体稍胖大，舌质稍淡、苔稍白腻，脉弦细。上方加焦三仙各12g。20剂，水煎服。

六诊：2005年10月10日。腰部及双下肢发凉，纳寐尚可，大便稍溏。舌体胖大，舌质红、苔正常，脉弦细。

方药：香砂温中汤加减。

太子参12g，白术10g，茯苓12g，陈皮10g，旱半夏10g，香附10g，砂仁10g，刘寄奴15g，厚朴10g，桂枝5g，白芍10g，西茴10g，乌药10g，木香6g，郁金10g，泽泻15g，炒薏苡仁25g，吴茱萸5g，龙齿15g，甘草3g。15剂，水煎服。

患者饮食佳，腰部及双下肢无发凉症状消失，纳寐可，大便正常。停药半年后追访患者，病未复发。

【按语】厌食一病以不思饮食或欲食而食不多为主症，多由脾胃虚弱或痰湿阻滞中焦，气机升降失司，运化失常而致。其病位在脾胃，但亦与肝、肾等脏腑密切相关。本例患者以脾运失常为主，伴有纳差、饮食无味、不知饥饿之症；脾损日久及肾，阳气耗伤，则形寒怕冷、大便溏薄，为脾肾阳虚之证。药用白术、茯苓、炒薏苡仁、泽泻、桂枝、焦三仙以温阳健脾，助运利湿，消食和胃；苍术、乌药、厚朴燥湿、健脾、行气；吴茱萸、补骨脂温肾健脾，助阳止泻且止呕；白芍合甘草调和肝脾。诸药合用，共奏温肾脾，助阳化气之效，在此基础上，依其病机灵活辨证用药而使病愈。

（十二）纳差

宁某，男，7岁，学生，2012年9月10日初诊。

主诉：右盆壁横纹肌肉瘤术后纳差4个月余，加重6天。

病史：4个月前患儿家长无意中发现患儿右腹区肿物，呈阵发性钝痛，大小约7cm×8cm，推之可移，无发热，当地医院建议至省肿瘤医院诊断。2012年5月2日于省肿瘤医院行腹部CT示：盆腔软组织影，考虑盆底恶性占位，可能为神经母细胞瘤，双肾肾盂及输卵管积水。2012年5月7日全麻行“盆腔肿物+膀胱造瘘术”，病理回示：右盆壁胚胎性横纹肌肉瘤。术后化疗5个周期，期间出现Ⅱ~Ⅲ度骨髓抑制，伴纳差，经对症治疗后病情稳定而出院。同年9月4日于肿瘤医院行第6次化疗，化疗中出现纳差加重，不欲食。为求中药治疗，遂于化疗结束后来我门诊求治。现症见：纳差，不欲食，偶感胃胀，伴胃脘隐痛，乏力，神差，面黄，形体消瘦，舌质淡红、体稍胖大，舌根部苔白腻，脉弦滑。

中医诊断：纳差（脾虚肝郁，气滞血瘀）。

西医诊断：右盆壁胚胎性横纹肌肉瘤术后遗症。

治法：益气健脾，疏肝理气，活血化瘀。

方药：香砂六君子汤加减。

黄芪10g，白术7g，茯苓10g，陈皮7g，半夏6g，木香4g，砂仁7g，厚朴7g，枳壳7g，柴胡4g，乌药7g，焦三仙各8g，西茴7g，知母7g，莪术7g，当归8g，甘草2g，生姜2片为引。10剂，水煎服，每日1剂。

医嘱：慎起居，注意营养的摄入，避免着凉。

二诊：2012年10月9日。服上药后，食欲有所增加，余变化不明显，但总体较前好转，舌苔稍腻。守上方加刘寄奴8g，山慈菇4g，生薏苡仁20g，以增强活血抗癌之力。10剂，水煎服，每日1剂。

医嘱：同上。

三诊：2012年11月2日。服上药后，食欲佳，精神及面色明显好转，较前身感有力，近几日要求入校上课，但考虑体质差，建议休息，舌质淡红、苔薄白，脉弦稍滑。守上方去半夏，加山药20g，鳖甲8g。15剂，水煎服，每日1剂。

医嘱：按时服药，树立信心，保持心情舒畅，避免着凉，定期复查。

四诊：2012年11月30日。服上药后，基本无不适，胃脘隐痛及胃胀基本消失，纳眠可，二便调，守上方去西茴。继服20剂，水煎服，每日1剂。

五诊：2012年12月22日。家长代述，服上药后，无不适，精神、面色基本恢复如前，但顾及患儿大病术后，元气大伤，嘱继续服药，以巩固治疗，谨防病情发展或加重。方药如下：

黄芪10g，白术7g，茯苓10g，陈皮7g，山药10g，木香4g，砂仁7g，柴胡4g，乌药7g，焦三仙各8g，莪术7g，刘寄奴8g，当归8g，山慈菇4g，生薏苡仁20g，鳖甲8g，丹参8g，西茴7g，甘草2g，生姜2片为引。20剂，水煎服，每日1剂。

治疗结果：随症加减，间断至我门诊服中药治疗至今，目前患儿病情稳定，正常学习、生活。

【按语】李老认为，本案患者积证后期症见纳差、不欲食、胃脘隐痛、乏力、神差、面黄、形体消瘦，为脾胃虚弱、肝脾失调、气滞血瘀证。治疗方面，李老根据数十年临证经验，在香砂六君子汤基础上加减，药物除香砂六君子益气健脾和胃外，又加入了柴胡、乌药、当归、莪术、刘寄奴、山慈菇、鳖甲以增加活血抗癌之功。特别是在后期，患者基本恢复正常，顾及大病术后元气大伤，需加强扶正培元，保护正气之力，并兼顾祛邪，巩固疗效。李老指出，治疗积证要强调“攻补”适宜，注意法度。积证早期，病邪初起，正气尚强，应着重于攻，以理气活血，通络消积为治则，忌攻伐太过。积证中期，气结血瘀，正气渐复，活血化瘀的同时要重视扶正健脾；积证末期，邪盛正衰，脾气虚损，不仅重视邪实，更要着眼于正虚。因此李老认为，本证当以补虚扶正，而配以祛邪消积，取“强主可助逐寇”之意。

（十三）噎膈

张某，女，61岁，工人，2012年12月31日初诊。

主诉：纳差9个月余，加重2周。

病史：9个月前患者出现纳差，不欲食，进食困难，时感胸骨后隐痛不适，体重逐渐下降，至附近医院胃镜检查，被高度怀疑食管癌。遂于同年3月15日至肿瘤医院查胃镜确诊为：食管癌早期，并未见转移，立即行食管癌术及营养支持，病情稳定后出院。但近2周纳食一直未见好转，甚至进食或饮水后即出，易汗出，夜间明显。经病友介绍来我门诊考虑中药治疗。症见：纳差，无食欲，进食或饮水后即吐，胃脘胀，有堵塞不下感，偶感胸骨后疼痛，嗳气，乏力，盗汗，形体消瘦，大便偏稀，每日1~2次，但量少，小便尚可，舌质淡暗、体胖大，舌边有齿痕、苔白腻，脉沉细无力。

中医诊断：噎膈（脾胃气虚）。

西医诊断：食管癌术后遗症。

治法：益气健脾，和胃降逆。

方药：四君子汤加减。

黄芪20g，白术10g，茯苓15g，陈皮10g，半夏10g，木香10g，砂仁10g，厚朴10g，枳壳10g，煅龙骨15g，煅牡蛎15g，郁金10g，香附10g，鸡内金12g，柿蒂15g，西茴10g，藿香10g，麻黄根8g，炒薏苡仁30g，桂枝5g，炒白芍10g，甘草3g，生姜3片为引。7剂，水煎服，每日1剂。

二诊：2013年1月14日。服上药后，胃脘堵塞感减轻，食欲有所增加，能进食流食，精神好转，但夜间汗多改善不明显，可见胃气及脾之运化功能渐复，但毕竟术后元气大伤，故守上方加地骨皮12g，继服20剂，水煎服，每日1剂。

三诊：2013年2月5日。服上药后，纳食明显好转，盗汗基本消失，大便不成形，舌质稍淡暗、体胖大、苔薄白，脉沉较前有力。根据目前病情，调整方药，以增强益气健脾、调和营卫之功。

方药：黄芪20g，党参12g，白术10g，茯苓15g，陈皮10g，半夏10g，木香

10g，砂仁10g，厚朴10g，乌药10g，焦三仙各12g，西茴10g，藿香10g，柿蒂15g，桂枝5g，炒白芍10g，麻黄根8g，芡实15g，丹参15g，甘草3g，生姜3片为引。30剂，水煎服，每日1剂。

四诊：2013年3月12日。目前患者病情稳定，纳食一般，汗出基本消失，时感上腹痛，大便不成形，守上方去麻黄根，加高良姜5g，香附10g，刘寄奴12g，以增强理气活血之力。15剂，水煎服，每日1剂。

医嘱：合理饮食，树立信心，可择日复查胃镜。

治疗结果：2013年4月15日于郑州大学第二附属医院复查胃镜提示：①残胃炎；②吻合口炎。

【按语】本案属中医“噎膈”范畴，其病机为气、痰、瘀相互交结阻隔于食道、胃脘。病位在食道，属胃所主。朱丹溪在《脉因证治·噎膈》中指出：“血液俱耗，胃脘亦槁”，充分说明了该病与脾胃之间的密切关系。张景岳在《景岳全书·噎膈》中提出“惟中衰耗伤者多有之”且注重从脾肾论治。患者气、痰、瘀相互交结阻隔于食道日久，食道和胃通降受阻，胃腑失其濡养，加之手术对元气的损伤，致使中焦气虚，脾胃运化升降失司，故可见纳差、饮食困难甚至格拒之症。气虚则卫外失司而津液外泄自汗，胃气上逆则食入即吐，中阳虚弱，运化无力，水湿内生，痰湿阻滞，且由舌质淡暗、体胖大、舌边有齿痕、苔白腻、脉沉细无力，可进一步推断患者呈脾胃气虚夹湿夹瘀之症，故以四君子汤加减处方，益气健脾，和胃降逆，方中黄芪、党参、白术、茯苓、甘草益气健脾；柿蒂、厚朴、乌药降逆和胃；更加桂枝、白芍以调和营卫，有“桂枝汤”治疗营卫虚弱之义；配以丹参、煅龙骨、煅牡蛎、麻黄根增强活血软坚散结、收敛止汗之力；藿香、薏苡仁化湿畅中；另有木香、砂仁之属调畅气机。李老认为，噎膈后期阴津日益枯槁，胃腑失其濡养，脾胃失运则气血津液生化无源，日久可见气虚阳微之证，故强调治疗“噎膈”后期应重视调补脾胃的运化功能。

（十四）腹痛

孟某，男，68岁，1992年3月24日初诊。

主诉：脘腹胀满疼痛3个月。

病史：患者于3日前晚餐时因进食过饱，当晚即感脘腹胀满不适。次日脘腹胀满，疼痛拒按，不思饮食，赴某医院急诊科就诊，被诊为“胃痉挛”，用阿托品、654-2治疗，效果不显。第3日脘腹胀痛更甚，胸闷，气短，厌食，呕恶，又至市第一人民医院就诊，经腹透、B超及其他理化检查，未发现明显异常，遂用先锋霉素静脉滴注治疗，仍无明显效果。现症见：脘腹胀满，疼痛拒按，胸闷，气短，厌食，呕恶，嗳气酸腐，时作太息，矢气则舒，大便3日未行，表情痛苦，语言无力。舌质淡红、体胖大、苔黄腻，脉弦滑。

中医诊断：腹痛（脾虚气滞食积）。

西医诊断：胃肠痉挛。

治法：健脾和胃，行气散结，消食导滞。

方药：香砂六君子汤合小承气汤加减。

白术10g，茯苓15g，陈皮10g，半夏10g，广木香6g，白蔻仁8g，元胡10g，乌药10g，山楂12g，麦芽15g，厚朴10g，枳实8g，大黄（后下）10g，竹茹10g，甘草3g。1剂，水煎服。

医嘱：注意饮食调理，以稀粥为宜。

二诊：1992年3月25日。泄下秽臭大便量多，脘腹胀痛大减，胸闷、气短消失，每餐能进食稀粥少许。舌质淡红、体胖大、苔厚腻稍黄，脉弦滑。食积已化，上方去大黄、枳实，加生山药15g以增健脾和胃之力。3剂，水煎服。

三诊：1992年3月28日。腹痛腹胀基本消失，食欲转佳，余无明显不适。舌体胖大、苔白稍腻，脉沉细。诸症基本消失，去元胡、厚朴，加党参10g，再进3剂。

药后患者腹胀腹痛未再发作，精神、饮食俱佳，二便调，无明显不适，病获痊愈。嘱其调节饮食，忌生冷、油腻、辛辣之品，以巩固疗效。

【按语】腹痛一证，古人多以“不通则痛”立论。张景岳曾指出，老年人与体虚者易于伤食，治宜权衡虚实，消补兼施。本患者年近古稀，脾胃功能已弱，加之不节口腹，恣食过量，脾运不及，宿食停滞而生腹痛。其疼痛拒按，证乃属实，然年老体虚，脾胃失健，不耐攻伐，当消补兼施，故首剂在调和脾胃的基础上配以小承气汤，使邪食外出，腹痛则除。虽腹痛已去，考虑其年事已高，且舌体胖大、苔白稍腻，为脾胃虚弱之象，故加党参以健脾益气，增强脾胃运化功能以善其后。

（十五）腹胀

徐某，女，32岁，公交司机，1991年9月12日初诊。

主诉：脘腹胀满10余年。

现病史：1980年初因脘腹胀满，大便不爽，久坐努责，肛门重坠被某医院诊断为肠结核，采用对症疗法，病情时轻时重，一直未能根治。现症见：脘腹胀满，食后尤甚，按之不痛，大便不爽，虚坐多时，肛门下坠，身困乏力，纳食日减。形体消瘦，面色萎黄，神疲倦怠。舌质淡红、苔薄白，脉沉迟。

中医诊断：①腹胀（脾虚气陷）；②脱肛（脾虚气陷）。

西医诊断：肠结核。

治法：补中益气，升举清阳。

方药：补中益气汤加减。

黄芪20g，党参10g，白术10g，陈皮10g，旱半夏10g，枳壳10g，木香6g，升麻6g，沉香3g，炮姜炭5g，砂仁8g，川厚朴10g，炙甘草5g。5剂，水煎服。每日1剂。

医嘱：保持情志舒畅，忌食生冷、油腻食物。

二诊：1991年9月29日。腹胀已消，肛门坠重已减，食欲渐振，唯大便3日不通。舌质淡红、苔薄白，脉沉细。清阳初升，阴血尚亏，肠腑失于濡润，故当加黑芝麻10g、肉苁蓉10g以润肠通便。5剂，水煎服。

三诊：1991年10月6日。大便通畅，腹胀已除。但近日因劳累过度，腹胀又作，头晕且痛，食欲尚佳。舌质淡、苔薄白，脉沉细。

方药：补中益气汤加减。

黄芪20g，党参l0g，白术10g，陈皮10g，升麻6g，炮姜10g，川厚朴10g，砂仁6g，枳壳10g，细辛5g，菊花10g，天麻10g，炙甘草6g。5剂，水煎服。

四诊：1991年10月15日。腹胀减，头痛消，大便通畅，食欲转佳 。舌质淡、苔薄，脉缓。“丸者缓也，舒缓而治之。”患者经治疗病情基本痊愈，然素体脾胃虚弱，故以补中益气丸以巩固疗效。

方药：补中益气丸，每次9g，每日2次，口服，连服3个月。

症状消失，纳食正常。随访半年，病未复发。

【按语】腹胀一证，有虚有实。正如仲师所云，虚者“腹满时减，复如故”，实者“腹满不减，减不足言”；又云：“病者腹满，按之不痛为虚，痛者为实”。然李老认为，腹胀虽有虚实之分，但虚者是指虚中夹实也，临床很难见到纯虚无实之腹胀，考虑虚胀之成因，无非脾虚运化无力，虽正常饮食，亦不能尽化精微，虽化精微，亦无力正常升降输布，必聚而成湿，阻滞气机而成胀满，故虚胀之中，必夹有湿滞，治疗不能单补其虚，而应兼化其湿、通其滞。临床许多脏器下垂如胃下垂、子宫脱垂、脱肛等，患者可有诸多典型中气下陷的表现，然单用补益中气往往效果不佳，究其原因，就是缺少化湿通滞之品，故李老临证治疗此类患者，多在补益之中加入理气化湿，少者四五味，多者七八味，非但无耗气之弊，反会明显增加疗效。本案即是成功例证。

另，本患者被西医诊断为肠结核，但观李老所用方药，竟无一味抗结核之品，而终获良效，而当今一些中医人士以西医理论指导中药运用，动辄以药理研究如何云云，竟将中医辨证论治的理论弃之不顾，怎可获取良效？

（十六）泄泻

李某，男，58岁，2010年12月14日初诊。

主诉：间断性腹泻2年余，加重4个月。

病史：患者于2年前因过食生冷食物及饮酒过度后出现腹泻、腹痛，遂至当地医院检查，被诊断为急性肠胃炎，经给予药物（具体用药不详）治疗后症状减轻。此后，饮食稍有不当则腹泻反复发作。4个月前患者因过食瓜果等导致腹泻再次发作，至郑州市人民医院肠镜检查示：溃疡性结肠炎、结肠息肉。经给予西药治疗后，病情时轻时重。现症见：腹泻，腹胀，大便夹有鲜血及黏液，日行5~6次，乏力，四肢欠温。舌质淡，舌体胖大，舌边有齿痕、苔白稍腻，脉弦滑。

中医诊断：泄泻（脾虚肝郁）。

西医诊断：溃疡性结肠炎。

治法：健脾疏肝解郁。

方药：黄芪15g，党参10g，白术10g，茯苓15g，陈皮10g，半夏10g，木香6g，砂仁10g，厚朴10g，枳壳10g，郁金10g，乌药10g，刘寄奴12g，黑地榆15g，茜草炭12g，补骨脂10g，炒薏苡仁30g，生姜10g。10剂，水煎服。每日1剂。

医嘱：忌辛辣、生冷食物，保持心情舒畅。

二诊：2010年12月25日。服药后腹胀消失，脓血便较前减轻，大便日行2~3

次。按上方去砂仁，刘寄奴改为15g，茜草炭改为10g，黑地榆改为12g，加白蔻仁10g、诃子10g、高良姜8g、槐米10g。10剂，水煎服。

三诊：2013年1月10日。脓血便消失，大便已成形，日行2次，近日时有咳嗽、咯痰。舌质淡，舌体胖大、苔薄白，脉弦滑。按上方加川贝10g。10剂，水煎服。

随访结果：坚持服药1年余，患者大便已成形，日行1次，余无不适。2012年6月29日在当地医院肠镜检查示：慢性直肠炎，大肠多发息肉。溃疡性结肠炎已痊愈。

【按语】急性泄泻因失治或者误治，可迁延日久，由实转虚，变为慢性泄泻，日久脾病及肾，患者心情不畅，多造成脾肾阳虚及肝郁之证。叶天士亦在《临证指南医案·泄泻》中提出，久患泄泻则“阳明土已虚，厥阴肝风振动”，故以甘养胃，以酸制肝，创立了泄木安土之法，《症因脉治·内伤泄泻》曰：“脾虚泻之因，脾气素虚，或大病后，过用寒冷，或饮食不节，劳伤脾胃，皆成脾虚泄泻之症。”本案患者起病于2年前食生冷及饮酒，当时治愈后腹泻症状反复发作，说明脾胃之气已虚，不耐攻伐，且舌质淡，舌体胖大，舌边有齿痕、苔白稍腻，脉弦滑，有腹胀、腹泻、乏力之症。脾为中土，喜燥恶湿，今观舌脉皆一片湿盛之象，运化失司，自然水邪泛滥，脉弦及腹胀可见肝气亦有不舒。今以黄芪、党参、白术、茯苓、陈皮、半夏补气健脾，有六君子汤之义，并配合黑地榆、茜草炭凉血止血行瘀；厚朴、枳壳、郁金、乌药行气疏肝消胀；刘寄奴、薏苡仁、砂仁化湿以助健脾，药症相符，故本案重在健脾化湿、疏肝理气而取得较好的效果。

（十七）痢疾

陶某，男，郑州市人，干部，2013年3月21日初诊。

病史：2002年3月因饮食不节，食生冷水果和饮酒后发病，腹痛，痛则腹泻，黏液脓血便，多至每日3~4次，肠镜检查被诊断为溃疡性结肠炎。11年来服用中西药物，时轻时重，近日因饮酒逐渐加重。身体感到疲倦畏寒，四肢乏力，面色萎黄，舌体胖大，舌边有齿痕、苔薄白，脉沉细。

中医诊断：痢疾（脾虚湿滞，脾肾阳虚）。

西医诊断：溃疡性结肠炎。

治法：健脾利湿，温补脾肾。

方药：李老自拟经验方加减。

白术10g，茯苓15g，猪苓10g，泽泻15g，桂枝5g，炒苍术10g，川朴10g，木香10g，黄连6g，煨肉蔻10g，吴茱萸4g，五味子10g，地榆炭12g，秦皮10g，炒薏苡仁30g，乌药10g，炙甘草5g，生姜3片，红枣5枚为引。20剂，水煎服。每日1剂。

二诊：2013年4月9日。大便每日2~3次，不成形，无黏液脓血便，腹痛及里急后重感减轻，仍感身体酸困无力。舌质淡、体胖大、苔薄白，脉沉细。原方去秦皮、地榆炭，继服20剂。

三诊：2013年5月7日。水样便每日1次，腹痛及里急后重感基本消失，身体较以往感觉有力，但仍易疲劳，近日因饮酒，大便中未有少量未消化食物。舌质淡为脾气不足，中寒不运，纳化失常的表现。上方加太子参15g，20剂，可增强健脾益气之功，助脾运化，温中和胃。

四诊：2013年5月29日。大便每日1次，基本成形，余症消失。舌质淡红、体稍大、苔薄白，脉沉细。患者诸症消失，为脾虚得补，中阳得温，湿邪已去，久疾基本痊愈。以三诊方巩固治疗30剂，前20剂每日1剂，后10剂每2日1剂。4个月后，随访未复发。

【按语】根据本案患者面色萎黄、舌质淡、舌体胖大、舌边有齿痕、脉沉细之象，辨证为脾虚湿滞、脾肾阳虚。根据该病临床表现，将其归属于“肠澼”“肠风”“脏毒”等范畴。本案患者过食生冷，饮食不节，过度饮酒损伤脾胃，又失于根治，导致反复下痢11年之久。依据病机，治宜健脾利湿，温补脾肾，以自拟经验方化裁治之。药用太子参、白术、苍术、茯苓、炒薏苡仁健脾益气化湿；木香、川朴、乌药理气燥湿止痛；桂枝、吴茱萸祛寒理气通阳；煨肉蔻、五味子涩肠止泻、温补肾阳；黄连、秦皮燥湿清热；泽泻利水渗湿；地榆炭凉血止血。本案除用健脾利湿、理气收涩药物治疗外，还用桂枝、吴茱萸治疗以强祛寒湿，诸药合用，共奏健脾祛湿之功。

（十八）便秘

王某，女，40岁，待业，2011年4月23日初诊。

主诉：便秘10余年。

病史：10年前怀孕期间常排便不畅，产后更甚，3~5日一行，排便困难，质偏干，靠开塞露辅助排便；平时服芦荟胶囊、柚子茶可稍缓解。但经多方求治，无明显改善，间断服用中西药物均不理想。现症见排便困难，甚至5天一次，腹胀，纳差，眠差，整日身倦乏力。舌边尖红、苔薄黄，脉弦稍数。于某医院查肠镜提示结肠黑变。

中医诊断：便秘（脾虚肝郁）。

西医诊断：习惯性便秘。

治法：健脾疏肝，润肠通便。

方药：加味逍遥散加减。

白术10g，茯苓15g，当归10g，炒白芍15g，柴胡6g，郁金10g，香附10g，乌药10g，枳实10g，砂仁8g，西茴10g，草决明18g，火麻仁15g，郁李仁15g，肉苁蓉15g，甘草3g，生姜3片为引。10剂，水煎服，每日1剂。

医嘱：多食富含纤维食物，适当运动，规律排便，养成排便习惯。

二诊：2011年5月5日。服上药后，排便明显好转，稍有不畅，腹胀减轻，配服芦荟胶囊，守上方改火麻仁为20g。继服10剂，水煎服，每日1剂。

医嘱：多食富含纤维食物，适当运动，养成定时排便习惯。可适当减服芦荟胶囊。

三诊：2011年5月17日。排便基本正常，已停服芦荟胶囊，可自行排便，但2日一次，质较前软，稍感乏力，舌苔薄白。可见脾气健运，肠道的传导功能已经恢复，但仍有气虚之象。守上方加黄芪15g。继服10剂，水煎服，每日1剂。

医嘱：多食富含纤维食物，适当运动，养成定时排便的习惯。

2个月后患者复诊，大便正常，1~2日一次，无不适，患者咨询是否继续服药，嘱可停药，但要合理饮食，以保持规律排便。

【按语】便秘是指大便干燥，排便时间延长的病症。本病患者便秘10余年，大便质干，排便困难，甚至5日一次，伴有腹胀，纳差，身倦乏力，舌淡边红、苔薄黄，脉弦数等症。观其脉证，此便秘缘于肝脾失调，乃脾虚传导失职、肝郁疏泄失常所致。李老治其用健脾疏肝、润肠通便之法。用上方之柴胡、香附、枳实、白芍合郁金、乌药、西茴及草决明等药，疏肝理气清热；白术、茯苓、甘草、黄芪、砂仁、火麻仁、郁李仁及肉苁蓉等药，健脾益气，润肠通便，以助大肠传导。初诊用药见效，可见方药对症，继则基本守法、守方治疗，用药30剂余，使肝脾得调，气机通畅，传导复常，而使便秘得愈。体现了李老治疗慢性病有法、有方、有守的原则。

（十九）肠痈

张某某，男，20岁，学生，2012年12月3日初诊。

主诉：发热、腹痛1天。

病史：患者早饭后腹痛逐渐加重，渐转移到右下腹，疼痛剧烈，且越来越重，疼处拒按，市某医院诊断为急性阑尾炎，建议手术。患者家长不愿意孩子手术而来找老友李老，李老找到专家会诊，经血常规检查白细胞在17 000个/L以上，检查右下腹麦氏点拒按、反跳痛明显，体温38.7℃，同时恶心，不能饮食，大便尚可，专家诊断为急性阑尾炎，需马上住院手术。患者父母和李老商量如何治疗，由于患者父亲和李老是老朋友，当时李老就直言说，急性阑尾炎现在一般都是到医院外科手术治疗，中华人民共和国成立后他用中药治愈了不少本病，也未发生过医疗事故，20世纪50年代以后，随着西医院的成立，本病多由外科手术治疗，故他治此病越来越少。

如果同意给李老3小时观察治疗，如无好转可立即手术，如好转痊愈可免于手术之苦。专家主任见李老提出此意也不便拒绝，但专家提出可在家中观察。因患者年后考大学，患者家属怕手术留有后遗症也表示同意用中药治疗。李老检查发现患者右下腹部疼痛剧烈，腹壁拘急紧张，腹满食少，小便微黄，舌质稍红，舌苔腻而微黄，脉象滑数有力。

中医诊断：肠痈。

西医诊断：急性阑尾炎。

治法：清热解毒，行气活血。

1. 内服：清热散痈汤。

药物：金银花20g，连翘15g，蒲公英25g，牡丹皮10g，赤芍15g，青皮10g，元胡10g，枳壳10g，木香10g，乌药10g，葛根15g，黄芩10g，柴胡10g，藿香10g，甘草3g。2剂，水煎服，每剂药水煎2次。每隔3小时服药一次，2剂药连服。

2. 外敷：大青盐1 000g，每次500g放入铁锅内炒极热，装入布袋内，放于右下腹，外用毛巾包垫，热量以能忍受为度。再另炒500g，轮流热敷。

医嘱：

1. 按时服药，如呕吐甚，可暂停几分钟再服药；如药液呕出，停几分钟，等恶心好转后再服。

2. 外敷3小时内必须来电告知疼痛、体温等具体病情如何。

3. 可食流质食物，禁食生冷、油腻食物。

当天晚上不到3小时，患者父亲来电告知，服汤药比较顺利，未大吐，按次服用。外敷大青盐2个小时后疼痛减轻，疼痛部位已经若不按就不痛了，用以前同样的力度按右下腹部疼痛程度亦有减轻，体温下降到38℃。汤药尚未服完，李老让继续服用，完全消失方可停止外敷。次日早晨患者复查，腹部已不胀痛，体温37℃。药已经服完，后半夜亦停止外敷。当时病房的医生、护士大为奇怪，说这中药和食盐也可以治急性阑尾炎，效果还这么快，故争相抄阅其处方。

李老讲，急性阑尾炎消退后，会造成阑尾处气血瘀滞不畅，或者急性炎症未完全治愈，留下慢性炎症迁延不愈，造成阑尾与周围组织粘连、压迫或扭曲，多在长久站立、饮食过饱或劳累后时感坠胀疼痛，伴有消化力弱，现治疗宜以健脾温中、理气活血为法巩固效果。

香砂温中汤：太子参15g，白术10g，茯苓15g，陈皮10g，半夏10g，香附10g，砂仁8g，小茴香10g，乌药10g，桂枝5g，白芍12g，元胡10g，木香6g，甘草3g。5剂，水煎服，每日1剂，早、晚2次服。

追访：患者父亲说，服药3剂后，化验白细胞正常，已能正常上学了，2年来，未发现不适的感觉，未复发。

【按语】阑尾炎是指阑尾由于多种因素而形成的炎性改变，有急、慢性之分。其发病多与饮食、劳累和情绪有关，如饮食不节，嗜食膏粱厚味或过食生冷油腻，损伤脾胃，传化失常，气血凝滞，湿郁化热，热盛腐蒸气血，则成痈肿。情绪不畅，寒温失宜亦影响胃肠的正常活动及气血的运行，聚而成痈。再如饱饭后，急暴奔走或登高蹲下或用力过度，使肠胃运化失常，传导不能舒利，气血凝阻肠中，化热腐蒸气血，而成痈肿。病理发展方面可分为初期、成脓期、已溃期。临床以初期较为常见。初期多以气血瘀滞不通，湿热蕴结阑尾而发病，继续发展则湿热壅盛，腐肉蒸脓而为成脓期。如治疗不及时，则痈脓溃破，正虚邪恋。

本案是由于患者暴饮暴食、气血凝滞、湿郁化热，热盛而成痈肿，方中以金银花、连翘、蒲公英清热解毒；牡丹皮、赤芍凉血活血化瘀，消散痈肿；青皮、元胡、枳壳、木香行气散结；藿香化湿止呕；黄芩、柴胡、葛根解热退热；甘草调和诸药，其服药方法为：每隔3小时服药一次，24小时内服药2剂，加大药物功效，增加吸收作用。关键是外用的大青盐。李老在洛阳专区医院时，医院的陆院长建议把盐换成热水袋热敷，后观察无效，还是使用盐效果佳。现在药理研究药盐对肌肉、血管有收缩作用，加热后的盐具有强渗透性，能快速吸附阑尾局部的热量，消散痈肿，致气血通畅而消除疼痛。内服加外用使内热清，湿毒去，痈肿散而获痊愈。

阑尾炎属于中医学的“肠痈”。《黄帝内经》对本病有记载，张仲景在《金匮要略》中对本病的病因、症状、治法、处方亦有较详细的论述，如“肠痈者，少腹肿痞，按之即痛如淋，小便自调，时时发热，自汗出，复恶寒。其脉迟紧者，脓未成，可下之，当有血。脉洪数者，脓已成，不可下也。大黄牡丹汤主之”。几千年来，由于本病为急性病、常见病，在没有西医的情况下，华夏儿女对本病的治疗积累了丰富的经验，并且效果显著。而西方医学到19世纪后期，才对本病有了较详细的认识。本案足以说明中药治疗本病不仅可以免除手术之苦，而且疗效快，效果确切，真正做到了简、便、廉、验。据临床观察，中医药治疗特别适用于初期阑尾炎；阑尾脓肿早期合并腹膜炎，以中西医结合治疗为宜；如治疗24小时后，症状没有明显改善，甚至出现腹胀等中毒性肠麻痹或合并弥漫性腹膜炎、盆腔囊肿等并发症者应考虑立即手术治疗。

（二十）水肿

案1：①妊娠水肿；②肥胖病（脾失健运，湿阻气机）

张某，女，29岁，2007年5月19日初诊。

主诉：素体肥胖，产后甚胖，双膝以下水肿2个月余。

病史：2006年5月怀孕后不久，自感心中烦热，加之天气逐渐炎热，身心燥热，每日多食瓜果饮冷饮，以求清凉。8月初感下肢行走沉重，手指按之双下肢有凹陷。在当地市级医院妇科诊治，确诊为“妊娠水肿”，因虑及服药对胎儿或有影响，故未服药，平时多平卧于床以求肿轻。今年3月剖腹产一女婴后至今，双下肢水肿较妊娠期为重，服西药利尿剂如双氢克尿噻、螺内酯等药，水肿时消时聚，仅取一时之效。现全身肥胖，双下肢水肿，膝以下为甚，晨起肿轻，活动后加重，按之凹陷。体重82kg。肾功能及其他有关理化检查，结果均无异常。患者面色偏于萎黄，舌质稍淡，舌体胖大，舌边有齿痕，舌苔稍白腻多津，脉沉细弱。

中医诊断：①妊娠水肿；②肥胖病（脾失健运，湿阻气机）。

治则：健脾理气，温阳利水。

方药（自拟经验方）：香砂温中汤加减。

党参15g，白术12g，茯苓10g，泽泻15g，陈皮10g，半夏10g，香附10g，砂仁8g，厚朴10g，桂枝5g，西茴10g，乌药10g，木香6g，生薏苡仁25g，玉米须30g，沉香3g，甘草3g。12剂，水煎服，每日1剂。

医嘱：忌食生冷食物，饮食宜淡，避免劳累。

二诊：2007年6月2日。自述晨起后下肢水肿已明显减轻，下肢脚踝处水肿稍甚。舌质稍淡、苔腻已去而薄白，脉沉细弱。上方加生黄芪15g，丹参20g。12剂，水煎服。

二诊辨治：脾虚状况得到改善，寒湿渐得温化，水湿输布渐趋正常，故水肿减轻，加生黄芪补气利水退肿，丹参活血通络，以助水行。

三诊：2007年6月16日。浮肿基本消失，唯活动后脚踝处按之稍有凹陷。上方加桂枝量为9g，丹参30g。12剂，水煎服。

三诊辨治：中州（脾居之处）得健，脾气自能升降运行，则水湿自除。增桂枝、丹参量，以加强温经通络之力。

四诊：2007年6月30日。水肿消失，活动后亦未再水肿，体重减轻13kg，自感身体轻盈，余无异常。加以参苓白术散，每服6g，每日早、晚各服1次，嘱连服1个月。

四诊辨治：病愈之初，应继续培土化湿以求巩固，庶免再犯之虞，故以参苓白术散健脾益气，理气燥湿。

【按语】妊娠水肿为妊娠常有现象，无其他不适者不必治疗，产后自消。本例因素体脾虚、肢体肥胖，孕期又过食寒凉，寒湿停于中焦，损伤中阳，脾虚则土不制水，阳气不足则无以化湿，水湿停聚，而为病。既而产后脾虚益甚，更增肿满。治疗当以标本兼治，着眼于“诸湿肿满，皆属于脾”，以健脾益气治本为主，俾脾实则水治；温阳则水化为气而助肿消。李老治疗本病时颇为重视理气药物的应用，认为水赖气以动，气行则水行，水停则气阻，水肿者无有不三焦气化失利者，在治本的同时，加用疏理中焦气化之香附、木香、乌药、沉香辈，对于脾虚的恢复、水肿的消退实有确凿功效。同时，因脾虚水肿日久，气机不畅，可致络脉不利，瘀阻水停，此即“水蓄可病及于血”，故治疗佐以活血化瘀药，使络畅而促肿消肥减。

案2：水肿（脾气亏虚，水湿停滞）

龚某，女，48岁，2013年4月10日初诊。

主诉：双上眼睑、下肢水肿3个月余。

病史：患者于2012年7月断经，2013年1月出现眼睑水肿，晨起加重，下肢肿甚，伴有乏力、气短、易疲劳，平素消化力弱，大便稀溏，日行1~2次，医院检查无异常，肾化验指标正常，有紫外线过敏史。西医治疗无效，只好转用中医治疗，服用中药效果不佳，经别人推荐而来我处就诊。现病史：晨起双眼睑水肿、劳累后加重，下肢肿甚，伴有乏力、气短、易疲劳，腰疼，平素消化能力弱，大便稀溏，日行1~2次。舌质淡暗，舌体胖大，舌苔稍薄腻，脉象沉细无力。

中医诊断：水肿（脾气亏虚，水湿停滞）。

治法：补肺健脾，利水消肿。

方药：五苓散加减。

黄芪30g，党参18g，白术10g，茯苓15g，泽泻12g，生薏苡仁30g，桂枝6g，川朴10g，香附10g，白蔻仁10g，郁金10g，节菖蒲10g，玉米须30g，枣仁15g，丹参15g，车前草15g，知母10g，甘草3g。7剂，水煎服，每日1剂，分2次服用。

二诊：2013年4月18日。患者服药后乏力、气短减轻，纳食增加，下肢水肿减轻明显，基本消失，眼睑水肿减轻，后因做家务劳累后第2天水肿加重。舌质淡，舌体稍胖大，舌苔正常，脉象沉细较前有力。

方药：黄芪30g，白干参10g，白术10g，云苓15g，泽泻15g，生薏苡仁30g，桂枝6g，川朴10g，香附10g，白蔻仁10g，郁金10g，节菖蒲10g，玉米须30g，枳壳10g，枣仁15g，冬瓜皮20g，补骨脂12g，川断18g，甘草3g。7剂，水煎服，每日1剂，分2次服用。

三诊：2013年5月3日。服药后患者精神、体力、纳食俱好，无不适感，腰疼消失，下肢水肿完全消失，现偶尔晨起上眼睑水肿，舌质淡红，脉沉细有力。

方药：黄芪30g，白干参10g，白术10g，茯苓15g，泽泻15g，生薏苡仁30g，桂枝6g，川朴10g，香附10g，砂仁8g，郁金10g，节菖蒲10g，丹参15g，枣仁15g，荆芥8g，菊花12g，甘草3g。

患者因到内蒙古出差，带药30剂，水煎服，每日1剂，分2次服用。

后患者来电，服药10余剂时，眼睑水肿完全消失，身体无不适感，诸症消失，痊愈。3个月后追访无复发。

【按语】水肿一证，《黄帝内经》对其症状、病因病理，以及治法都有详细的记载。在症状上，《灵枢·水胀》说："水始起也，目窠上微肿，如新卧起之状。"在病理上，《素问·至真要大论篇》："诸湿肿满，皆属于脾。"在治法上，《素问·汤液醪醴论篇》指出，"去菀陈莝"是治疗水肿的原则，还有具体的治法如"微动四极、温衣、缪刺"和"开鬼门，洁净腑"等。现在人们认为，水肿不但有外感内伤，还应先分清虚实，阴水阳水，其病理变化主要在肺、脾、肾三脏。在治法上有发汗、利尿、攻逐、健脾、温肾等。

本案患者平素脾虚，消化力弱，大便稀溏，伴有乏力、气短、易疲劳，有紫外线过敏史，舌体胖大，舌苔稍薄腻，脉象沉细无力，舌脉诸症为脾气虚之证。断经之后，或因内分泌紊乱肝郁脾虚，肝脾进一步失调或饮食不节等导致脾虚更甚，健运失职，气不化水，水湿泛溢肌肤而发水肿。方用利水渗湿、温阳化气的五苓散为主方加减治疗；加党参、黄芪增加健脾之功能；川朴、香附、白蔻仁疏通中焦气机；郁金、节菖蒲为李老常用的化湿透窍的对药；久病必瘀，用丹参活血化瘀，配合枣仁助心之气化；车前草、玉米须利水渗湿，快速消肿；知母防止诸药温燥；甘草调和诸药。三诊下肢水肿已消失，唯有眼睑水肿偶有发生。患者脾虚没有得到完全恢复，复因家务劳累过甚，面受风寒，阳气受阻，循环不畅，以致面部眼睑水肿，因面部受风较轻，取越婢汤之意，去麻黄用荆芥仍能取到明显的效果。故在原方的基础上加祛风的荆芥。李老强调，本方的巧处就在荆芥的使用上，眼睑或者头面肿者，属风，用荆芥之质轻性辛温，祛风宣散的功能，使水邪从上就近发出，取其发汗之意。全方辨证清晰，方证吻合，效果显著，故得痊愈。

四、肝胆系病症

（一）胁痛

贺某，女，42岁，教师，1993年8月19日初诊。

主述：右胁隐痛5个月。

病史：1992年12月患急性黄疸性肝炎，经住院治疗1个月余，肝功、黄疸指数恢复正常。1993年3月因搬家劳累出现右胁隐痛，伴头晕目眩，心急烦躁。复查肝功能无异常，B超检查提示：脾大，肋下2.5cm。二对半示：HbsAg、HbeAg、抗-HBc均阳性，余阴性。用肌苷、谷维素、云芝肝泰等药物治疗，效果不佳而来就诊。现右胁隐痛，遇劳加重，头晕目眩，心烦急躁，失眠多梦，口干咽干。面色萎黄，形体消瘦，精神倦怠。舌质红、体瘦小、苔薄白。脉弦细。

中医诊断：胁痛（肝阴亏虚）。

西医诊断：慢性乙型肝炎，乙型肝炎后肝硬化。

治法：滋阴养肝。

方药（自拟经验方）：疏肝养阴汤。

当归10g，白芍15g，蒸首乌20g，杞果15g，五味子10g，柴胡5g，山药20g，茯苓12g，郁金10g，川楝子12g，元胡10g，牡丹皮10g，栀子10g，甘草3g。12剂，水煎服，每日1剂。

医嘱：畅情志，勿劳累，忌辛辣之品。

二诊：1993年8月30日。头晕目眩、心急烦躁减轻，仍睡眠差，口干咽干，舌质红、苔薄白，脉弦细。

二诊辨证论治：精血亏虚，虚热内扰之象好转，故去牡丹皮，加菊花10g与枸杞子伍用，再增滋养肝阴、清热明目之力。仍口干咽干，眠差，加知母12g以滋阴泻火生津，夜交藤30g以养心安神。12剂，水煎服。

三诊：1993年9月14日。胁痛有所减轻，头晕、心急烦躁再减，口干咽干消失，睡眠好转。舌质红、苔薄白，脉弦细。

三诊辨证论治：胁痛减轻，头晕、心烦又减，提示肝阴不足症状得以改善，精血得荣，故去苦寒之栀子；口干消失，睡眠好转则去五味子。胁痛者，脉络不通也，且患者脾大，故增穿山甲、鳖甲、桃仁以活血祛瘀，散结通络，以散结缩脾。24剂，水煎服。

方药：当归10g，白芍15g，蒸首乌20g，杞果15g，柴胡5g，山药20g，茯苓12g，郁金10g，川楝子12g，元胡10g，知母12g，菊花10g，夜交藤30g，穿山甲10g，鳖甲15g，桃仁10g，甘草3g。12剂，水煎服。

四诊：1993年10月8日。胁痛大减，头晕未作，睡眠好，舌质淡红、苔薄白，脉弦细。

四诊辨证论治：稍感胁痛，余症消失，脉象平和，则去知母、菊花、夜交藤，加香附10g以疏肝理气，至此清肝泻火之品尽弃，仅以舒肝健脾，养阴通络之品继服，以资巩固。24剂，水煎服。

五诊：1993年10月27日。诸症消失，精神饮食，睡眠佳，无特殊不适。复查B超：脾厚40mm，肋下0。舌质淡红、苔薄白，脉弦细。

五诊辨证论治：诸症消失，脾脏缩小，取方逍遥散加减以调理肝脾，巩固疗效。方中青皮一味，偏于肝胆气分，能疏肝理气、消积化滞，凡肝气为病，累及脾胃，症见胁肋疼痛者，李老多选用之。

方药：当归10g，白芍15g，白术10g，茯苓15g，柴胡5g，郁金10g，香附10g，元胡10g，杞果15g，山茱萸15g，桃仁10g，鳖甲10g，青皮10g，甘草3g。15剂，水煎服。

六诊：无明显不适，已能正常生活、工作。

【按语】《金匮翼·胁痛统论》曾云："肝虚者，肝阴虚也，阴虚则脉绌急，肝之脉贯膈布胁肋，阴血燥则经脉失养而痛。"本案患者病后体虚，气血未复，加之劳累而引起精血亏损，水不养木，肝阴不足，络脉失养，致使"不荣则痛"。综合患者症状及舌脉象总属肝阴亏虚之证。一诊用经验方疏肝养阴汤治之，方中当归、白芍养血柔肝，缓急止痛；蒸首乌、杞果、五味子滋养肝阴，使肝体得养，其中首乌蒸用失去泻下作用，而专补精血；牡丹皮、栀子清肝泻火，使肝气得舒；柴胡、郁金合山药、茯苓疏肝健脾，继之则随症加减。本证治疗以滋阴养肝为法，然并非一派养阴滋腻药，而是在此基础上佐用疏调气机、通络止痛之品，因滥事滋补无益，反酿湿、助热、蕴毒，窒肝之体，滞肝之用。李老重视调理肝脾，通和气血，调和阴阳之法，而使患者一身气机条达，血脉舒展，肝脏安和。

（二）昏迷、黄疸、鼓胀

患者李某，系郑州轻工业学院党委书记，男，近60岁。会诊时间：1986年10月；会诊地址：省级某西医院。因肝昏迷2日余。住院医师代诉，患者糖尿病、高血压、慢性肝炎多年，自1986年8月以来，肝炎病加重，转为肝硬化合并腹水而来住院，经医院多方治疗，病情日渐加重，全身出现黄疸，腹胀不适，近3日由昏睡转入肝昏迷。现12天未解大便，因食少经灌肠也未解，近2天也未解小便，危在旦夕，院方已下病危通知书。因医师未谈医院的化验检查情况，请李老来会诊看能否抢救。

经李老检查，患者深度昏迷不醒，面色黄瘦，眼睑及全身成深黄色，体温尚正常，血压90/60mmHg，脉象滑数无力，舌苔黄腻，舌质偏红。李老认为，该病系中医鼓胀病的湿热互结证，病情极为危重，当前危及生命的是肝昏迷，湿热互结大肠，因而迫及膀胱2天不能小便。李老开一剂药，用鼻饲灌药，服药后如果3小时左右患者大小便能通，神志逐渐苏醒，还有可救之法；如大小便不通，他也无能为力。患者老伴听李老说病情危重，哭诉并请李老尽量想法救救老伴。

方药：茵陈桃仁承气汤。

桃仁10g，大黄10g，枳实10g，厚朴10g，芒硝（后下）10g，茵陈12g。1剂，急煎。配安宫牛黄丸1丸，每次半丸，早、晚各1次。

次日早晨电告午后服药后3小时多，患者解出黑色硬便数块，相继也解了小便，晚上继服二煎和半丸安宫牛黄丸，患者半夜即略有知觉，次日早晨神志已逐渐清醒。医院派车请李老继续会诊。检查：患者说话不清，但可听懂话，已有知觉，会伸舌头，舌苔黄腻大部已退，舌质稍红，舌苔薄稍黄。脉象仍滑数无力。患者表示愿意喝点流食。据病情开方茵陈四苓散加味，白术10g，茯苓20g，猪苓10g，泽泻15g，茵陈12g，香附10g，郁金10g，柴胡6g，玉米须20g，白蔻仁10g，桃仁10g，甘草3g。每煎分2次缓服。配合安宫牛黄丸1丸，分2次服。服药1剂后，次日病情逐渐好转，神志已清醒，可以言语，一日可以进食数次流食，小便正常。次日又解大便1次，该方继续服用1周。

第三次会诊，患者精神好转，可在床上靠坐多时，饮食增加，一周内大便2次，已取掉鼻饲管，检查舌苔薄白，舌质淡红，舌体稍胖大。脉象和缓，较前有力。眼及皮肤黄疸已好转，腹部已不感胀满，腹水消失大半。处方以茵陈五苓散加味。白术10g，茯苓20g，猪苓10g，泽泻15g，桂枝6g，茵陈12g，香附10g，郁金10g，柴胡5g，玉米须20g，桃仁10g，甘草3g。7剂。停服安宫牛黄丸。

第四次会诊，患者精神继续好转，可扶起坐床，语言正常，饮食增加，可食半流质食物。检查巩膜、面色、皮肤黄疸基本消失，腹部柔软，腹水消退，小便正常，色不黄。大便2日1次。舌质淡红，舌苔薄白，舌体稍胖大，脉细和缓有力。处方：逍遥散加味。当归10g，白芍12g，白术10g，茯苓15g，柴胡5g，香附10g，郁金10g，砂仁8g，鳖甲15g，青皮10g，茵陈8g，太子参15g，泽泻12g，甘草3g。上方连服近1个月，黄疸、腹水彻底消失，未再复发，饮食、大小便、精神恢复，患者可在室内外轻微活动。患者痊愈后，追访又存活了7年，肝脏病未再复发，后听说因患急性心肌梗死病故在医院。

【按语】该患者系鼓胀病湿热互结证，而致大小便长时间不解，湿热蒙蔽清窍而致肝昏迷。辨证治疗上根据疾病的演化共分四步：

第一步：急则治其标，以荡涤热结，理气活血，清热透窍而急救，方用茵陈桃仁承气汤配服安宫牛黄丸，二便通，湿热自可外除。

第二步：服药1剂后，大小便已通，患者逐渐清醒，不能再服茵陈桃仁承气汤，但据脉证，余热未净，黄疸、腹水如故，用健脾利水，疏肝理气之茵陈四苓散加味，继服安宫牛黄丸，以进一步清热利湿，凉开透窍，湿热祛则黄疸可退。

第三步：见患者神志清醒，腹水、黄疸大有好转，舌诊、脉诊热象已除，停服安宫牛黄丸，改用茵陈五苓散加味，二诊未用桂枝因余热未净，现患者热退湿存，且有腹满食少故加桂枝，即五苓散加味，以温中健脾助膀胱之气化而消黄利水。

第四步：见患者腹水、黄疸消失，脾之运化功能逐步恢复，但热久损伤肝阴，用疏肝健脾利气活血的治法以善后治疗。

（三）昏迷、黄疸

患者76岁，1975年秋的某天下午，李老获悉，患者住进省级某西医院，病情较重，据院方介绍，患者因急性重型肝炎，全身出现黄疸且有腹水，已昏迷2日，不能进食，小便失禁。现住院治疗已近1周，未见好转，且病情越来越重，医院已下病危通知书，让准备后事。李老为患者诊病。查：脉象洪数，舌苔薄黄，舌质红。全身发黄，并有少量腹水，知患者患的是急性黄疸性肝炎。

方药：凉血解毒，清热透窍，用加减犀角散治疗。

犀角9g（水牛角代替），黄连9g，二花15g，板蓝根30g，栀子9g，茵陈30g，牡丹皮9g，玄参15g，郁金9g，节菖蒲10g，甘草3g。1剂，同时配服安宫牛黄丸1丸。并说马上去中医学院抓药煎熬，用鼻饲方法给患者灌服，同时配服安宫牛黄丸，若明早能苏醒过来，患者就有救了。次日早上8时多，患者家属来电说，患者已经苏醒。治疗1个月后痊愈。病愈后，患者又活了十余年，本病未再复发。

【按语】本案患者患的是西医所称的急性重型肝炎，中医虽无此病名，但根据其症状属于“黄疸”的“急黄”。以其发热、黄疸色如橘柚、腹水、肝昏迷等，其病理根本在于湿热过盛，积聚中焦，尤其内热过盛，热则病进，故其病发展迅速，症状明显，属于黄疸病的最严重之证，如失于一时之治疗，便会出现生命危候。方以犀角地黄汤加减，犀角用水牛角代替，水牛角不但清热凉血还有兼透的功效；牡丹皮凉血泻血伏火；玄参配黄连、二花、板蓝根除清热解毒外，还有透热转气的作用；配以栀子、茵陈利湿退黄；郁金、节菖蒲开窍醒神；甘草调和诸药。配以安宫牛黄丸以凉开透窍，苏醒后停服安宫牛黄丸，服上方1周后腹水、黄疸基本消失。由于本病属于急性疑难之证，损伤肝脾较重，故改用疏肝理脾和胃之品，调理月余而痊愈。

五、肾膀胱系病症

（一）遗尿症

徐某，女，7岁，2006年6月17日初诊。

主诉：其母代诉遗尿7年余。

病史：患者出生时因缺氧在儿童医院住院3个月。自幼年起至今，夜间睡眠时不自觉尿床，曾服多种药物效果不佳。平素急躁易怒，挑食。舌质淡白，舌体瘦小、苔薄白，脉沉细。

中医诊断：遗尿（肾气不足）。

西医诊断：遗尿症。

治法：温补肾阳，固涩小便。

方药：缩泉丸加减。

益智仁8g，山药15g，蒸首乌8g，杞果10g，山茱萸10g，覆盆子8g，巴戟天8g，淫羊藿10g，肉桂4g，甘草3g。14剂，水煎服，每日1剂。

二诊：2006年7月1日。夜晚仍遗尿，纳少，挑食，睡眠及二便尚可。舌质淡白，舌体瘦小、苔薄白，脉沉细。

二诊辨证论治：遗尿日久，先天不足，非短时可收成效，上方加五味子10g以补肾收敛固涩。14剂，水煎服。

三诊：2006年7月15日。遗尿次数减少，食量增加。舌质淡白，舌体瘦小、苔薄白，脉沉细。

三诊辨证论治：药后肾阳欲得温补，肾气渐以固摄，脾胃趋于健运，故病情好转。上方加制附子6g，节菖蒲6g，以补阳开窍。14剂，水煎服。

四诊：2006年8月12日。遗尿次数减少。昨日感冒，流清涕，不咳嗽，打喷嚏，有痰不易咯出。舌质淡，舌体瘦小、苔薄白，脉沉细。

四诊辨证论治：此乃肾阳得以温补，肾与膀胱气化功能渐复，闭藏有司，然因正虚易感冒，而使寒邪袭肺，子病犯母，治以扶正祛邪，温阳驱寒。

方药：益智仁8g，山药15g，蒸首乌8g，杞果10g，山茱萸10g，覆盆子8g，巴戟天10g，淫羊藿10g，肉桂4g，附子6g，节菖蒲10g，补骨脂6g，甘草3g。14剂，水煎服。

五诊：2006年8月26日。遗尿基本消失。后随访知，患儿遗尿症痊愈，嘱继服桂附八味丸以巩固疗效。

【按语】肾司二便，膀胱主藏尿液，肾与膀胱相表里，尿液的贮藏与排泄需赖肾的开阖，而肾的开阖又须肾的气化功能来调节。患者由于先天不足，肾气亏虚，命火不足，下焦虚寒，气化功能失调，闭藏失司，不能约束水道而遗尿。治以补肾阳而暖膀胱为主，缩泉丸加减以补肾缩尿。方中益智仁暖肾固精缩尿，温脾开胃；山药不寒不燥，味甘质润，健脾固肾；蒸首乌、杞果补肝肾，益精血；山茱萸、覆盆子补益肝肾，敛阴以缩小便；巴戟天、淫羊藿补肾阳；肉桂补火助阳，引火归源；甘草调和药性。全方共奏温阳固本之效。

（二）淋证

案1：淋证（热淋）

薛某，女，69岁，2008年7月11日初诊。

主诉：排尿时有灼热感1周余。

病史：患者于1周前无明显诱因出现排尿时灼热感，并时有尿急，遂至当地医院尿液检查示：RBC（+++），经给予药物（具体用药不详）治疗后症状无明显改善，有时因来不及如厕而弄脏衣裤，痛苦不堪。后经朋友介绍来我处就诊。现症见：排尿时有灼热感，小便色深，尿急，时有腰痛，纳差，无饥饿感，大便无明显异常。舌质暗红，舌体胖大、苔薄白，脉弦。

中医诊断：淋证（热淋）。

西医诊断：老年性尿道炎。

治则：清热利湿通淋。

方药：香砂六君子汤合八正散加减。

白术10g，茯苓15g，生薏苡仁30g，泽泻12g，陈皮10g，半夏10g，香附10g，砂仁10g，厚朴10g，枳壳10g，郁金10g，乌药10g，焦三仙各12g，盐黄柏10g，白茅根15g，石韦15g，地榆炭12g，元胡10g，甘草3g，生姜10g。15剂，水煎服。每日1剂。

医嘱：忌食辛辣、油腻食物。

二诊：2008年8月8日。尿频、尿痛症状减轻。按上方去盐黄柏、地榆炭，加牡丹皮10g。15剂，水煎服。

三诊：2008年8月27日。排尿时偶有尿痛，时有腰部酸困。按上方去牡丹皮，加地榆炭12g、续断15g。15剂，水煎服。

四诊：2008年9月20日。排尿时已无明显异常，腰部酸困症状明显减轻，舌质稍红，按上方加佛手10g。15剂，水煎服。

五诊：2008年10月12日。尿频、尿急症状消失，偶有腰酸，余无明显不适，舌质淡，舌体胖大、苔黄稍腻。

方药：白术10g，茯苓15g，陈皮10g，木香6g，砂仁10g，枳壳10g，郁金10g，乌药10g，焦山楂12g，西茴10g，刘寄奴12g，香附10g，生薏苡仁30g，泽泻12g，续断15g，白茅根15g，地榆炭15g，知母12g，盐黄柏10g，石韦15g，滑石18g，甘草3g，生姜10g。15剂，水煎服，以巩固治疗。

【按语】淋证的基本病理变化为湿热蕴结下焦，肾与膀胱气化不利。“实则清利，虚则补益”为淋证的基本治则。《丹溪心法·淋》曰：“最不可用补气之药，气得补而愈胀，血得补而愈涩，热得补而愈盛。”李老指出，淋证的辨证既要区别六淋，又要辨证候的虚实，对虚实夹杂者，不必拘泥于“忌补”之说，通补兼施。本案患者症见排尿时有灼热感，小便色深，尿急，时有腰痛，因而中医诊断为淋证中之热淋，为湿热蕴结膀胱，气化不利，故出现上述症状；患者为老年女性，脾胃虚弱，舌体胖大亦为脾虚之征象，加之湿邪内蕴，损伤脾胃，脾虚湿阻，受纳运化失常，故见纳差，无饥饿感；舌质暗红，舌体胖大、苔薄白，脉弦均为脾胃气虚，湿热下注之象。本病为本虚标实之证，湿热为标，脾虚为本。故以八正散加减清热利湿以解标实之苦，改善尿热、尿急等症；以香砂六君子汤益气健脾化湿以顾其本。然湿为阴邪，重浊黏腻，易滞气伤阳，故方中伍以理气之品，清补兼施，标本兼顾，意在顾护后天之本，使脾得健运，升降有序，脾胃功能正常，湿去热无所附，病则痊愈。

案2：淋证——石淋（湿热蕴结）

史某，女，46岁，农民，1993年1月8日初诊。

主诉：血尿伴腰痛半年。

病史：1992年6月在农田干活时，突然感到腰部剧痛，放射至会阴部，遂至县医院治疗，经用哌替啶、安定等西药，疼痛得止。B超提示：左肾结石$8.2 \times 4.7mm^3$，左输尿管结石$7.8 \times 3.6mm^3$，诊断为左肾及输尿管结石，伴轻度肾积水。经中西排石药物治疗，效果不佳，前来就诊。现症见：尿时会阴部有痛感，尿中带血，腰困无力。面色黄，形体较瘦，语言无力。舌淡红、苔黄腻，脉弦数。

中医诊断：淋证——石淋（湿热蕴结）。

西医诊断：①左肾及输尿管结石；②轻度肾积水。

治法：清热利湿，止血排石。

方药1：当归9g，赤芍15g，牡丹皮9g，川牛膝12g，金银花15g，蒲公英24g，木通9g，防己9g，黄柏9g，金钱草30g，石韦30g，萹蓄24g，海金沙15g，滑石18g，白茅根30g，黑地榆12g，甘草3g。

方药2：硝石矾石散加味。

硝石15g，白矾9g，滑石27g，甘草6g。共研细粉，每服3g，早、晚各1次。

二诊：1993年2月10日。方药1服30剂，方药2服1年半，血尿消失，腰部无不适。B超提示：左肾及输尿管未见结石，肾积水亦消，舌质淡、苔薄白，脉弦。

二诊辨治：血尿消失，腰部无不适，这是湿热已去，脾肾功能恢复之征象。结石已去，当以健脾利水等药以善其后。

方药：参苓白术散加减。

党参10g，白术10g，茯苓15g，桂枝5g，薏苡仁30g，玉米须30g，川牛膝21g，木通6g，防己10g，山药30g，海金沙15g，甘草3g。15剂，水煎服。

三诊：1993年2月28日。小便正常，纳食可。停药观察。

医嘱：忌食辛辣，以求善后。

【按语】患者由于过度劳累，加之夏季湿热之邪侵袭，损伤脾胃，脾虚失运，积湿生热，蕴结日久，煎熬尿液，日积月累，使尿中杂质结为结石。结石停于尿路，阻塞水道，伤及肾络，则使腰部剧痛、尿中带血。患者面色萎黄，形体较瘦，语言无力，为脾虚气弱之象。舌淡红、苔黄腻，脉弦数均系湿热蕴结之证。证属本虚标实，本虚为脾虚气弱；标实湿热蕴结；先以清热利湿，止血排石法。方用自拟方与硝石矾石散加味。方药1中当归、赤芍、牡丹皮活血化瘀止痛；白茅根、黄柏、蒲公英、金银花、黑地榆清热利湿止血；木通、防己、金钱草、石韦、萹蓄、海金沙、滑石利尿通淋排石；川牛膝利水通淋且引药下行；甘草清热解毒并调和药性。方药2中硝石泻下软坚；白矾清热祛湿；滑石利尿通淋；甘草调和诸药。前者药性较后者强，目的是先蠲除其临床症状，减轻其病痛，缓解其病情，两方合用可达到循序渐进的功效。李老认为，本案为本虚标实证，治以标本兼治，但分两个阶段，急则先攻其标以治结石，后则治其本以恢复身体，故先清利湿热，利水通淋排石。结石排出后则用参苓白术汤加减，以益气健脾化湿，稍加清热通淋药，可巩固疗效，防止结石再生。

（三）癃闭

刘某，男，84岁，2013年11月2日初诊。

主诉：排尿困难10余年，加重半年。

病史：10年前无明显诱因出现排尿困难、淋漓不尽、尿等待等症状，彩超提示前列腺肥大。当时未予以重视，近半年来逐渐加重，甚则不能自行排尿，须借助导尿管。但插导尿管后，易感染、发热，且反复发作。由于年龄大，体质弱，不愿进行手术。遂至我处要求中药治疗。患者就诊时插有导尿管，体温时高，小腹有下坠感，时感会阴部疼痛，排尿无力，纳眠一般，大便正常；舌质稍淡暗、体胖大、苔白稍厚腻，脉沉无力。

中医诊断：癃闭（中气不足，脾肾亏虚）。

西医诊断：前列腺肥大。

治法：益气健脾，疏肝理气，补肾固本，佐以利尿。

方药：黄芪20g，白术10g，茯苓15g，陈皮10g，炒山药20g，香附10g，砂仁

10g，柴胡8g，郁金10g，乌药10g，西茴10g，升麻5g，白茅根15g，炒黄柏10g，桑寄生15g，炒杜仲10g，益智仁15g，莪术10g，滑石18g，甘草3g。7剂，水煎服，每日1剂。

二诊：2013年11月9日。体温基本正常，现已拔导尿管，能自行排尿，但排尿困难。守上方去甘寒之滑石，加萆薢10g以温经络，利膀胱水道。继服15剂，水煎服，每日1剂。

三诊：2013年11月23日。仍排尿不畅，但未再使用导尿管，会阴部疼痛消失，舌质淡红、苔薄白，脉沉较前有力。可见肝气得疏，中气渐复。守上方柴胡改为6g，去西茴。继服15剂，水煎服，每日1剂。

治疗结果：3个月后，患者之子打电话述其父亲基本无不适，未再插导尿管，排尿虽仍困难，但较前明显好转，纳眠可。

【按语】前列腺肥大、增生是老年男性常见的临床病症，常见症状有尿频、排尿困难、尿路感染、肾功能损害等。中医将其归为“癃闭”范畴，该病是由肾和膀胱气化失司导致的以排尿困难，小便点滴而出，甚至闭塞不通为主症的病症。“膀胱者，州都之官，津液藏焉，气化则能出矣”，本病病位在膀胱，与肾、脾、肺、肝等脏密切相关；肺为水之上源，通调水道，脾主升清降浊，肾主水司开阖、主司膀胱，肝主气，而水液运行全赖气之运动。临证时首先当辨虚实，该患者为老年男性，中气渐虚，气虚则无力升提，故自感小腹下坠，而气虚推动无力加之肾阳亏虚，命门火衰，气化不足，故见排尿无力，肝主疏泄，今水湿留于膀胱，气机郁结，而肝经沿大腿内侧中线进入腹腔，绕行会阴部，故患者时感会阴部疼痛，所谓“不通则痛”是也；而其舌质稍淡暗、体胖大，脉沉无力正是中气不足，脾肾亏虚之象；水湿久蕴膀胱，从寒而化，湿浊内生，故而舌苔白且厚腻；脉沉而无力。治疗当以“益气健脾，补肾固本”为主，兼用疏肝理气之法，佐以利尿。方选补中益气汤加减，补中益气汤一方面健脾补气，促后天化生之源；一方面升提中气，恢复中焦升降功能，助膀胱气化。予桑寄生、炒杜仲、益智仁温补肾阳；砂仁辛散温通，助中焦运化；柴胡、郁金、乌药、西茴、香附疏肝理气，体现了李老“治脾胃病必须紧密联系肝脏”的思想；同时以白茅根、炒黄柏养阴，清下焦虚火；莪术、滑石行气破瘀，通利小便，共奏健脾温肾、理气通利之功。经治，患者虽仍排尿不畅，但其余诸症消失，舌质淡红、苔薄白，脉沉较前有力，仍守健脾固肾、疏肝理气之法调之，经治3个月余，排尿困

难情况 较前明显减轻，余症消失。

（四）多尿证

姚某，女，52岁，2013年12月12日初诊。

主诉：夜尿频数2年余。

病史：2年来无明显诱因出现夜尿频数，每夜七八次小便，影响睡眠，至河南省人民医院化验肾功提示肌酐稍高，血糖等基本正常。服西药（具体不详）治疗近半年，未见好转。后经某养生堂宣传中成药治疗尿频，坚持治疗一个疗程，夜尿有所减少。但次年秋冬季交替时，上述症状复发。患者焦虑烦躁，饮食受其影响，进食水果、油炸及甜食后，夜尿次数增加，为求进一步治疗，遂来我处要求中药治疗。现症见：夜尿频数，每夜六七次，饮食不慎后加重，偶伴腰痛，大便干结，如羊屎状，排便无力，三四天一行，舌质稍淡、体胖大、苔白稍厚腻，脉沉细。

中医诊断：多尿证（脾肾气虚，膀胱气化失常）。

治法：健脾益气，固肾止尿。

方药：白术10g，茯苓15g，陈皮10g，炒山药20g，香附10g，白蔻仁10g，续断15g，桑寄生15g，炒杜仲10g，芡实15g，益智仁15g，仙灵脾15g，女贞子10g，旱莲草10g，佛手10g，甘草3g。7剂，水煎服，每日1剂。

医嘱：忌食生冷、辛辣之品，调整饮水习惯，睡前少喝水。

二诊：2013年12月19日。服上药后，小便次数明显减少，但大便改善不明显，近4天未排大便，舌质淡红、苔稍白腻，但较前舌苔好转。守上方加枳实10g、草决明18g以增强理气、润肠通便之力。继服7剂，水煎服，每日1剂。

三诊：2013年12月27日。上症好转，舌苔薄白微腻，可见湿邪渐去。守上方去佛手，防芳香之品过用伤阴。15剂，水煎服，每日1剂。

治疗效果：小便每夜一二次，大便基本正常，每日1次，纳食可，舌质淡红、苔薄白。

追访结果：3个月后，患者家属因胃病来诊时述该患者上症未再复发，无不适。

【按语】本案患者症见夜频数，饮食不慎后加重，偶伴腰痛，大便干结，排便无力，舌质淡、体胖大、苔白稍厚腻，脉沉细，显为脾肾气虚，膀胱气化失常之证。治疗方面，李老根据数十年临床经验，在香砂六君子汤基础上加减，旨在健脾益气补肾，助膀胱之气化。药物中除白术、茯苓、陈皮、香附益气健脾和胃外，又重点加入了续断、桑寄生、杜仲、益智仁、仙灵脾以固肾止遗；用补肝肾之阴的女贞子、旱莲草，取"阴中求阳"，"无阴则阳无以化"，以助肾阳温化；配佛手、白蔻仁、炒山药、芡实，加强行气健脾利湿之力。诸症好转，大便不下，守上方加枳实、草决明以增加理气、润肠通便之力，这是李老的用药经验。待湿邪渐去，守上方去佛手，防芳香之品过用而伤阴。

（五）子痈

朱某，男，23岁，2008年7月22日初诊。

主诉：左侧睾丸疼痛3个月余。

病史：患者于3个月前无明显原因出现左侧会阴部肿胀疼痛，行走时尤甚，经多方诊治，症状无明显改善，痛苦不堪。后经其邻居介绍来我处就诊。现症见：左侧睾丸肿胀疼痛，行走时尤甚，小便频数、淋漓不尽，时有头晕、耳鸣，纳眠差，大便无明显异常。舌质红，舌体胖大、苔薄白，脉弦。

中医诊断：①子痈（肝郁脾虚，气滞血瘀）；②淋证（肝肾亏虚，膀胱瘀热）。

西医诊断：①附睾炎；②前列腺炎。

治法：行气活血，散结止痛，健脾除湿。

方药：柴胡6g，香附10g，乌药10g，沉香5g，橘核10g，青皮10g，郁金10g，元胡10g，厚朴10g，白术10g，茯苓15g，生山药20g，砂仁10g，石韦15g，白茅根15g，黄精15g，甘草3g，生姜10g。7剂，水煎服，每日1剂。

医嘱：忌食辛辣、油腻食物，少思虑，保持心情舒畅。

追访结果：其邻居来诊时诉说患者已无明显不适。

【按语】附睾炎常表现为阴囊部位突然性疼痛，附睾肿胀，触痛明显，多属中医"子痈""子痰"范畴。从经络循行上，肝脉绕阴器，阴器之患多责之于肝，《医学真传》曰："阴囊卵核乃厥阴肝经之所属。"肾开窍于二阴，《外科真诠》谓："子属肾，子之系又属肝。"所以本病与肝肾关系最为密切。该患者病起时一侧睾丸肿胀疼痛，为厥阴气滞；迁延日久不愈，"久病入络"，血亦为之瘀阻，气滞血瘀；肝气郁滞日久，脾土受伤，痰湿内生，气血痰积结成块，久聚不散，故疼痛持续不解。肝郁不疏，“气有余便是火”，气火郁于下焦，致肝肾亏损，膀胱气化不利，而出现尿频滴沥；阴虚肝旺，心神不安，脑窍失养，故见头晕、耳鸣、寐差。综合舌脉，李老认为本例病位在肝脾肾，病机关键是气滞血瘀湿滞。方中以柴胡、香附、乌药、沉香、橘核、青皮、郁金、元胡行气止痛，活血散结为主；厚朴行气消痰；白术、茯苓、生山药、砂仁、生姜健脾利湿，理气和胃；黄精补肾益精健脾；石韦、白茅根清热凉血，利尿通淋；甘草调和诸药。全方行中有补，补中有散，行气不耗气，活血不伤血，使结散瘀消，气顺湿利，经脉通畅而痛自止。李老指出，本例治疗的特点是根据病灶循经用药，方中多半药物入肝经，针对气滞血瘀的病机关键，行气化瘀，散结止痛，同时不忘扶正，主次分明，标本兼顾，因而取效甚捷。

（六）尿血

王某，男，52岁，2007年7月3日初诊。

主诉：小便潜血2年。

现病史：患者有高血压病史，2年前体检时发现小便潜血。检查发现小便潜血常在上呼吸道感染后出现，于当地人民医院被诊断为IgA肾病，先后间断性服用泼尼松治疗，效果不佳，遂来就诊。现症见：腰部酸痛，活动后加重，小便潜血（BLD++）。精神、纳寐尚可，口干渴。舌质稍红、少苔，脉弦稍细。

中医诊断：尿血（阴虚火旺）。

西医诊断：IgA肾病。

治法：滋阴补肾，降火止血。

方药：知柏地黄汤加减。

蒸首乌18g，山茱萸24g，黄精15g，枸杞子15g，炒杜仲15g，川断18g，制狗脊15g，阿胶（烊化）10g，黑地榆15g，生地黄炭15g，侧柏叶炭12g，仙鹤草15g，菟丝子15g，盐知母12g，盐黄柏10g，甘草3g。15剂，水煎服，每日1剂。

二诊：腰痛明显减轻，尿潜血：BLD+。舌脉同前。

方药：黄芪20g，蒸首乌18g，山茱萸24g，黄精15g，枸杞子15g，炒杜仲15g，川断18g，制狗脊15g，阿胶（烊化）10g，乌药10g，黑地榆15g，生地黄炭15g，侧柏叶炭12g，仙鹤草15g，菟丝子15g，盐知母12g，盐黄柏10g，甘草3g。20剂，水煎服。

3个月后随访，尿潜血、腰痛已痊愈，未再复发。

【按语】根据本案患者症状，李老认为病因为肾阴不足，相火偏旺，阴络伤则血外溢，尿中有血；腰为肾之府，肾精亏虚，腰失所养，故出现腰痛酸软等症。治当滋阴补肾，降火止血，肾阴充则相火敛而血自宁，方用知柏地黄汤加减。方中黄柏、知母以盐制，可引药入肾，以清虚热。患者属阴虚之体，感受外邪易于热化，虚火内灼，加重脉络之损伤，故多于外感后出现尿血。二诊时加乌药以温肾散寒，既可防大剂量阴柔之药碍胃，又可行下焦之气而减轻腰痛；加黄芪以益卫固表，预防外感。《景岳全书·血证》说："凡治血证，须知其要，而血动之由，唯火唯气耳。故察火者但察其有火无火，察气者但察其气虚气实，知此四者而得其所以，则治血之法无余义矣。"尿血的治疗，要注意先辨虚实，不可见尿血即认为下焦或膀胱蓄热，迫血妄行。气虚则血失统摄可尿血，阴虚则相火旺盛亦可尿血，临证当详查病机，辨证施治。

六、气血津液病症

（一）脏躁

案1：脏躁（脾虚肝旺，痰火扰心）

王某，女，49岁，工人，1992年3月13日初诊。

主诉：急躁易怒、心烦失眠半年余。

病史：半年前因母病故，悲忧过度，渐致心烦易怒，失眠多梦，哭泣无常。半年来经多家医院检查均提示无器质性病变，按自主神经功能紊乱治疗，服安定、谷维素、维生素B_1、维生素C、更年康等药物，效果不佳。现心烦急躁，哭泣无常，头晕失眠，噩梦惊恐，胸闷气短，腹胀纳差，倦怠乏力。面色少华，精神萎靡，善太息。舌红、苔黄稍腻，舌体胖大，脉弦滑。

中医诊断：脏躁（脾虚肝旺，痰火扰心）。

西医诊断：癔症。

治法：健脾疏肝，清心豁痰。

方药（自拟经验方）：清心豁痰汤加减。

白术10g，茯苓15g，橘红12g，半夏10g，胆南星5g，香附10g，栀子10g，莲子心5g，郁金10g，菖蒲10g，淡竹叶12g，龙骨15g，琥珀粉（冲服）3g，甘草3g。12剂，水煎服，每日1剂。

医嘱：畅情志，调饮食，忌生冷、辛辣食物。

二诊：1992年3月26日。烦躁除，能安睡，诸症减轻，唯时感胃脘隐痛，舌质淡红、苔薄白，舌体胖大，脉稍弦。加砂仁8g，枳壳10g。24剂，水煎服。

二诊辨证论治：烦躁除，能安睡，诸症减轻，说明痰火扰心基本已除，然脾虚肝郁未复，故去淡竹叶、琥珀粉以减清心除烦之力，加砂仁8g、枳壳10g以增化湿行气和胃之效。

三诊：1992年4月20日。诸症消失，偶感心慌。舌质淡红、苔薄白，脉和缓。

三诊辨证论治：痰火已清，标症已无，现患者主症为心慌，治疗以疏肝健脾，养心安神为主，稍用清心化痰之药以巩固疗效。用逍遥散加减，方中当归、白芍、白术、茯苓同用，实土以抑木，使脾健则气血生化有源，使血充则肝得滋柔；焦栀子、郁金、香附、柴胡疏肝解郁清心；菖蒲、远志、酸枣仁、龙骨配伍，有开有合，既清心镇怯定志，又养心安神益智；枳壳行气除胀。

方药：逍遥散加减。

当归10g，白芍12g，白术10g，茯苓15g，柴胡5g，焦栀子10g，郁金10g，香附10g，菖蒲10g，远志10g，酸枣仁15g，龙骨15g，枳壳10g，甘草3g。15剂，水煎服。

四诊：1992年5月6日。面色红润，精神饱满，饮食、睡眠好，病获痊愈。

【按语】关于脏躁病的记载始见于《金匮要略》：“妇人脏躁，喜悲伤欲哭，象如神灵所作，数欠伸，甘麦大枣汤主之。”然“悲哀忧愁则心动，心动则五脏六腑皆摇”。李老认为，脏躁涉及多个脏腑，主要病机为心虚神怯，肝脾失调，郁久化痰生火，扰动心神，则心烦急躁，哭泣无常，头晕失眠，噩梦惊恐；肝木乘脾，肝郁脾虚，则胸闷气短，腹胀纳差，倦怠乏力；舌苔脉象皆为痰火扰心的表现；而甘麦大枣汤主治心气虚证，并不适用于所有证型。李老治用自拟经验方清心豁痰汤加减治疗，方中白术、茯苓、橘红、半夏同用，标本兼治，既健脾和胃化生气血；配胆南星、菖蒲又能祛湿化痰清热开窍；郁金、香附疏肝解郁清心；栀子、莲子心、淡竹叶清心火、除烦躁；龙骨、琥珀粉镇惊安神。其中，健脾之品还能防矿石类药伤及脾胃。

案2：脏躁（肝郁脾虚，心肝火盛）

朱某，男，35岁，洛宁人，2012年11月8日初诊。

主诉：乘坐飞机、电梯等时，则恐惧、胸闷，气短，全身窜痛。

病史：自2010年5月以来，无诱因害怕进入相对狭小的空间。如飞机机舱、电梯厢等场所。一旦进入，即感恐惧，烦躁，胸闷气短，近半年逐渐加重。在河南一些大医院检查，各项生理指标正常，经亲戚介绍求李老诊治。现全身不适，两胁有窜痛感，腹胀纳差，心急烦躁，遇事易怒，失眠多梦，记忆力减退。舌质偏淡，舌体稍胖大，舌边尖红，脉弦细。

中医诊断：脏躁（肝郁脾虚，心肝火盛）。

西医诊断：抑郁症。

治法：疏肝理脾，清热安神。

方药：自拟清心豁痰汤。

白术10g，茯苓15g，橘红10g，旱半夏10g，香附10g，郁金10g，川朴10g，砂仁6g，栀子10g，节菖蒲10g，炒枣仁15g，檀香10g，珍珠母25g，元胡10g，莲子心5g，龙齿15g，合欢皮15g，琥珀3g，朱砂1.5g，西茴10g，甘草3g。30剂，水煎服。每日1剂。

患者按方连服60剂，痊愈。

【按语】李老根据本病症状和病理与《金匮要略》妇人脏躁的噩梦惊恐，烦躁易怒，如神灵所作等症状类似，故按脏躁的诊断进行辨证治疗。本案患者胸胁窜痛，遇事易怒，口干口苦，舌边尖红，脉弦细等证，系肝郁气滞，气郁化热；再据腹胀纳差，舌体胖大，舌质淡等证，又系脾虚而生痰湿。肝郁化火，肝气上逆，可致痰随气升，干扰心神，故心神不宁、心烦急躁、恐惧、健忘等。因此临证按肝脾失调，痰气上逆，心肝火盛，干扰清窍这一病机，以疏肝健脾，清心豁痰为法，自拟清心豁痰汤，收到满意效果。方中白术、茯苓健脾祛湿，杜绝生痰之源；橘红、旱半夏豁痰降逆；香附、郁金、檀香、元胡疏肝理气活血，使气行湿行，郁解热散；郁金配节菖蒲透窍和中；川朴、砂仁理气健脾；栀子、莲子心清心除烦；琥珀、朱砂、炒枣仁、合欢皮、珍珠母安神宁志，镇惊平肝；甘草调和诸药。诸药合用，使肝气条达，脾运得健，痰火散除，心神安宁，则诸症自除。

李老说，本案是他行医数十年，仅治过患本病的唯一一个患者，实属少见少闻之疑难病症，医籍亦未有记载。再三考之《金匮要略》“脏躁病”，医圣论之妇人，该患者系男性。与“脏躁”虽病同，但症状不同，而病理性质相似，属神经系统，可以暂取其名，实用其病机治疗观察而治愈，病名后代医家再定。通过本案，为李老在继承中医学术、治疗疑难病症、不泥守病名和方药，拓展了新的思路。通过症状寻求病机，辨证论治，常收到触类旁通的效果。

案3：脏躁（脾虚肝郁，肝阳上亢）

段某，女，66岁，农民，2010年12月1日初诊。

主诉：头痛1个月余，加重6天。

病史：1个月前无明显诱因出现头痛，颠顶部昏沉不适，间断发作，每次发作可持续1小时左右，自行缓解。由于患者于10年前先后行甲状腺、子宫切除术，平素体虚，于当地医院查头颅CT未见明显异常。考虑或为营养不良所致，故未予重视，仅加强营养支持。但6天前遇情绪激动后头痛加重，测血压120/70mmHg，休息后未缓解，并且频繁发作，影响正常生活。遂来我门诊寻求进一步治疗。现症见：心烦急躁，阵发性烘热汗出，时感胸闷气短，头痛，头昏，口干口苦，两手指拘紧发胀，偶悲观欲哭，眠差，纳可，二便调，舌边尖红、体胖大、苔白腻稍厚，脉弦细。

中医诊断：脏躁（脾虚肝郁，肝阳上亢）。

西医诊断：自主神经功能紊乱。

治法：健脾疏肝，平肝潜阳，清心安神。

方药：清心豁痰汤加减。

白术10g，茯苓15g，陈皮10g，半夏10g，香附10g，白蔻仁10g，郁金10g，九节菖蒲10g，白芷10g，细辛3g，菊花12g，天麻10g，炒薏苡仁30g，合欢皮15g，莲子心5g，麻黄根8g，甘草3g，生姜3片为引。10剂，水煎服，每日1剂。

医嘱：忌服辛酸苦辣之物，规律生活，避免紧张和情绪过激，畅情志。

二诊：2010年12月11日。服上药后，眠好转，余无明显改善。守上方去炒薏苡仁，加川芎10g、龙齿15g以加强行气活血，安神之力。继服10剂，水煎服，每日1剂。

医嘱：同上。

三诊：2010年12月21日。服上药后，精神明显改善，头痛减轻，心烦急躁等症明显好转。守上方不变，继服15剂，水煎服，每日1剂。

医嘱：同上。

四诊：2011年1月5日。服上药后，汗出止，头痛基本消失，眠尚可。守上方去麻黄根、合欢皮，继服15剂，水煎服，每日1剂。

医嘱：同上，按时服药3个月，巩固治疗。

坚持治疗3个月后，患者精神状态恢复如前，能正常生活。

【按语】妇人精神忧郁，清志烦乱，哭笑无常，呵欠频作，称为“脏躁”。《金匮要略》说：“妇人脏躁，喜悲伤欲哭，象如神灵所作，数欠伸，甘麦大枣汤主之。”为治疗本病提出了证治。脏躁者，乃脏阴不足，有干燥躁动之象。本病发生的病因病机，与患者体质因素有关。如素多抑郁，忧愁思虑，积久伤心，劳倦伤脾。心脾受伤，化源不足，脏阴更亏；或因病后伤阴，或因产后亡血，使精血内亏，五脏失于荣养，五志之火内动，上扰心神，以致胜躁。李老认为，脏躁除与心脾有关外，还与肝有关。因肝主疏泄，调畅气机，肝藏血藏魂，肝体阴而用阳，为刚脏，木旺克土；脾失健运，痰浊内生，木生火，心火上炎，神不守舍。肝阳上亢则出现脏躁、头痛，舌边尖红，脉弦细为心肝有热，舌体胖大、苔白腻稍厚为脾虚痰湿。方中用半夏白术天麻汤加白蔻仁、炒薏苡仁健脾理气，化痰熄风；郁金、菊花、天麻、合欢皮疏肝解郁，平肝潜阳；九节菖蒲、莲子心、龙齿清心安神；白芷、细辛、川芎祛风止痛；麻黄根止汗。患者服药3个月而愈。

（二）抑郁症

案1：抑郁症

崔某，女，32岁，北京市人，2013年9月初诊。

病史：近一年来，患者因婚姻问题经常生气，长时间心情压抑，出现月经量少，痛经，色暗有血块，经前乳房胀痛等。继而出现心烦急躁，易怒，失眠多梦，头晕，记忆力逐渐减退，口苦口干，进而发展到恐惧、厌世，对什么事情都看不惯。父母不断直言规劝，但不易接受，以致发生争吵。甚至情绪急躁，已不能安心工作。特别是近几个月来，从厌世发展为想自杀，西医按抑郁症住精神病医院治疗，也未见效。出院后曾一次大量服安眠药自杀，被发现后送医院抢救而脱险。但自杀的念头仍不绝，第二次曾用刀欲割腕自杀，幸被人发现而未遂。现欲自杀这个想法仍不绝于心，觉得活着没有意义，又恐这个病也治不好，经父母的亲戚一再劝告而来我处求诊。经检查发现，患者除上述症状外还见患者面色黄瘦，精神抑郁，目光呆滞，不思饮食，身体困倦乏力。舌苔薄腻微黄，舌体胖大，舌质稍淡，脉弦细。

诊断：抑郁症。

治法：疏肝理气，清心豁痰。

方药：自拟清心豁痰汤。

白术10g，茯苓15g，橘红10g，清半夏10g，香附10g，郁金10g，节菖蒲10g，炒栀子10g，莲子心6g，小茴香10g，乌药10g，龙齿18g，夜交藤30g，合欢皮18g，白蔻仁10g，焦三仙各10g，知母12g，甘草3g，琥珀3g，朱砂1.5g，共为细粉，分次冲服。20剂，早、晚水煎各服1次。

另根据历代医家“心病需要心药医”的记载，诊疗时李老耐心地给患者反复进行心理疏导。

二诊：同年10月，患者经劝导后，心胸逐渐开朗，与人言语，亦能面带笑容，不再与父母顶撞，并且表示要悔改。其睡眠、心烦急躁、头晕等症状也明显减轻，食欲增加，精神面貌大为好转。上方去朱砂、焦三仙加桃仁10g，红花10g，丹参15g，继服20剂。

三诊：同年11月，患者服药近1个月来，已不再心烦急躁、胡思乱想，与家人、同事关系融洽，能正常工作。失眠、多梦、饮食、月经诸症基本正常，上方去桃仁、红花，加远志10g、枣仁15g等以助其恢复记忆力。又调理1个月余，患者一切恢复正常，痊愈。

【按语】抑郁症又称精神抑郁障碍，是以显著而持久的心境低落为主要特征的心理疾病，临床可见心境低落，情绪消沉，可以从闷闷不乐到悲痛欲绝，自卑抑郁，甚至悲观厌世，严重者可出现幻觉、妄想、有自杀企图或行为等症状。李老认为本病病机和脾气虚有关，精神长期不愉，肝气郁滞，郁而化热，以致心肝火盛；肝失疏泄，木郁克土，痰湿内生，痰湿随肝气上逆而蒙蔽清窍，出现心神紊乱轻生而不能自主。故李老用疏肝理气、清心安神的治法，制出清心豁痰汤。多年来，通过临床观察，此方不仅对脏躁病效果显著，抑郁症亦取得了满意的效果。由于本病是肝气郁滞而引起的心神紊乱之病，故李老非常重视古典医籍记载的“心病需要心药医”的治法。如心理上的问题得不到规劝而解决，虽服药可见短时之效，但仍可复发，此即本病难以根治之原因。故李老认为，治疗本病应正确服药和心理疗法并重，不可轻视一方。

本案患者由于面临婚姻等问题，未能正确解决，精神长期受到刺激，以致心烦急躁、抑郁恼怒、失眠多梦、头晕，记忆力逐渐减退、口苦口干，进而发展到多疑、幻想、恐惧、厌世，出现自杀的行为等。其病机为患者忧愁思虑过度，思虑伤脾，脾失健运，湿浊内生，土壅木郁；肝失条达，化火成痰，痰火内盛，上扰心神，心神不宁，魂魄不安而发病。其月经的异常，纳食减退俱为脾虚肝郁，痰火上扰心神之证。治疗以李老自拟的清心豁痰汤加减，药用白术、茯苓、橘红、清半夏健脾和胃，燥湿化痰为本；郁金、节菖蒲开窍醒神；炒栀子、莲子心、知母清心肝之火；小茴香、香附、乌药疏肝理气，行气解郁；龙齿、夜交藤、合欢皮镇静安神宁志；白蔻仁、焦三仙化湿和胃，消食化积；甘草调和诸药；又用矿石之琥珀、朱砂镇静安神。全方配伍使脾健以绝生痰之源，肝木无以相乘，肝气舒畅，痰火清，心神明而得痊愈。

案2：抑郁症

李某，女，28岁，2011年4月9日初诊。

病史：患者因失眠多梦，记忆力减退，有恐惧感，时有不自主地哭泣。经医院诊断为自主神经紊乱，经服药亦未见效（药物不详），转到精神病医院，被诊断为抑郁症，住院2周，服西药后睡眠呈迷迷糊糊的浅睡眠状态，如不服药则不能入睡，遂出院请李老诊治。李老检查中问患者有无多疑、幻想、不想和人接触等症状。患者不自主地掉泪说，每天都有轻生的念头。除上述症状外，还可见患者面色青黄，身体消瘦，胸闷气短，精神不振，不思饮食，无食欲，大便干。舌苔薄腻微黄，舌体胖大，舌质淡红。脉弦细。

诊断：抑郁症。

治法：疏肝理气，清心豁痰。

方药：自拟清心豁痰汤。

白术10g，茯苓15g，橘红10g，清半夏10g，香附10g，郁金10g，节菖蒲10g，炒栀子10g，莲子心6g，小茴香10g，乌药10g，龙齿18g，夜交藤30g，合欢皮18g，白蔻仁10g，焦三仙各10g，知母12g，炒草决明15g，甘草3g，琥珀3g，朱砂1.5g。共为细粉，分2次冲服。20剂，早、晚水煎各服1次。

除服药外，李老耐心地对患者进行了心理治疗。

二诊：同年5月5日，患者服药20剂，又经家中婆婆、爱人、父母多方规劝，病情大为好转，心胸也放宽了，已不再有轻生的念头，失眠多梦、急躁易怒、恐惧幻想等症状大为减轻，饮食增加。李老根据病情去朱砂加远志10g，枣仁15g，黄连4g，柏子仁12g。继服20剂。1个月后，家属来我处告知，患者抑郁症已经痊愈，现在在家中语言、行动均正常，还主动照顾孩子，准备工作。李老吩咐，停药观察，但患者心情要保持愉快，不要又受精神刺激，家人多安慰她，以巩固疗效。

【按语】李老对抑郁病的认识，是在《金匮要略》中受到启发的，如“妇人脏躁，喜悲伤欲哭，象如神灵所作”，这句已重点描述了抑郁症的主症，李老根据临床所见到的一些患者的心烦急躁、失眠多梦、记忆力减退、善哭泣、精神恍惚、如见神灵等症状，十分类似于脏躁。其病因大多是长期精神抑郁，情绪低落。出现心烦急躁，则怒气伤肝，肝气郁滞、郁而化火，以致肝火引动心火；肝火不仅耗伤肾阴，肝气又横逆脾胃，导致脾不能正常运化。水湿内停，遇热而为痰，痰湿随肝气上逆，蒙蔽清窍，导致思维混乱。由此可见肝气失其疏泄条达、郁而化热，轻则引发脏躁病，重则可发展为抑郁症，而出现上述症状。李老在临床上治愈了大量的这样的病例，病情重者有肝火引动心火，出现多疑、幻想，发展为厌世甚至轻生的行为。李老认为抑郁症的病机在于肝。其病因在于精神受到刺激，怒气伤肝，郁而不解，肝失疏泄条达，郁而化火，肝火过盛则耗伤肾阴，肾阴虚不能正常抑制心火，水火不济。肝火、心火不仅会导致失眠多梦、心烦急躁诸症，甚则出现神经失控，思维混乱。肝失疏泄条达，肝气横逆又可损伤脾胃，水湿运化失常，湿遇火而成痰，痰随肝气上逆蒙蔽清窍，则思维更加混乱不能自主。因而本病出现心、肝、脾、肾四脏功能失调。对此复杂之病机，李老认为宜通不宜补，通即是疏通肝气，恢复肝气疏泄条达的功能，气行则湿行，痰湿消失，热成无根之火，便自行消散。同时在治法上以药物治疗和心理治疗并重，使肝气不再郁滞，其他脏器功能自可恢复。疏肝理气在药物治疗上宜用清热而不燥之品，不宜纯用镇静抑制之剂。李老在临床上研制出清心豁痰汤。本方以香附、郁金、小茴香、乌药直入肝经，疏肝理气；白术、茯苓、橘红、半夏、焦三仙、白蔻仁健脾祛湿消痰；炒栀子、莲子心、知母、节菖蒲、龙齿、夜交藤、合欢皮、炒草决明、琥珀、朱砂清心肝之火，安神宁志，火去不扰神明而思维正常。本方疏肝理气以治其本为主，清心安神，健脾祛湿以治其标，再辅以心理规劝治疗。全方集疏肝理气，清心豁痰为一体，使气行，湿行，火消，神安，思维恢复正常而痊愈。

本病多发生在40岁以后女性，在月经停止前后，西医定的是“围绝经期综合征”。李老认为围绝经期由于内分泌的改变，易发生此病，但临床所见不完全受年龄限制，发病者有二三十岁的女青年，也有60多岁的老人，不但女性有，男性也有，但临床中男性较少见。本病有一定的遗传因素，如父母有病史，子女也有可能患此病。

（三）梅核气

案1：梅核气（脾虚肝郁，痰火内蕴）

石某，男，37岁，2005年11月1日初诊。

主诉：咽中有异物感1年余。

病史：1年前开始感觉咽喉有异物梗阻，咯之不出，咽之不下，时有胸闷气短，夜间口干，每食辛辣、饮酒及心情不舒时加重，经郑州市第五人民医院五官科检查确诊为慢性咽炎。经交替服用头孢拉啶、琥乙红霉素、罗红霉素、黄连上清丸等，病情稍减轻。自购西瓜霜含片、金嗓子喉宝等，不适感严重时就自行服用。舌质偏红、苔薄白，舌体偏瘦，脉弦数。

中医诊断：梅核气（脾虚肝郁，痰火内蕴）。

西医诊断：慢性咽炎。

治法：健脾疏肝，清化痰热，养阴利咽。

方药（李老经验方）：理气消梅汤。

白术10g，茯苓 15g，陈皮12g，旱半夏10g，香附10g，砂仁6g，西茴10g，乌药10g，川朴10g，桔梗10g，牛蒡子10g，山豆根10g，射干10g，麦冬15g，甘草3g。20剂，水煎服，每日1剂。

医嘱：忌辛辣刺激食物，忌烟酒，自我调节情绪。

二诊：2005年11月14日。咽喉异物感基本消失，已无胸闷气短，夜间口干现象。舌质淡红、苔薄白，舌体偏瘦，脉弦数。上方去射干，加乌梅以增生津之效。再服20剂。

随访：2006年3月12日电话随访，知咽喉若因饮酒稍有不适，大量喝水后即消失，平时无异常感觉。

【按语】梅核气多因情志所伤或饮食不节等（如吸烟饮酒、嗜食辛辣肥甘），致肝气不疏，气机郁滞于咽喉，则咽中如有异物感而无其形；肝气横乘及脾，脾虚失运，聚湿成痰，痰气循经互结于咽喉，则咽中如物梗阻且愈加严重。又因咽喉为肺胃之门户，痰气郁久化火，蕴结于咽，则咽干不适更甚，此时肝木乘土，脾胃本虚，若给予抗菌消炎或中药清热解毒，则脾胃功能未复，痰气郁滞未解，反因寒凉损伤脾胃。李老采用仲景半夏厚朴汤疏肝利气，健脾消痰之意，而加重疏肝健脾之力，并配合桔梗等利咽化痰、清解郁火之品，组成理气消梅汤，临床收效良好。依据脉证，本案为肝郁脾虚，痰气郁而化热，蕴结于咽喉。治当健脾疏肝，清化痰热，养阴利咽。药用白术、茯苓、砂仁健脾和胃以绝生痰之源；陈皮、旱半夏、香附、西茴、乌药、川朴疏肝理气，化痰散结；桔梗、麦冬宣肺祛痰，养阴生津；牛蒡子、山豆根、射干清热解毒，祛痰利咽；甘草清热和中，药证相符，故取效甚速。

案2：梅核气（肝脾失调，肝胃不和）

邱某，女，46岁，2010年3月13日初诊。

主诉：咽部有异物感近8年余，加重3天。

病史：患者于8年前无明显诱因出现咽部异物感，未经正规诊治。约3天前，患者无明显诱因出现咽喉肿痛，咳吐痰涎量多而频，遂至河南中医学院第一附属医院喉镜检查提示为：右侧声带肥厚，前中1/3广基息肉样增生。当时医生建议手术治疗，患者因惧怕手术而转求中医治疗。现症见：咽部异物感，咯吐大量清稀白痰，咽痛，胃脘部时有胀闷不适；舌质淡暗，舌体胖大，边有齿痕、苔薄白，脉弦滑。

中医诊断：梅核气（肝脾失调，肝胃不和）。

西医诊断：①慢性咽喉炎；②声带息肉。

治则：健脾疏肝和胃，佐以清热利咽。

方药：香砂六君子汤加减。

白术10g，茯苓15g，陈皮10g，半夏10g，香附10g，砂仁10g，厚朴10g，枳壳10g，郁金10g，节菖蒲10g，牛蒡子10g，桔梗10g，山豆根10g，射干10g，木蝴蝶10g，莪术10g，甘草3g，生姜10g。14剂，水煎服，每日1剂。

医嘱：忌生冷、辛辣、油腻等刺激性食物；保持心情舒畅。

二诊：2010年3月27日。服药后咯痰量较前减少，时有咽痒。按上方去节菖蒲，砂仁改为8g，加炒薏苡仁30g，杏仁10g。7剂，水煎服。

三诊：2010年4月4日。服药后咽痛、咽痒已不明显，痰量较前明显减少。按上方去木蝴蝶、莪术，加焦三仙各12g，乌药10g。7剂，水煎服。

四诊：服药后痰量较前明显减少，大便溏，日行1次。方药：太子参10g，白术10g，茯苓15g，薏苡仁30g，泽泻12g，陈皮10g，半夏10g，香附10g，白蔻仁10g，厚朴10g，枳壳10g，柴胡6g，郁金10g，乌药10g，焦三仙各12g，诃子10g，莪术10g，桔梗10g，杏仁10g，甘草3g，生姜10g。7剂，水煎服。

追访结果：患者坚持服药3个月后至河南中医学院第一附属医院喉镜检查提示：慢性喉炎。声带息肉已消失。

【按语】《证治汇补·噎膈·附梅核气》云："梅核气者，痰气窒塞于咽喉之间，咳之不出，咽之不下，状如梅核。"梅核气系由痰气互结于咽喉，肺胃宣降失常所致，每因肝气郁结、情志不畅而加重。患者病程较久，咽部异物感且伴咳吐大量清稀白痰，咽痛，胃脘胀闷不适，从病机上来看，脾为生痰之源，肺为贮痰之器，本病可从中焦肝胆脾胃入手，肝主调畅气机，脾主运化使痰气消失于无形，因此调和肝脾为本病治疗大法，由舌质淡暗，舌体胖大，边有齿痕、苔薄白，脉弦滑，判断为肝脾失调，肝胃不和兼热证。应用疏肝健脾和胃、清热利咽之法，以香砂六君子汤加减健脾化湿和胃为主，泽泻、白蔻仁、薏苡仁化湿健脾；香附、柴胡、郁金疏肝调理气机；桔梗、山豆根、射干、木蝴蝶解毒散结、宣肺利咽；厚朴、枳壳、杏仁理气化痰；莪术活瘀行气消积使声带息肉消失于无形，诸药共奏健脾疏肝、利咽散结之功。

（四）发热

万某，女，55岁，2013年9月18日初诊。

主诉：不明原因发热1个月余。

病史：1个月前患者突然发热，38℃左右，时高时低，于当地诊所静脉点滴阿奇霉素后热退。后因当日下午洗澡，体温又升至38.5℃，服退热药后未缓解。于9月2日至郑大二附院住院，查结核、免疫全套等未见异常，甲状腺球蛋白抗体偏高，大便霉菌（+），给予阿奇霉素、退热药等效果不佳，体温一直不能控制，达39℃左右，无咳嗽，发热时伴胸闷，气短，但如停药，给予物理降温后可自行退热。下午易发热。为求进一步彻底治疗，遂来我门诊。就诊时见体温偏高至

37.8℃，精神差，活动后胸闷气短，稍咳嗽，纳差，舌质稍红、体偏大、苔薄黄，脉沉稍数。

中医诊断：发热。

西医诊断：不明原因发热。

治法：健脾疏肝，养阴清热，宣肺止咳。

方药：白术10g，茯苓15g，陈皮10g，半夏10g，木香6g，砂仁10g，厚朴10g，枳壳10g，柴胡10g，炒黄芩10g，葛根12g，青蒿10g，鳖甲12g，地骨皮12g，知母12g，牡丹皮10g，桔梗10g，杏仁10g，甘草3g。5剂，水煎服，每日1剂。

二诊：2013年9月22日。其女儿前来讲述，服药3天后患者体温恢复正常，未再咳嗽。由于目前患者体温正常，嘱其坚持服完中药再来复诊。

三诊：2013年9月25日。已停药2天，体温未再上升，36.8℃左右，基本无不适，偶感乏力，食欲稍差，舌质淡红、体胖大、苔白稍腻。患者体温正常，故去青蒿鳖甲汤，而其目前症状以脾虚为主，故方药调整如下：黄芪15g，白术10g，茯苓15g，陈皮10g，半夏10g，木香6g，砂仁8g，白蔻仁8g，厚朴10g，枳壳10g，柴胡6g，乌药10g，防风6g，桔梗10g，杏仁10g，焦三仙各10g，甘草3g。10剂，水煎服，每日1剂。

治疗结果：2个月后，其女儿再次前来说，患者体温正常，无不适，纳食增加，大便正常，日1次。嘱可服香砂养胃丸、玉屏风散口服液以巩固治疗。

【按语】不明原因发热即经西医各项检查不能发现病因之发热，一般是指反复发热超过3周，体温多次大于38.3℃，经一周检查未能明确诊断者。中医将其归为“内伤发热”范畴，常见气虚发热、阴虚发热、血瘀发热、血虚发热、气郁发热等。该患者无明显诱因发热1个月余，体温多在39℃左右，午后发热为主，伴有胸闷气短，精神差，纳差，稍有咳嗽。中医认为，脾虚、阴虚、血瘀、湿热、阳明热盛等均可引起午后发热，针对该患者舌红，脉沉稍数，认为其有阴虚内热之嫌，阴虚不能制阳，虚阳外浮；同时患者中焦脾胃气虚，中气不足，以致火不归元，气阴两虚导致发热的发生。故中医辨证属气虚兼阴虚，治疗以健脾益气、养阴清热为主，辅以行气理气、宣肺止咳。方选香砂六君子汤合青蒿鳖甲汤加减。香砂六君子汤健脾益气，理气调中，是李老治疗脾胃虚证的常用方剂，方中白术、茯苓健脾益气；陈皮、半夏理气和中、燥湿化痰；辅以厚朴、木香、枳壳疏肝理气，补运结合，体现了李老治疗脾胃病“脾宜健、胃宜和、肝宜疏”的学术思想。青蒿鳖甲汤出自《温病条辨》，方中鳖甲咸寒滋阴，直入阴分以退虚热，青蒿芳香透毒外出，生地黄甘凉，知母寒润，助君药退虚热；牡丹皮凉血，共奏养阴透热之功。患者稍有咳嗽，以桔梗、杏仁轻宣肺气，化痰止咳。复诊时患者体温正常，未咳嗽，舌质淡红、体胖大、苔白稍腻，患者仅以脾虚见证，故以健脾益气、行气疏肝为治则，在前方基础上去青蒿鳖甲汤以巩固疗效。

（五）肌衄

关某，女，28岁，2007年8月2日初诊。

主诉：皮肤发斑2个月余。

病史：平素身体羸弱。2个月前皮肤出现紫斑，2007年7月25日于中国人民解放军第一五九中心医院查，WBC：3.0×10^9/L，PLT：35×10^9/L。现症见：皮肤紫斑，下肢多发，大者如掌，皮肤时时作痒，神疲乏力，头晕心烦，急躁易怒，失眠多梦，自汗盗汗，时作干呕，月经量多、夹有血块，纳可，二便正常。舌质稍红，舌体稍胖、苔少，脉沉弦细。

中医诊断：肌衄（气虚阴亏）。

西医诊断：原发性血小板减少性紫癜。

治法：健脾益气摄血，养阴止血消斑。

方药：归脾汤加减。

黄芪25g，党参18g，白术10g，茯苓15g，当归12g，白芍15g，生地黄15g，酸枣仁15g，山茱萸15g，枸杞果15g，黄精15g，阿胶10g，黑地榆15g，黑柏叶15g，地骨皮12g，牡丹皮10g，蒸首乌15g，仙鹤草15g，麻黄根10g，炙甘草5g。20剂，水煎服，每日1剂。

二诊：2007年8月23日。患者皮肤紫斑面积减小，体力有所增加，头晕稍轻，睡眠好转，出汗大减。舌质稍红，舌体稍胖、苔少，脉沉弦细。2007年8月21日于中国人民解放军第一五九中心医院查，WBC：3.0×10^9/L，PLT：29×10^9/L。

二诊辨证论治：脾气渐复，虚火渐清，气阴得充。气盛则血有所摄，热消则血行归经，故紫癜减小，诸症减轻。药症相符。然此病本属难治，非一时之力可复，故恢复较慢，诸症尚存。现患者睡眠好转，出汗减轻，故去酸枣仁、枸杞果、地骨皮、仙鹤草、麻黄根等，加鸡血藤以补血调经，舒筋活络；熟地黄养血滋阴；时作干呕，加白蔻仁温中行气止呕。

方药：归脾汤加减。

黄芪30g，党参18g，白术10g，茯苓15g，当归12g，白芍15g，生地15g，山茱萸15g，牡丹皮10g，鸡血藤30g，黄精15g，阿胶10g，黑地榆15g，黑柏叶15g，蒸首乌15g，熟地黄15g，炙甘草6g，白蔻仁10g。20剂，水煎服。

三诊：2007年9月14日。患者诸症略有减轻，干呕已止，紫斑稍淡，精神较前好转，但仍神疲乏力，不能从事体力劳动。舌体稍胖、苔少，脉沉弦细。于明港镇医院检查示，WBC：3.2×10^9/L，PLT：53×10^9/L。

三诊辨证论治：患者诸症继续好转，紫斑进一步消退，干呕止，故去白蔻仁，观其舌脉，阴虚内热之症已好转，故去生地黄；现患者神疲乏力，紫斑色淡，脾虚尤待恢复，故在归脾汤养气补血基础上加山药健脾益气，加川芎、丹参行气活血消斑，加仙鹤草以增止血之力。

方药：归脾汤加减。

黄芪30g，党参20g，白术10g，茯苓15g，当归12g，白芍15g，熟地黄15g，川芎8g，牡丹参15g，山芋25g，丹皮10g，山药30g，鸡血藤30g，黄精15g，阿胶10g，黑地榆15g，黑柏叶15g，仙鹤草15g，炙甘草6g。20剂，水煎服。

四诊：2007年10月6日。患者紫斑明显减少，神疲乏力，睡眠不佳。舌体稍胖，脉沉弦细。于确山县医院检查示，WBC：3.3×10^9/L，PLT：51×10^9/L。

四诊辨证论治：患者长期发斑，气随血去，气血两虚，根本不固，虽药中病机，容易反复，仍采用归脾汤补气养血摄血。方中莲子肉、酸枣仁补脾养心安神以治心烦失眠，易党参为白干参以增补脾益气之力。

方药：归脾汤加减。

黄芪30g，白干参10g，白术10g，茯苓15g，当归12g，白芍15g，川芎8g，熟地黄15g，鸡血藤30g，山茱萸15g，阿胶10g，黑地榆15g，生地黄炭15g，莲子肉18g，酸枣仁15g，炙甘草6g。20剂，水煎服。

五诊：2007年10月27日。患者紫斑基本消失，余症俱已不显，唯体力不佳。舌体稍胖，脉沉细。2007年10月21日于明港镇医院检查示，WBC：3.5×10^9/L，PLT：60×10^9/L。

五诊辨证论治：患者诸症基本消失，效不更方，以资巩固。

【按语】《景岳全书·血证》说："血本阴精，不宜动也，而动则为病；血主营气，不宜损也，而损则为病。盖动者多由于火，火盛则逼血妄行；损者多由于气，气伤则血无以存。”然临床热盛、阴亏、气虚常相兼出现或相互转化。临症应根据其侧重点的不同，采取相应的兼治方法。本例患者身体羸弱，素体不足，气阴两虚，阴亏虚火内生，灼伤脉络，迫血妄行，气虚不能摄血，溢于肌肤，发为肌衄紫斑；形体失养，故头晕神疲乏力；虚火内扰，则心烦急躁易怒，失眠多梦；气虚则腠理不固，营卫不和，阴虚则虚火蒸腾，迫津外泄，故自汗盗汗；胃阴不足，胃失濡降，则时作干呕；气阴亏虚，血失统摄，故月经量多，夹有血块。舌质稍红，舌体稍胖、苔少，脉沉弦细，皆为气阴两虚之象。脾胃为气血生化之源，主统血，治宜健脾益气摄血，养阴止血消斑。归脾汤一方，气血并补，重在补气健脾，气旺则血自生，脾健则血有统，为补气健脾摄血之名方。然本病为气阴俱虚，宜在归脾汤基础上，配合养阴凉血止血，活血化瘀消斑之药随症加减，药中病机，诸症向愈。

（六）瘿病

陈某，女，29岁，2007年6月19日初诊。

主诉：颈肿，手颤，腿抖，消瘦3年余。

现病史：患者平素性急易怒，2004年出现颈肿、手颤、消瘦等症状，经检查发现FT_3、FRT_4均在70~80pmol/L以上，TSH甚低（化验单丢失，具体数据不详）。经西医治疗，服赛治等药物，FT_3、FRT_4下降，TSH未有升高，停药后FT_3、FRT_4复又上升，久治不愈，现转求中医治疗。现症见：颈肿，多食，消瘦，性急易怒，神疲乏力，眠差，手颤，行走时觉双腿颤抖，站立不稳，心率100次/分以上，大便质可，日约3次。舌质淡、边尖偏红，舌体胖大、边有齿痕、苔薄白，脉沉数。2007年6月18日于郑州大学第一附属医院检查示，FT_3：13.12pmol/L（正常值：3.50~6.50pmol/L），FRT_4：52.42pmol/L（正常值：11.50~23.20pmol/L），TSH：0.01μIU/mL（正常值：0.35~5.50μIU/mL）。

中医诊断：瘿病（肝气郁滞，痰瘀互结）。

西医诊断：甲状腺功能亢进症。

治法：清肝理气，活血软坚，化痰消瘿。

方药：丹栀逍遥散加减。

当归10g，白芍15g，白术10g，茯苓15g，柴胡6g，香附10g，郁金10g，乌药10g，牡丹皮10g，炒栀子10g，穿山甲10g，牡蛎15g，昆布12g，海藻12g，广木香

6g，贝母10g，川芎10g，丹参15g，青皮10g。28剂，水煎服，每日1剂。

二诊：2007年8月4日。手颤基本消失，睡眠好转，精神佳，性急易怒症状较前改善。纳寐可，二便正常。舌质淡，舌体胖大、边有齿痕、苔薄白，脉沉数。2007年8月3日检查示，FT_3：5.31pmol/L，FRT_4：15.14pmol/L，TSH：0.01μIU/mL。患者服药后症状明显改善，盖郁滞之气机得以斡旋，肝火敛降，筋脉和顺，痰瘀渐消，故守上方继用，因热象已除，去炒栀子，加旱半夏10g以增化痰软坚之力，再进21剂。

方药：当归10g，白芍15g，白术10g，茯苓15g，旱半夏10g，柴胡6g，香附10g，郁金10g，乌药10g，牡丹皮10g，穿山甲10g，生牡蛎15g，昆布12g，海藻12g，广木香6g，贝母10g，川芎10g，丹参15g，青皮10g。28剂，水煎服。

三诊：2007年11月20日。患者间断性服药2个月余，于2007年9月16日查示，FT_3：8.96pmol/L，FRT_4：29.03pmol/L，TSH：0.01μIU/mL；2007年11月9日查示，FT_3：6.62pmol/L，FRT_4：25.52pmol/L，TSH：0.07μIU/mL。现颈部稍肿，手颤腿抖、心烦易怒等症状基本消失，精神佳，纳可，体重有所增加，二便正常。舌质淡，舌体胖大、苔薄白，脉沉数。患者服药后收效显著，当乘势再进，以收全功，白芥子一药，辛温走窜，功善逐“皮里膜外之痰”。上方加白芥子10g，加强利气散结化痰之力，再进21剂。

四诊：2007年12月15日。患者于12月14日查示，FT_3：2.47pmol/L，FRT_4：10.83pmol/L，TSH：32.04μIU/mL。现手颤腿抖症状消失，身体较前有力，自觉颈肿，观之不显，腰酸困，余无明显不适。舌质淡、苔薄白，脉沉数。患者诸症消失，据化验指标示，FT_3、FRT_4下降，TSH增高且超出正常值，甲状腺功能不稳，患者久病体虚，故变更治疗方案，以培本固元为大法，疏肝健脾，理气化痰，以待机体功能恢复，使病不复发。

方药：黄芪20g，党参15g，白术10g，茯苓15g，当归10g，白芍12g，香附10g，郁金10g，川芎8g，白芥子10g，丹参15g，青皮10g，牡丹皮10g，川断18g，甘草3g。20剂，水煎服，以期巩固治疗。

【按语】瘿病的产生，多与情志、饮食、水土、体质等有关，其中临床尤以情志因素影响最大。《外科正宗·瘿瘤论》云“夫人生瘿瘤之症，非阴阳正气结肿，乃五脏瘀血、浊气、痰滞而成”，指出了瘿病的基本病机为气滞、痰凝、血瘀壅结于颈前，故治疗瘿病，当以行气活血化痰为大法。女性更易患此病。此例青年女性患者，平素性急易怒，肝气久郁，气血运行不利，致使津液输布失常，凝聚成痰，结于颈前而发瘿病；肝郁化热，经脉受灼，故手颤腿抖；肝火内燔，引动心火及胃火，故心烦急躁，心慌失眠，多食消瘦；久病气阴受损，故神疲乏力；舌质淡、边尖偏红，舌体胖大、边有齿痕、苔薄白，脉沉数，此为本虚而兼心肝有火之象。故此为本虚标实之证。急则治其标，故以疏肝清热、健脾理气之丹栀逍遥散为基本方，配合活血化瘀、软坚散结之品，切合病机，随症处方，收效显著，并于诸症消除后，以扶正固本收尾善后，以巩固疗效，防止复发。

七、肢体经络病症

（一）痹证

李某，男，30岁，业务员，2005年6月18日初诊。

主诉：左半身及双目发凉2年余。

现病史：患者2年前无明显诱因觉左半身及双目发凉，即使在夏天，怕凉部位也需盖衣被，平时易疲劳，劳累后头疼，休息后可减轻，时觉腰痛，纳可。病情症状加重与感受风寒、劳累有关。1年前曾来此就诊，李老给予中药：川芎10g，细辛5g，藁本15g，川断18g，威灵仙15g，川姜10g，桂枝5g，菊花12g，加自拟香砂温中汤，服药15剂后，诸症好转，4个月前又因劳累诸症复发加重至今。现症见：左半身及双目发凉，头疼，腰痛，纳可，二便正常，舌质稍暗红、体胖大、苔白腻，脉沉弦细。

中医诊断：痹证（脾虚肝郁，外受寒湿）。

治法：健脾助阳，温经散寒，祛湿通络。

方药：香砂温中汤加减。

党参12g，土炒白术10g，茯苓12g，陈皮10g，旱半夏10g，香附10g，砂仁10g，厚朴10g，西茴10g，乌药10g，桂枝5g，白芍10g，枳壳10g，木香6g，郁金10g，沉香3g，干姜10g，鸡血藤30g，威灵仙15g，川芎10g，甘草3g。14剂，水煎服。

医嘱：避风寒，慎起居，适寒温。忌食生冷，加强锻炼，注意日常调摄。

二诊：2005年7月2日。左侧肢体及双目发凉、头疼等症状稍有减轻。现症见：左侧肢体及双目发凉，头疼，周身乏力，易疲劳，经常口腔溃疡（3～4个月发生一次）。舌质稍暗红、体胖大、苔白腻，脉弦滑。效不更方，守上方继服14剂。

三诊：2005年7月16日。症状有所好转，今来复诊。现症见：左侧肢体劳累时发凉，双目偶有发凉，常觉咽部疼痛、咽干。舌质淡红、体稍胖大、苔白腻，脉弦滑。守上方加知母12g、桔梗10g、牛蒡子10g以清热利咽。14剂，水煎服。

四诊：2005年7月30日。左侧肢体及双目发凉症状较上次明显减轻，说话后咽喉部不适症状也有所减轻（以前说话10分钟后自觉咽喉部不适）。现症见：左侧肢体稍觉发凉，双目轻微发凉，咽喉部不适，长时间说话后咽喉部疼痛，有时咽中有痰，色白而黏，易咳出，舌质淡红、体稍胖大、苔薄白，脉弦滑。守上方加独活10g、丹参15g以增强祛湿活血之功。15剂，水煎服。

五诊：2005年8月20日。左侧肢体发凉症状明显好转，咽喉部疼痛症状较前减轻。现症见：左下肢轻微发凉，遇冷时双目仍觉发凉。舌质稍红、体胖大、苔薄白，脉弦细。守上方不变，15剂，水煎服。

六诊：2005年9月10日。患者左侧肢体发凉症状明显改善，立秋后肢体偶有发凉的感觉，双目发凉症状消失。舌质稍淡，舌体胖大，舌苔薄白稍腻，脉弦细。守上方加制川乌6g、制草乌6g、羌活10g、苍术10g、制附子10g以增强温阳祛风除湿之力。15剂，水煎服。

七诊：2005年9月27日。左侧肢体发凉症状基本消失，但近1周来，因饮食不节，大便出现稀溏，每日1～2次，无腹痛，近几日感觉恶心，时有呕吐，呕吐物为胃内容物，无食欲，舌质稍淡、体胖大、苔白厚腻，脉沉细。守上方去党参，加藿香以化中焦之湿。15剂，水煎服。

八诊日期：2005年10月22日。患者症状消失，饮食可，二便正常，舌质淡、体胖大、苔稍白腻，脉沉弦。守上方去制附子、藿香，加党参15g、泽漆15g、秦艽12g、白芷10g。15剂，水煎服，以巩固疗效。

治疗结果：左半身及双目发凉、头痛等症状消失。

随访结果：停药半年后追访患者，病症未再复发。

【按语】本案又是一例从中焦论治而取效的案例，亦是李老重脾胃学术思想的具体体现。曾有医家言，杂症若内外虚实俱不可辨时，可先从中焦论治，然本案并非无证可辨，其舌体胖大、苔白腻，脉沉细而有弦象，易疲劳，劳累后症状加重，俱是脾虚肝郁之征象，左侧肢体及双目发凉也可以从“脾主四肢”“脾主肌肉”“肝开窍于目”去解释，感受风寒后加重说明有外邪存在。据此，可辨证为脾虚肝郁，外受寒湿。治疗上运用香砂温中汤加祛湿通络之品，守方加减，使脾得健、肝得疏、湿得祛而病愈。

（二）痿证

案1：痿证（脾胃虚弱，瘀阻脉络）

李某，男，5岁，2007年8月7日初诊。

主诉：双下肢无力4个月余。

现病史（家长代诉）：今年4月发现患儿双下肢无力并逐渐加重，经北京301医院诊为：进行性肌营养不良病。用肌劲和APT等治疗一个半月效果不佳。现症见：患儿双下肢无力，走路易跌倒，不能跳起、跑步及上下楼梯，上楼需爬行，行走稍久即觉无力，面色萎黄，饮食、二便皆正常。舌质黯淡、苔白，舌体稍肥大，脉沉细无力。

中医诊断：痿证（脾胃虚弱，瘀阻脉络）。

西医诊断：进行性肌营养不良病。

治法：益气健脾，化瘀通络。

方药（李老自拟方）：健脾通络汤。

黄芪8g，党参5g，白术5g，苍术5g，厚朴5g，砂仁3g，茯苓6g，炒薏苡仁10g，穿山甲3g，木香2g，桂枝4g，蜈蚣1条，乌梢蛇4g，木瓜5g，丹参5g，甘草2g，生姜2片，大枣2枚。20剂，水煎服，每日1剂。

二诊：2007年8月29日。患儿诸症均略有好转，行走时间较前略有延长，舌脉同上。效不更方，加鸡血藤9g以养血活血，全蝎3g以增通络之功。

三诊：2007年9月16日。诸症又有所减轻，行走时间延长，跌倒次数减少。舌脉同上。上方去厚朴，加当归、川芎、赤芍以增养血活血、化瘀通络之力。

方药：黄芪10g，党参8g，白术5g，茯苓6g，苍术5g，当归5g，川芎5g，赤芍6g，桂枝4g，蜈蚣1条，乌梢蛇4g，全蝎3g，木瓜6g，鸡血藤9g，丹参6g，穿山甲3g，生薏苡仁10g，砂仁3g，木香3g，甘草2g。20剂，水煎服。

四诊：2007年10月7日。行走情况好转，上下楼梯已不用扶，然跑、跳仍困难。舌黯、苔白，脉沉细弱。病程较长，非短时可以治愈，当守上方继进，以待脾胃功能渐复，气血渐通。20剂，水煎服。

五诊：2007年11月1日。行走基本正常，可跑、跳，唯跳起高度低于同龄儿童。舌略红、苔白，脉沉细弱。去乌梢蛇、木瓜、生薏苡仁、砂仁，加香附疏肝理气，泽泻渗湿泄热，以防脾胃久虚，水湿不运，肝郁化火。

方药：黄芪15g，党参10g，白术6g，茯苓8g，苍术6g，当归5g，川芎6g，赤芍6g，桂枝4g，蜈蚣1条，全蝎3g，鸡血藤12g，丹参8g，穿山甲4g，香附6g，泽泻8g，木香3g，甘草2g。20剂，水煎服。

【按语】此患儿初始发育正常，行动自如，无先天之疾患，故起病责之于后天失养。脾胃为后天之本，脾胃虚弱，健运失职，化源不充，四肢肌肉失养而致痿废；阳明为多气多血之经，又为宗筋总会，阳明虚则宗筋纵，不能束骨而利机关，故足痿不能用也；故《黄帝内经》提出“治痿者独取阳明”的基本治则，久病气血亏虚，更兼脉络瘀阻，加重病情。治疗当补益后天，以健脾益气之法，脾健胃纳，气复血生，肌肉得养则痿废自起；兼通经络，化瘀血，则肢体自利。故治用经验方健脾活络汤，用砂仁、木香、厚朴于益气养血药中，使之补而不滞，又可行气通络；桂枝温经通络；木瓜舒筋活络；小儿脏腑柔弱，故蜈蚣、乌梢蛇、穿山甲用量虽少，却有较强的通络化瘀之功，配生姜、大枣护卫脾胃，可扫顽疾，祛余邪。

案2：痿证（肺脾气虚型）

孟某，男，35岁，1978年8月初诊。

病史：1968年8月，患者突然出现两腿发软而跪倒，不能行走，好在短时即恢复正常，当时未予重视，亦未进行诊治，2年后又出现两腿发软而跪倒，不能行走，同时两上肢亦出现发软无力，发作时间较上次延长，数小时才恢复正常。此后发作频繁。从1970年到1976年，每个月都要发作2~3次，发作时间多在早晨将起床时，发作后四肢无力，穿衣困难，一天左右逐渐恢复；不发作时间，两腿亦发软，行走无力，更不能跑步。医院诊断为：周期性麻痹。多处求治，效果不佳，慕名而来求诊。现症见：倒地每个月发作3~4次，发作时四肢瘫软，不能下床活动，一般需3~5天才能下床行走。不发作期间，四肢无力，精神疲惫，呼吸气短，畏风怕冷，食欲欠佳，大便常年溏泄，每日3~4次。面色萎黄，呈慢性病面容，舌苔薄白，舌质淡，舌体胖大，脉象无力。

中医诊断：痿证（肺脾气虚型）。

西医诊断：周期性麻痹。

治法：益气健脾，活血通络。

方药：十全大补汤加减。

黄芪30g，党参15g，白术10g，茯苓15g，当归12g，川芎9g，白芍12g，桂枝6g，丹参24g，鸡血藤30g，川牛膝15g，川木瓜21g，地龙15g，甘草6g。30剂，水煎服，每日1剂，分2次服。

二诊：服药后，患者在刚服药的前几天发作了2次，以后未再发作，饮食较前有所增加，大便也成形，每日1~2次，精神较前好转，怕冷症状减轻，诸症均有所减轻，效不更方，上方改党参为白干参，以加强补肺脾之效。

三诊：患者先后共服药110剂，到1979年10月，仅发作了一次，而且症状很轻，只出现短时四肢乏力，现已停药3个多月未见发作。自感四肢有力，在部队经常参加体力劳动，畏风怕冷现象亦消失，饮食正常，大便每日1次且成形，体重较服药前增加了6kg，面部红润，舌脉正常，嘱服十全大补丸，以巩固效果。追访多年未见复发。

【按语】痿证是指肢体筋脉弛缓、软弱无力，日久因不能随意运动而致肌肉萎缩的一种病症。本案患者虽然没有肌肉萎缩之症，但发病多年，发病时突然两腿发软而跪倒，不能行走，而且病情逐渐加重，虽多方治疗效果不显。痿证的治疗在《黄帝内经》中有“治痿者独取阳明”的说法。李老认为独取阳明为补益后天之意。根据患者食欲欠佳、精神疲惫、大便常年溏泄为脾胃虚弱之候，脾胃为后天之本，气血生化之源，脾胃虚弱，气血生化乏源，无以濡养五脏，以致不能充养筋脉四肢，故出现四肢无力时瘫软。脾为土，肺为金，脾虚日久，土不生金，脾胃虚弱输送给肺之气血津液不足，使肺气亦虚，故出现气短，畏风怕冷，面色萎黄。再据舌苔薄白，舌质淡，舌体胖大，脉象无力。本证为肺脾气虚，生化源亏，气血不足，筋脉失养所致。方用十全大补汤治疗，以黄芪、党参、白术、茯苓补肺脾之气，运化复常，资生气血；当归、川芎、白芍、丹参活血补血；配以鸡血藤、川牛膝、川木瓜、地龙通经活络；桂枝温通经络；甘草调和诸药，使患者十多年之顽疾得愈。

（三）麻木

彭某某，男，73岁，2006年12月30日初诊。

主诉：左手麻木3年，头木，步态不稳3个月。

现病史：患者自诉左手麻木3年，未经系统治疗。今年10月因头木，步态不稳在某医院检查后提示为：大脑供血不足，后在河南中医学院第一附属医院输液治疗，服用中药12剂（具体用药不详），症状稍缓解。现症见：左手麻木，头木，步态不稳，纳可，眠差，夜尿多，小便频，大便调。舌质暗、苔白，有瘀斑、瘀点，脉缓。

中医诊断：麻木（瘀阻脉络）。

西医诊断：大脑供血不足。

治法：活血化瘀通络，兼以理气。

方药：黄芪18g，当归12g，川芎10g，赤芍15g，桂枝5g，知母12g，香附12g，丹参15g，鸡血藤30g，乌梢蛇12g，穿山甲6g，桑枝30g，秦艽10g，川羌活10g，木香6g，甘草3g。10剂，水煎服。

医嘱：起居有时，适当活动，注意功能锻炼。

二诊：2006年1月20日。左手麻木症状明显减轻，活动渐灵活，头木渐舒，纳可，夜尿多。守方继服以资巩固。

【按语】麻木，乃肌肤感觉障碍。麻，肌肤如蚁走感或如触电感；木，皮肉不仁如木厚之感。由气血俱虚，经脉失于濡养，或气血凝滞，经络失畅，或寒湿痰瘀留阻脉络所致。《医学准绳·麻木》中说："麻属痰属虚；木则全属湿痰死血，一块不知痛痒，若木然是也。"

本案患者年老体弱，元气不足，运血无力，久则成瘀，瘀血阻络，脉络不通，经脉失养，故发本病。李老用黄芪四物汤化裁活血化瘀通络，兼以理气使邪去络通，营卫调和。血液循行有赖于气的推动，气行则血行，气虚则推动无力，血行迟缓，气滞则血行滞涩不畅，故用黄芪益气，取其力专性走，周行全身，以推动诸药之力使气旺血行，瘀去络通，此方意在鼓舞气血运行，故用量不大；用血中之气药香附，调诸气之要药木香，取其气香行散，可升可降，而理气行瘀；而桂枝甘温，和营通阳行瘀，有活泼气机，协调阴阳之妙。此外，李老用桑枝以利关节，引药力直达病所，且配黄芪、鸡血藤等，以增益气补血之力。

（四）颤证

郭某，男，75岁，离休干部，1991年12月9日初诊。

主诉：体颤伴发冷1个月余。

现病史：患者于1个月前参加体育比赛时，由于天气突然变冷，出现浑身发冷、打颤等症状，呈间断性发作，不能自制。经河南省人民医院诊治，诊断为交感神经过敏，给予抗过敏药物治疗（具体药物不详），效果欠佳。后至河南医科大学（现属郑州大学）第一附属医院，诊疗方案同前。现症见：自觉体颤、浑身发冷，多在上午出现，每次持续3～4小时不等，发作之后浑身汗出，精神困乏，饮食减少，眠差梦多，少气懒言，舌红少津、苔白稍厚，脉大重按无力。

中医诊断：颤证（气虚营卫不和）。

西医诊断：神经官能症。

治法：补益气血、调和营卫。

方药：四君子汤合黄芪桂枝五物汤加减。

黄芪30g，红参（先煎）6g，白术10g，茯苓15g，桂枝6g，白芍15g，远志10g，酸枣仁15g，节菖蒲10g，制附子10g，山茱萸15g，防风5g，当归10g，丹参15g，炙甘草6g。生姜5片，大枣3枚为引。9剂，水煎服，每日1剂。

医嘱：慎起居，避风寒，畅情志，勿过劳。

二诊：1991年12月15日。诸症状均明显减轻。震颤发作次数较前明显减少，持续时间较前变短，精神好转，觉全身不再疲乏，舌体不大，舌质淡、苔薄白，脉沉细。守上方加蒸首乌18g、枸杞子15g、川芎8g、川朴10g、砂仁8g、焦三仙各12g。10剂，水煎服。

药后诸症悉除。半年后随访未复发。

【按语】《灵枢·口问》云："寒气客于皮肤，阴气盛，阳气虚，故为震颤寒栗。"本案颤证之发，源于患者素体正气亏虚，复外感风寒，正邪交争于表，争而不胜所致。治宜内补气血，外调营卫，方用四君子汤合黄芪桂枝五物汤加减，二诊诸症悉减，卫气渐固，复加蒸首乌、枸杞子、川芎以增强滋阴养血，活血养营之功；又恐滋阴之品过众，更加砂仁、川朴行气化滞，焦三仙健运脾胃。诸药合用，使营充卫固，正气得复，疾病向愈。本案的特色在于本外感之病，治却以大批扶正药物之中，仅稍佐桂枝、防风、生姜等辛散祛邪之品，未有"闭门留寇”之弊，却达“扶正祛邪”之功。

（五）骨摇

邵某，女，63岁，2009年7月4日初诊。

主诉：头晕、步态不稳，舌强言謇，记忆力明显减退，尿失禁3年余。

现病史：自述3年前开始出现头晕、步态不稳，舌强言蹇，记忆力明显减退，有尿失禁症状，被郑大一附院诊断为脊髓性小脑共济失调，曾间断住院近2年，症状无明显改善，后转北京协和医院，被诊断为多系统萎缩症，且目前无有效疗法，遂辗转来我处求医。症见步态不稳、强直、震颤、运动缓慢，双下肢沉困无力，以左下肢为重，舌强言蹇，吞咽时有呛咳，头晕乏力，自汗盗汗，记忆力明显减退，尿失禁，大便干结，每6～7日一次，舌体胖大，舌质淡暗、苔白腻，脉沉细。血液生化检查：血糖6.56mmol/L，总胆固醇6.38mmol/L，三酰甘油5.23mmol/L。

既往史：高血压病史20余年，糖尿病病史3年。

中医诊断：骨摇（脾虚湿困，痰浊蒙蔽清窍，脑髓失养）。

西医诊断：多系统萎缩症。

治法：理气健脾，化痰除湿，活血通窍。

方药：香砂温中汤加减。

白术10g，茯苓10g，陈皮6g，旱半夏10g，炒香附10g，砂仁8g，桂枝3g，炒白芍6g，沉香5g，西茴6g，乌药8g，枳壳6g，北山楂5g，木香4g，甘草2g，白蔻仁10g，川朴10g，佛手12g，佩兰15g，郁金12g，节菖蒲12g，桃仁10g，草决明15g，苍术10g。30剂，每日1剂，水煎分2次服。

二诊：2009年8月6日。行走时感双下肢较前有力，自汗减少，大便每2日一次，排便通畅，余症无明显改善，舌苔薄腻，脉沉细。脑部MRI（磁共振成像）平扫：橄榄桥脑小脑萎缩。

方药：白术10g，茯苓10g，陈皮6g，旱半夏10g，炒香附10g，砂仁8g，桂枝3g，炒白芍6g，沉香5g，西茴6g，乌药8g，枳壳6g，北山楂5g，木香4g，甘草2g，川芎10g，丹参18g，桃仁10g，红花10g，郁金10g，节菖蒲10g，桂枝6g，全虫10g，蜈蚣3条，麝香0.3g，木瓜20g，草决明15g，葱白3寸。40剂，每日1剂，水煎分2次服。

三诊：2009年10月12日。患者精神好转，大便正常，小便失禁消失，仍头晕乏力，舌质淡胖，舌边有齿印、苔白，脉弦滑。

方药：白术10g，茯苓10g，陈皮6g，旱半夏10g，炒香附10g，砂仁8g，桂枝3g，炒白芍6g，沉香5g，西茴6g，乌药8g，枳壳6g，北山楂5g，木香4g，甘草2g，桂枝10g，木瓜18g，郁金10g，节菖蒲10g，丹参15g，鸡血藤25g，全虫10g，天麻10g，麝香0.3g，细辛5g，肉苁蓉15g，草决明15g，火麻仁20g，桃仁10g。21剂，每日1剂，水煎分2次服。

四诊：2009年11月3日。患者头晕症状较前明显减轻，上午头脑清醒，下午感头晕，下肢力量增加，行走较前平稳，语言较前清晰流利，舌质淡胖，舌边有齿印、苔薄腻，脉弦滑。

方药：白术10g，茯苓10g，陈皮6g，旱半夏10g，炒香附10g，砂仁8g，桂枝3g，炒白芍6g，沉香5g，西茴6g，乌药8g，枳壳6g，北山楂5g，木香4g，甘草2g，桂枝8g，木瓜18g，苍术10g，郁金10g，节菖蒲10g，丹参15g，鸡血藤25g，全虫10g，天麻10g，桃仁10g，麝香0.3g，细辛5g，草决明20g，火麻仁20g，虫蜕10g。每日1剂，水煎分2次服。

【按语】多系统萎缩（MSA）是以一组特征性的临床症状和体征为代表的神经系统变性疾病，属于神经系统中的疑难病症，目前本病尚无特别有效的治疗方法。中医辨证用药虽不能治愈本病，但可以缓解症状，提高患者的生存质量。本病临床主要证型有：脾肾阳虚，痰湿内阻；肝肾亏虚，瘀血阻滞；阳虚气陷。辨证多从虚辨，且多责之于肝、脾、肾亏虚，挟痰挟瘀亦兼有之。本病以阳气不足，肝脾肾亏虚为本，以痰瘀内阻为标。发病之初，虚实夹杂者多，实邪较为明显，后期则实邪不甚显著，而以虚证为主。治疗上根据不同证型分别治以温补脾肾，化痰除湿；滋补肝肾，活血化瘀或升阳举陷等，但治疗大法总不离扶正祛邪。根据正邪的虚实强弱各有侧重，灵活运用，辨证施治。

本例患者体型肥胖，为痰湿之体，病机为脾虚湿困，痰浊蒙蔽清窍，脑髓失养，故以香砂温中汤（白术、茯苓、陈皮、旱半夏、炒香附、砂仁、桂枝、炒白芍、沉香、西茴、乌药、枳壳、北山楂、木香、甘草）理气健脾化痰，另加芳香之品，以增除湿开窍之功；二诊舌苔变薄，痰湿之象减少，酌减芳香化湿药物，而重用活血通络、化瘀开窍之品，使脾健湿除，经络得通，则症状持续好转。

八、妇科病症

（一）痛经

孙某，女，28岁，2007年4月7日初诊。

主诉：经行腹痛10余年。

病史：患者10余年前的暑天洗澡后出现行经时腹痛，第1日痛甚，痛引腰骶，坐卧不适，月经量少，色黯。多年来反复发作，虽服用中西药治疗，仍时轻时重。现经人介绍，前来求治。症见行经时腹痛，腰骶部酸痛，痛甚时面部发青，经色黯，有血块；经前乳房胀痛，心烦急躁；平素食欲不佳，多梦，大便干。舌质紫黯有瘀点，舌体稍胖大、苔白稍腻，脉沉弦细。

中医诊断：痛经（肝脾不调，气滞血瘀）。

治法：疏肝健脾，活血止痛。

方药：当归10g，白术15g，白芍10g，茯苓15g，柴胡6g，香附10g，西茴10g，乌药10g，元胡10g，桃仁10g，红花10g，吴茱萸5g，艾叶6g，丹参15g，广木香6g，甘草3g。3剂，水煎服，每日1剂。

医嘱：月经将至、少腹出现胀痛之时服药；注意保暖；保持情绪舒畅。

二诊：2007年4月11日。服上药后，经时腹痛症状已无，精神好转，自诉服药期间，左上肢及下肢出现红色疹块，瘙痒不适，左侧牙龈红肿疼痛，纳可，多梦，大便已不干。

二诊辨证论治：药进3剂，疗效显著，故见经时腹痛已无。嘱其下次月经将至之时再服首方3剂，照此服用3个月，以巩固疗效，防止腹痛复发。

以上法治疗，腹痛等症状消失。追访3个月，未有复发。

【按语】痛经，又称“经行腹痛”，是月经前、后或行经时，以下腹及腰部疼痛为主症，并影响生活工作的一种妇科常见病。临证时应辨其虚实，虚证多为气血虚弱、肝肾亏损，不荣则痛；实证多为气滞血瘀、寒湿凝滞，不通则痛。本案初为夏月经期受凉致寒凝胞宫，复因平素心烦急躁，情志伤肝，肝气郁结，而终成气血瘀滞之证，故见腹痛；痛时面部发青，经色黯，舌质紫黯有瘀点，脉沉弦细。而纳差，舌体胖大、苔白稍腻乃为脾虚之证。因此治疗以疏肝健脾、活血止痛为法。药用柴胡、香附、西茴、乌药、木香疏肝解郁，理气止痛；白术、茯苓、甘草健脾和胃、协调肝脾；元胡活血止痛。更以当归、白芍、丹参养血活血通经；桃仁、红花活血化瘀，兼能通便；辅以艾叶温经散寒，吴茱萸温中止痛，因经水为血所化，气随血行，得寒则凝，得温则行。全方共奏疏肝理气健脾、活血通经止痛之功。痛经消失，嘱患者于下次月经之前继服首方之药，以防止腹痛复发。

（二）崩漏

韩某，女，37岁，2005年11月27日初诊。

主诉：阴道不规律出血1个月余。

病史：平素脾胃虚弱，2个月前因有应酬，过食生冷油腻之品，加之饮啤酒过量，致胃脘疼痛，大便溏泄。经对症治疗，胃病虽有缓解，但在非行经期间阴道出现持续淋漓出血，30多天来经口服及注射止血类西药和中成药物治疗，效果不佳而前来就诊。来诊时症见淋漓漏下出血，血色淡红质稀，小腹坠痛，食少便溏，气短乏力。面色无华，呈慢性病容。小腹部按压感轻微疼痛。舌质淡、体胖大、苔薄白，脉沉弱。

B超妇检：未发现异常。血常规检查正常。

中医诊断：崩漏（脾胃虚弱，气虚下陷）。

西医诊断：功能性子宫出血。

治法：健脾益气，举陷止血。

方药：补中益气汤加味。

黄芪30g，党参15g，白术10g，茯苓15g，陈皮10g，升麻6g，柴胡6g，当归10g，醋白芍12g，阿胶10g，黑地榆12g，醋香附10g，砂仁10g，炙甘草6g，米醋（晚煎）120mL。10剂，水煎服，每日1剂。

医嘱：忌食生冷、油腻、辛辣之品；避免过度劳累。

二诊：2005年12月7日。漏下出血止，纳食有所增加，大便溏薄，日行一次，仍感小腹坠痛。舌质淡、体胖大、苔薄白，脉沉细。

二诊辨证论治：漏下出血已止，纳食有所增加，为脾虚渐复，中气渐充，血循常道之象。原方去阿胶、黑地榆、米醋，加炒薏苡仁30g、醋元胡10g、生姜3片以增健脾祛湿，理气止痛之功。10剂，水煎服。

三诊：2005年12月17日。气短乏力大减，纳食好转，大便成形，小腹坠痛消失，面色渐红润。舌质淡、苔薄白，脉沉细。

三诊辨证论治：脾气渐旺，运化之职逐步好转，故气短乏力大减，纳食好转。舌质淡、苔薄白，脉沉细为脾胃气虚尚存之象。上方加厚朴10g以理气和胃。10剂，水煎服。

四诊：2005年12月27日。诸症消失，精神、饮食好，无明显不适症状。语声有力，面色红润。舌质淡红、苔薄白，脉沉细。

四诊辨证论治：一切复常，因久病初愈，仍需健脾益气，防止病情复发，改用香砂六君子汤加减。

方药：香砂六君子汤加减。

党参10g，白术10g，茯苓15g，陈皮10g，半夏10g，香附10g，砂仁8g，厚朴10g，枳壳10g，郁金10g，黄芪20g，当归10g，白芍12g，甘草3g。20剂，水煎服。

【按语】妇女的生理特点概之为经、带、胎、产四者，均与脾胃密切相关，盖“女子以血为本”，而脾胃为后天之本，气血生化之源，脾又为统血之脏，其气主升，统摄血行，脾气旺则血能循常道而周统全身。若脾胃虚弱，化源匮乏，气陷于下，冲任必因之损而不固，即发为崩漏。本案症见淋漓漏下出血，血色淡红质稀，小腹坠痛，食少便溏，气短乏力，舌质淡、体胖大、苔薄白，脉沉弱，显为脾胃虚弱、气虚下陷之崩漏证。治以补中益气汤加味，旨在健脾益气，举陷止血，服用该方剂治疗脾虚崩漏，一般10剂左右即可达到止血目的，但若要巩固疗效，促使脾气恢复，则需在此方基础上随症加减，服用20~30剂。本方剂之所以能取得迅速止血的效果，与方药中使用了较大量的米醋有关。米醋一则可直折横逆之肝气，使肝不犯脾，以利脾气的恢复；二则健脾调中；三则收敛固涩，直损出血之势。与健脾益气诸药配伍，米醋标本兼顾，实为治疗出血的良药。

（三）月经不调

赵某，女，46岁，农民，2006年4月18日初诊。

主诉：月经紊乱8个月。

现病史：患者自诉于8个月前无明显原因出现月经推迟，最长时间2～3个月，需经安宫黄体酮治疗方可来潮。月经期延长10余天。近2个月月经提前，但量少，来潮一天即止，色淡红，无腹痛，白带量多，伴见心烦急躁易怒、夜寐易醒、不易入睡、背部及双下肢怕凉酸困，食欲尚可，大便3～4天一行。舌质淡稍红、体稍胖大、苔薄黄，脉沉弦数。

中医诊断：月经不调（脾虚肝旺）。

西医诊断：月经紊乱。

治法：健脾疏肝，清心豁痰、凉血活血。

方药（李老自拟方）：清心豁痰汤加减。

白术10g，茯苓12g，橘红10g，半夏10g，香附10g，郁金10g，枳壳10g，节菖蒲10g，西茴10g，乌药10g，莲子心6g，夜交藤20g，合欢皮10g，炒栀子10g，龙齿10g，牡丹皮10g，丹参15g，黑地榆12g，甘草3g。14剂，水煎服，每日1剂。

医嘱：保持情志舒畅，饮食宜清淡，适寒温，劳逸结合。

二诊：2006年5月2日。心烦急躁减轻，已不失眠，痰火渐清，心神渐安；脾虚生湿，湿浊下注，故见白带量多；月经仍未潮，当为肝郁日久，气滞血瘀，阻碍血行所致。故去清心豁痰安神之品，在逍遥散疏肝行气基础上加桃仁、川牛膝、红花、元胡活血化瘀，艾叶调经止血以防活血太过；佐入生薏苡仁、芡实健脾利湿止带。

方药：当归10g，白芍12g，白术10g，茯苓15g，柴胡6g，香附10g，西茴10g，乌药10g，丹参15g，川牛膝15g，桃仁12g，红花10g，木香6g，芡实10g，生薏苡仁30g，元胡10g，艾叶6g，甘草3g。10剂，水煎服。

三诊：2005年5月12日。月经已来潮，初呈咖啡色，行经时腹痛，可见血瘀渐活，血行渐畅，唯白带仍多，乃为湿象仍存。故去活血之桃仁、艾叶；加泽泻以增强利湿止带之力。

方药：当归10g，白芍12g，白术10g，茯苓15g，柴胡6g，香附10g，西茴10g，乌药10g，丹参15g，川牛膝15g，红花10g，木香6g，芡实10g，生薏苡仁30g，元胡10g，泽泻15g，甘草3g。7剂，水煎服。

月经正常而痊愈。半年后随访，未再复发。

【按语】经乱即经行先后无定期，本案患者由于情志不遂，肝气郁结，肝失条达。“木郁克土”则脾失健运，气血生化乏源，且脾失统摄导致冲任不固，经行或先或后，量少，色淡；脾虚不能运化水湿则水湿蕴结，湿性重着黏滞，可见背部及两腿怕凉酸困；湿阻气机，郁久化火生痰，扰及心神，故见心烦急躁易怒，夜寐易醒不易入睡。舌淡红、体稍胖大、苔薄黄，脉弦稍数等均为脾虚肝旺，兼有化热之象。故以健脾疏肝、清心豁痰为治则，自拟清心豁痰汤，并随症加减。方用白术、茯苓健脾祛湿以绝生痰之源；橘红、半夏、枳壳豁痰降逆；香附、郁金、西茴、乌药疏肝解郁，使气行湿行，郁解热散；郁金配节菖蒲，透窍和中；栀子、莲子心清热泻火、除烦燥湿；合欢皮、夜交藤、龙齿安神宁志；牡丹皮、丹参凉血活血；黑地榆凉血止血。并在三诊肝郁血瘀渐解，湿象尚存之际，去活血止血之品，加泽泻以增强利湿止带之力。本方使肝气得疏，气行血行，脾健痰化、湿去，故经血调，诸症皆平。

（四）恶露不尽

刘某，女，25岁，2006年11月21日初诊。

主诉：阴道少量出血4天。

现病史：患者诉2006年7月11日于当地医院剖宫产一男孩后恶露近百天才净，恶露净后1个月月经恢复，经量、色与未生产以前相同，经期持续6天，8天后阴道开始出现不规律出血现象。患者3天前曾患感染性腹泻，后到某医院进行输液治疗，恢复良好。现症见：阴道不规律出血，量少，色黯，无血块，无腹痛，奶水量少，稍感乏力，纳寐及二便尚可。舌质稍暗红，舌体舌苔正常，脉细弱。既往月经基本有规律，偶有痛经。

中医诊断：恶露不尽（气虚血瘀）。

西医诊断：产后出血。

治法：益气摄血，养血活血。

方药：归脾汤加减。

黄芪20g，党参15g，白术10g，茯苓15g，当归10g，白芍12g，生地炭15g，黑地榆15g，乌药10g，丹参15g，黑柏叶12g，阿胶10g，枣仁15g，甘草3g。10剂，水煎服，每日1剂。

二诊：2006年12月12日。服药后，恶露已尽，乏力已无，现乳汁少，稍有乳房发胀，纳寐及二便尚可，舌质淡红，舌体舌苔正常，脉细弱。

中医诊断：产后缺乳（气血亏虚，肝郁气滞）。

西医诊断：产后缺乳。

治法：补气养血，疏肝解郁，活络通乳。

方药：逍遥散加减。

当归10g，白芍12g，茯苓12g，白术10g，山药20g，柴胡5g，香附10g，郁金

10g，通草10g，穿山甲10g，王不留行15g，路路通15g，枳壳10g，桔梗10g，知母12g，甘草3g。

1个月后随访，患者服上方10剂，恶露未再行，乳房发胀已无，乳汁增多，已够哺乳所需。

【按语】本案患者产后气血耗伤，气虚固摄无权，冲任不固，导致恶露百日不尽，气血亏虚则见恶露淋漓量少，乏力，缺乳，脉细弱；气虚无力推动血行，加上产时冲任受损，瘀血阻滞，致使血不归经，亦可导致恶露不绝，其色黯，舌质稍暗红。《医学心悟》说："产后恶露不绝，大抵因产时，劳伤经脉所致也。其症：……若脾气虚弱，不能统血者，宜用归脾汤。"脾胃为气血生化之源，故治疗当以益气摄血之归脾汤为主，兼养血活血。本方以扶正为主，补虚而不留瘀，活血而不伤正，辨证准确，用药精当，故收效显著。

二诊时患者病机转变，恶露、乏力已无，舌淡红，说明瘀血已渐化，气虚好转。然有形之血不能速生，患者冲任亏虚不能速愈，营血虚弱，化源不足，而致缺乳；血虚肝失所养，疏泄失常，肝气郁结，气机不畅，致使乳脉不通，乳汁不行，乳房发胀。药随症变，改用逍遥散加减以补气养血，疏肝解郁，合活络通乳之王不留行、穿山甲等药，虚实同调，标本兼治，患者服药10剂即诸症消除，病获痊愈。

（五）带下

常某，女，33岁，工人，2007年11月3日初诊。

主诉：白带量多6年，阴痒3天。

现病史：患者自述有慢性宫颈炎病史6年，平素白带量多，伴腰骶沉重，小腹坠胀，间断治疗，时轻时重。2007年9月6日于郑州大学第三附属医院做妇检及B超示：①宫腔侧壁轻度粘连；②双侧输卵管通而不畅；③慢性宫颈管炎。应用甲硝唑、青霉素治疗，并冲洗局部阴道，诸症减轻，然出现外阴瘙痒，白带又增。阴道分泌物检查示：霉菌性阴道炎。患者不愿再用抗生素，特来就诊。现阴痒，白带量多色白，质黏稠，无臭味，小腹坠胀，月经前四五天，常烦躁易怒，心情抑郁。纳寐可，二便调。舌质淡、苔白，舌胖大，脉沉弱。

中医诊断：带下（肝郁脾虚，湿热下注）。

西医诊断：①慢性宫颈炎；②霉菌性阴道炎。

治法：健脾疏肝，清热化湿。

方药：完带汤合易黄汤加减。

苍术10g，白术12g，泽泻15g，生薏苡仁30g，茯苓15g，芡实15g，白果12g，炒黄柏10g，蛇床子18g，乌药10g，木香6g，川朴10g，甘草3g。14剂，水煎服，每日1剂。

医嘱：调畅情志，忌食辛辣油腻之品。

二诊：2007年11月17日。白带较前量减、质转清稀、色白、无异味，小腹坠胀、阴痒已无。口干明显，不渴饮，经前急躁易怒，悲伤欲哭。舌淡红、苔薄白，舌胖大，脉沉。

方药（李老经验方）：脏躁方加减。

炒白术10g，茯苓15g，陈皮10g，旱半夏10g，川朴10g，白芍10g，香附10g，乌药10g，西茴10g，枳壳10g，莲子心10g，炒栀子10g，龙胆草10g，知母12g，合欢皮12g，龙齿10g，甘草3g。12剂，水煎服。

三诊：白带量明显减少，偶见量多，烦躁易哭症状已无，效不更方，继服12剂以巩固疗效。

【按语】李老遵《傅青主女科》的“夫带下俱是湿证，责在脾也”的理论，认为带下病基本病机为脾虚湿盛，临床辨证根据相关兼症辨肝郁、湿热、肾虚等，根据带下的色、质、量，辨寒湿、湿热。本案患者为慢性宫颈炎合并霉菌性阴道炎，中医据其主要症状诊断为带下病，以脾虚肝郁，湿浊下注为主，治以健脾疏肝、化湿止带。然湿郁日久，药毒浸淫，有化热之象，症见阴痒，故药用完带汤合易黄汤化裁，较原方加重疏肝行气之力。本案需注意三点：①易黄汤并不是只能用于黄带，古方应灵活化裁应用，不可拘泥。②疾病的病机转化是一个动态的过程，治疗过程中务必把握“辨证论治”四个字。本案初始，湿浊下注，加之药毒浸淫，日久化热为本案之病程，李老一诊时以化湿为主，稍清湿热乃为防变；二诊时以肝郁脾虚，心火偏亢，热重于湿为主要病机，故用李老经验方脏躁方健脾化湿，疏肝理气，清心除烦。③脾虚带下之证，治疗时要注意补中有行，通中有涩，旋运有权，则湿祛带除。二诊时稍加龙齿以稍稍敛湿固涩，并且龙齿较龙骨更长于镇惊安神，用于此恰到好处。

（六）乳痈

刘某，女，32岁，1968年10月9日初诊。

主诉：右侧乳房疼痛，发热2天。

现病史：患者半个月前顺产一男婴，哺乳期间因家务琐事致情志不畅，2天前突然出现恶寒发热，服用中药1剂（具体药物不详），外用红霉素软膏及口服抗生素效果不显。患者2年前亦产一子，后左侧乳房疼痛，在医院手术后刀口较长时间未愈合，外溢分泌物，现虽已愈，但此次哺乳左侧乳房乳汁明显较少，故患者不愿再做手术而来诊。现症见：体温38℃，面色发红，头痛身困，右侧乳房红肿高大，舌质红、苔薄白。脉浮数。实验室检查，血常规：红细胞3.5×10^6/mL，白细胞100×10^6/mL；白细胞分类计数：中性粒细胞76%，淋巴24%。

中医诊断：乳痈（气滞血瘀，湿热蕴结）。

西医诊断：急性乳腺炎。

治法：行活瘀气，清热化湿。

方药（李老自拟方）：散郁通乳汤。

柴胡10g，黄芩10g，紫苏10g，川芎10g，白芷10g，羌活10g，香附10g，青皮10g，穿山甲10g，通草10g，王不留行15g，桔梗10g，生甘草3g。2剂，水煎服，每日1剂。

二诊：1968年10月11日。服药1剂，体温降至37℃，乳汁较前增多，现症状已完全消失，乳汁颜色正常，唯量少，尚不足哺乳之用。舌质淡、苔薄白，脉弦细。

方药：方用逍遥散加减。

当归10g，赤芍15g，白术10g，茯苓15g，柴胡6g，香附10g，郁金10g，通草10g，穿山甲10g，桔梗10g，枳壳10g，生甘草3g。5剂，水煎服。

【按语】本例因哺乳期间家务琐事而致情志所伤，肝气郁结，乳房为肝经循行所过之处，肝郁气滞、血行不畅致乳汁排泄不利则见乳房疼痛拒按；乳络阻塞，乳汁郁于局部则乳房肿大发硬；气滞乳凝，郁而化热，邪热蕴结则乳房局部皮肤发红；邪热郁蒸，经气不畅则恶寒发热、头痛身困。舌脉所见为肝郁热蕴之象。治法当以疏肝理气活瘀，解表清热通乳。李老以散郁通乳汤治之。方中柴胡、黄芩、紫苏、白芷、羌活通络清热，散郁除邪；香附、青皮、川芎、穿山甲、通草、王不留行、桔梗疏肝理气，活血通乳；生甘草清热解毒，调和诸药；使肝郁解，邪热清，经络气血得畅则乳汁自通。二诊时体温降至正常，症状消失，为肝郁热蕴之象已解，故去黄芩、紫苏等清热凉散之品，唯乳汁量少尚不足哺乳之用，为脾虚乳汁化生不足，气血循行不利所致，故加白术、茯苓健脾以增化源，当归、赤芍、郁金活血以行乳汁，枳壳行气以开痞塞。如此可使化源足，经络通，则乳汁增加。

（七）乳癖

王某，女，42岁，职员，2006年4月18日初诊。

主诉：双侧乳房胀痛6年，加重1周。

现病史：患者自述平素急躁易怒，于10年前无明显诱因出现夜眠多梦，而后出现头晕，时轻时重，6年前无明显原因出现双乳胀痛，月经来潮前加重，被诊断为“双侧乳腺增生”，服桂枝茯苓胶囊疗效不佳，1周前症状加重，特来求诊。现症见：双侧乳房胀满疼痛，情绪急躁及月经来潮前胀痛加重，时有头晕、夜寐多梦，口干，食欲不振，脘腹胀满，月经正常，二便尚可，双侧乳房有肿块，大小如杏，质地较硬，压之疼痛。舌质稍淡、边尖红，舌体稍胖大，舌苔稍白腻，脉弦细。

中医诊断：乳癖（肝郁气滞，郁而化热）。

西医诊断：乳腺增生。

治法：疏肝理气，活血化瘀，散结止痛。

方药（李老经验方）：软坚消癖汤加减。

当归10g，白芍12g，白术10g，茯苓15g，柴胡6g，香附10g，郁金10g，节菖蒲10g，牙皂6g，炮山甲10g，公英15g，牡丹皮10g，昆布12g，海藻10g，元胡10g，木香6g。10剂，水煎服，每日1剂。

医嘱：畅情志，避郁怒；定期检查，不时随诊。

二诊：2006年4月28日。乳房胀痛、头晕、多梦、口干及脘腹胀满均减轻，肿块变软缩小，肝气渐疏，肝火渐清，气血渐活，肝胃渐和，故效不更方，守上方继服10剂，水煎服。

三诊：2006年5月8日。口干减轻，为肝郁之热渐解；乳房胀痛减轻，唯月经来潮前胀甚，为气机郁滞之象仍著；肿块变软缩小，如杏核大，为痰凝之象渐去。加枳壳10g、青皮10g以增强疏理气机之力。继服10剂，水煎服。

四诊：2006年5月18日。乳房胀痛及肿块基本消失，仅经前稍胀满，可见积聚乳络之痰已化，气机渐复，乳癖向愈；头晕、多梦仍时作，乃为肝郁日久，痰火内盛，扰及心神所致。舌体稍胖大，舌苔正常，脉弦。治宜疏肝健脾、清心豁痰、安神宁志为主，自拟清心豁痰汤加减治之。

方药（李老经验方）：清心豁痰汤加减。

白术10g，茯苓12g，橘红10g，半夏10g，香附10g，郁金10g，节菖蒲10g，西茴10g，乌药10g，合欢皮15g，炒栀子8g，龙齿20g，白蔻仁10g，天麻10g，竹茹8g，莲子心6g，夜交藤20g，枳壳10g，甘草3g。14剂，水煎服。

乳腺肿块及头晕等症痊愈。追访2个月，未见复发。

【按语】本案患者平素急躁易怒，郁怒伤肝，肝郁化火，火性炎上，上扰清窍，内扰心神则多梦、头晕；肝气郁结日久克伐脾土，致脾不能运化水湿、痰浊内生，又乳头属肝，乳房属胃，致使痰气互结于乳房而发病。《疡科心得集》指出："妇人思想忧郁，损伤肝脾……肝气不好，郁结而成。"李老以逍遥散为基础自拟软坚消癖汤而加减治之，重在应用具有入肝胃经之药，如行气解郁、凉血破瘀之郁金，消肿散积之牙皂，通乳消积活络之穿山甲，豁痰散结、软坚化瘀之昆布、海藻等。诸药合用，共奏疏肝理气，活血化瘀，散结止痛，通络豁痰之功，以治病求本，标本兼顾，则乳癖自消。

（八）缺乳

孙某，女，29岁，2009年5月6日初诊。

主诉：乳汁量少1个月余。

病史：患者于46天前顺产产下一对双胞胎女儿，产后乳汁一直稀少，不能满足婴儿的需要，虽采用多种食疗方催乳但效果不明显，故慕名来诊。症见：乳汁量少，色淡质稀，时有乳汁自溢，神疲乏力，易出汗，纳眠可，大小便正常。面色萎黄，乳房较柔软，可触及散在小硬结。舌质淡，舌体胖大、边有齿痕、苔薄腻，脉弦细。

中医诊断：缺乳（脾虚肝郁）。

治法：益气健脾，疏肝通乳。

方药：黄芪15g，白术10g，炒山药20g，当归12g，香附10g，柴胡6g，郁金

10g，乌药10g，砂仁10g，王不留行15g，路路通10g，通草12g，穿山甲10g，甘草3g。5剂，水煎服。

医嘱：饮食以富于营养、易消化的食物为主，保持心情舒畅。

追访：其家人来我处时说患者服药后乳汁较前明显增多。

【按语】《妇人大全良方》认为“乳汁乃气血所化”，又“妇人乳汁不行，皆由气血虚弱，经络不调所致”。李老认为，由于乳汁化生于气血，而脾胃互为表里，为气血生化之源，肝又为藏血之脏，主条达气机，且从经络循行上乳房与肝胃二经关系密切，故缺乳多责之于肝和脾（胃），且虚多实少，更多虚实夹杂。本案产妇分娩双胎，气血大耗，使乳汁化生乏源，故患者产后乳汁一直稀少，且色淡质稀；乳少不能满足乳儿需要，不免使产妇忧虑，肝气不舒，乳络涩滞，乳汁下而不畅而更加量少，气滞乳积则成硬结。神疲乏力、面色萎黄、汗出乳溢均为气血虚弱，失摄失养之症。舌质淡，舌体胖大、边有齿痕、苔薄腻，脉弦细为脾虚肝气郁结之象。故本例辨为脾虚肝郁，虚实并见。对于缺乳的治疗，《景岳全书》指出“治当补化源而兼通利”，李老主张应以补益气血生乳为主，佐以通乳，切不可一味通利。方中黄芪、白术、山药益气健脾；当归养血活血，使气充血足，以资乳汁化源；柴胡、香附、郁金、乌药疏肝解郁；穿山甲、王不留行、路路通、通草通经下乳，以使郁解肝疏，乳络通畅而乳下；砂仁行气温中，醒脾调胃，顾护中焦，防行散过度伤胃或补而壅滞气机；甘草既助补脾益气，又能调和诸药。全方气血双补，补通并行，补益而不滞碍，通利而不耗散，故能使脾胃气壮，肝木得疏，乳汁充足而畅下。李老特别指出，本病除药物治疗外，饮食和情绪的调适也很重要，因乳汁化生于气血，气血来源于五谷；乳汁畅行有赖肝气条达，情志调和才能肝疏气顺，乳络通畅。只有加强饮食营养，保持良好的情绪，才能使疗效持久而减少复发。

（九）肝着

王某，女，38岁，2011年7月18日初诊。

主诉：孕19周，发现肝功能异常1周。

病史：患者宫内孕19周，一周前即2011年7月12日在外院常规孕检时发现肝功能异常：ALT 334U/L，AST 194U/L，TBIL 12.1μmol/L，彩超示肝胆脾胰未见明显异常，血压正常，无病毒性肝炎史，无恶心，无发热。当时医生建议终止妊娠。

但患者已38岁，此次怀孕不易，遂来我门诊要求中药治疗。就诊时无明显临床表现，体型偏胖，时感腰酸，纳食一般，小便频数，大便日行1～2次。舌边尖红、苔薄白，脉沉滑。

中医诊断：肝着（肝肾不足，痰湿内蕴）。

西医诊断：妊娠期肝功能异常。

治法：滋补肝肾，健脾除湿。

方药：蒸首乌15g，枸杞子10g，山茱萸15g，黄精10g，桑寄生12g，太子参10g，山药20g，茯苓15g，炒黄芩10g，生薏苡仁30g，砂仁6g，五味子10g，甘草3g。7剂，水煎服，每日1剂。

医嘱：注意休息，少食油腻之品，勿劳累，放松心情。

二诊：2011年7月26日。服上药后，无明显不适，纳食可，无恶心，时感腰酸，守上方加菟丝子10g。15剂，水煎服。

三诊：2011年8月11日。服上药后，无不适，大便正常，小便次数多（与孕期有关）。守上方继服30剂。

治疗结果：1个月后复查肝功能正常，孕晚期时血压偏高，再次服药后血压稳定，并于当年年底顺产一女，母女平安，满月后前来致谢。

【按语】肝藏血，主疏泄，体阴而用阳；肾藏精，乙癸同源，精血互化，柔养肝体；若肝肾精血不足，则肝体失养，肝用失常；患者形体偏胖，乃脾虚运化不及，痰湿内聚，湿盛土壅则反侮肝木，肝失疏泄之职，肝体受损。李老认为，孕后阴血聚下养胎，机体会呈现阴血相对不足的状态，肝肾精血更为亏虚，且随胎体的进一步增大，加之本案患者平素脾虚，生化乏源，精血无以为继，故导致肝体失养，肝用异常。本案无明显临床表现，根据体型和舌脉辨为肝肾不足，痰湿内蕴。《金匮要略》曰："夫肝之病，补用酸，助用焦苦，益用甘味之药调之。"又有"损其肝者缓其中"。李老选用蒸首乌、枸杞子益精补血养肝体；菟丝子、桑寄生平补肝肾且安胎，乃遵"治病与安胎并举"之旨；太子参、茯苓、薏苡仁健脾利湿，疏土益木，以强肝用；山药、黄精健脾益肾，先、后天同补；山茱萸、五味子以柔肝养肝，补益肝体；砂仁行气化湿，既防他药滋腻，又能安胎；黄芩苦寒，清上焦肺热燥中焦脾湿，与白术配伍又为安胎圣药。药理实验表明，五味子能保肝降肝酶，枸杞子、黄芩也有保肝作用。综观全方，以甘味药补肝益肾健脾为主，稍佐酸苦，一以柔肝体，强肝木之用；一以健脾气，免土壅木郁；一以清肺热，防金旺克木。《素问·五运行大论篇》中曰："其不及，则己所不胜侮而乘之，己所胜轻而侮之。"李老据此灵活运用五行生克乘侮规律遣药组方，使肝体肝用阴阳协调，刚柔相济而获良效。

九、 其他病症

（一）风疹

王某，男，29岁，干部，1991年11月9日初诊。

主诉：皮肤瘙痒，疹块反复发作20余年。

病史：自幼身体虚弱，每年秋冬交接之际，即发荨麻疹，常服西药抗过敏剂如扑尔敏、苯海拉明等，疗效不佳。3天前又因受风而发，服氯雷他定无明显效果，欲寻中医治疗而前来就诊。现皮肤瘙痒，疹块成片，高出皮肤，疹色淡红，腹痛，腹泻，日行10～12次，纳差，乏力。面色无华，形体消瘦，表情痛苦，大便如水样、色黄，语言无力。舌质淡、体胖大、苔薄白，脉沉细。

中医诊断：风疹（气血亏虚，风湿郁表）。

西医诊断：荨麻疹。

治法：益气活血，燥湿除风。

方药（自拟经验方）：补气消疹汤加减。

黄芪30g，当归12g，川芎10g，赤芍12g，羌活12g，防风10g，荆芥10g，地肤子15g，地骨皮12g，浮萍15g，苍术10g，厚朴10g，蛇床子12g，丹参15g，甘草3g，薏苡仁30g。5剂，水煎服，每日1剂。

二诊：1991年11月12日。皮肤瘙痒止，疹块渐消，大便溏薄，日行2～3次，腹痛消失，食欲增加，舌质淡、体胖大、苔薄白，脉沉细。

二诊辨证论治：气血渐充，卫强外固，风湿趋于消祛，脾胃得健则症轻。上方去燥湿除风之荆芥、地骨皮、浮萍、蛇床子，加砂仁8g、桂枝3g、白术10g。7剂，水煎服。

三诊：1991年11月16日。症状消失。为巩固疗效，预防复发，改用香砂六君子汤合玉屏风散加减，继服15剂，以补益气血，固护卫气。

【按语】患者素体虚弱，气血不足，卫外不固，血虚受风，风湿之邪郁于肌表，故皮肤瘙痒，疹块成片；气血亏虚，失于充养则乏力，面色无华，疹色淡红；风湿侵犯中土，脾胃运化失常，水走肠间，则腹痛，腹泻，纳差；舌质淡、体胖大、苔薄白，脉沉细均为气血亏虚之象。治以补气活血，燥湿除风为要，使气血充足，卫外得固，风湿尽去而疹消。用自拟验方补气消疹汤加减，方中黄芪益气固表；当归、川芎、赤芍、丹参养血活血；羌活、防风、荆芥、地肤子、地骨皮、浮萍、苍术、厚朴、蛇床子燥湿除风；薏苡仁健脾化湿；甘草甘温健脾且调和药性。患者症状消失后，用六君子汤益气健脾祛湿，以壮气血生化之源而杜绝聚湿之源；玉屏风散益气固表，提升正气而防外邪侵袭入里，以固疗效。

（二）湿疹

石某，男，45岁，工人，2008年11月8日初诊。

主诉：双下肢皮肤瘙痒半月余。

病史：半个月前因饮食不当后出现双下肢皮肤瘙痒剧烈，局部皮肤因挠抓破损流黄色液体，伴急躁易怒，纳眠差，已局部涂抹皮炎平，内服扑尔敏以抗过敏、祛湿止痒，但效果不佳，时轻时重，就诊时见挠抓后结痂的痕迹。查血象正常。大便正常。舌边尖红、苔黄稍腻，脉弦滑。

中医诊断：湿疹（血气不和，兼湿热蕴结）。

西医诊断：过敏性皮炎。

治法：活血祛风，除湿清热。

方药：桃红四物汤加减。

当归12g，赤芍15g，桃仁10g，红花10g，川芎10g，香附10g，牡丹皮10g，荆芥8g，防风6g，生薏苡仁30g，泽泻12g，盐黄柏10g，土茯苓20g，地肤子15g，蛇床子12g，甘草3g，生姜3片为引。7剂，水煎服，每日1剂。

医嘱：保持皮肤干燥，勿挠抓，防皮肤摩擦。

二诊：2008年11月18日。服上药后，皮肤瘙痒及流黄水均较前减轻，稍感乏力，余无变化。守上方加黄芪15g，白术10g，玄参10g。继服10剂，水煎服，每日1剂。

医嘱：保持皮肤干燥，勿挠抓，防皮肤摩擦。

三诊：2008年11月29日。服上药后，上述症状基本消失，皮损处有色素沉着。守上方加川牛膝12g，鸡血藤30g。继服10剂，水煎服，每日1剂。巩固疗效。

停药3个月后电话随访，患者自诉湿疹未复发，余亦无不适。

【按语】本例湿疹患者，双下肢皮肤瘙痒剧烈，局部皮肤挠抓破损流黄色液体，伴见急躁易怒，舌边尖红、苔黄腻，脉弦滑等症，属血气不和，风邪留滞，兼湿热蕴结。分析湿疹表现，瘙痒属风邪，渗液属湿浊。中医有“治风先活血，血活风自灭”之说。针对此症，治宜活血祛风，除湿清热。李老用桃红四物汤加减治之。方中当归、赤芍、桃仁、红花、川芎、牡丹皮、香附，合以荆芥、防风、地肤子、蛇床子活血理气，祛风止痒；生薏苡仁、土茯苓、泽泻、黄柏，除湿清热；甘草、生姜和中。复诊皮肤瘙痒减轻，渗流黄水减少，加黄芪、白术益气健脾，巩固疗效。末加川牛膝、鸡血藤化瘀通络，以治皮损处色素沉着。李老针对患者病情表现，分析病机，用药中的，方证相合，而收佳效。

（三）暑温

案1：暑温（偏湿型）

刘某，男，20岁，1970年8月31日初诊。

主诉：家人代诉发热、头痛、呕吐4天。

病史：患者因发烧、头痛、呕吐4天入院。4天前在乡医院被诊断为感冒，治以桑菊饮加清热解毒药物水煎口服、静脉滴注抗生素及口服西药解热剂等药（具体药物不详），效果不佳且病势增重。现患者昏睡，神志模糊，颈项强直，时有呕吐、呼吸急促声重，呼喊头痛，口不干，体温38.5℃，克尼格征（+），戈登征（+）。望之呈昏睡状，面色淡白。舌质红、苔白腻，脉濡数。脑脊液检查：白细胞数198/mm^3，中性粒细胞69%，淋巴细胞31%。蛋白定性（+）。

中医诊断：暑温（偏湿型）。

西医诊断：流行性乙型脑炎。

治法：芳香化湿，清热解毒，熄风开窍。

方药：藿香10g，佩兰12g，石菖蒲10g，郁金10g，竹茹10g，金银花15g，生石膏60g，板蓝根30g，葛根12g，薏苡仁30g，天麻10g，蝉衣10g，生甘草3g。3剂，水煎服，每日1剂。同时配服苏合香丸，每服半丸，每日4次。

西药：10%G-S液1 000mL加入氢化可的松0.1g，5%G-N-S液500mL，加入氯丙嗪100mg，静脉滴注，每日1次。

医嘱：值班医生及患者家属要密切观察患者体温及神志变化。

二诊：1970年9月3日。体温37.5℃，神志较清醒，仍呕吐，颈项强直。舌质红、苔腻微黄，脉数。表明暑热挟湿、逆传心包之势稍有遏止，但暑湿郁遏尚未透达，致浊气上逆、热极生风之症依然如故，此药轻病重，未能扭转病势之象，守法继进，上方去化湿止呕之藿香，加黄连6g，增清热燥湿之力以灭车薪之火。

方药：佩兰12g，石菖蒲10g，郁金10g，竹茹10g，金银花15g，生石膏60g，板蓝根30g，葛根12g，薏苡仁30g，天麻10g，蝉衣10g，黄连6g，生甘草3g。1剂，水煎服。同时以清热解毒注射液2mL×2支，每6小时1次，肌内注射。

西药：10%G-S液1 000mL，加入氢化可的松0.1g，静脉滴注。

三诊：1970年9月4日。体温降至36.6℃，神志清醒，已能饮食，六脉已无濡象，表明暑热挟湿、内陷心包已解，浊气已降，湿邪已去大半，唯舌苔微黄厚腻、脉数为痰热仍未尽除，内湿残留，故再加陈皮12g，以理气燥湿，清疏并行。2剂，水煎服。

西药：10%G-S液500mL、5%G-N-S液500mL，静脉滴注。

四诊：1970年9月6日。实验室检查：克尼格征（-），戈登征（-）。白细胞4 200/mm^3，中性粒细胞50%，淋巴细胞20%。患者体温正常，头痛、颈项强直等症已失，暑温已解，病患基本痊愈，为防暑温伤阴，热毒残留之虞，故予养阴生津为主善后。方中主以辽沙参、知母、麦冬、元参、牡丹皮、菊花养阴凉血、清热疏散；陈皮、神曲理气和胃，以防养阴滋腻；甘草调和诸药。

方药：沙参麦门冬汤加减。

辽沙参20g，知母10g，麦冬30g，元参12g，陈皮10g，神曲12g，牡丹皮10g，菊花12g，生甘草3g。6剂，水煎服。

医嘱：饮食宜清淡有营养，忌食辛辣；注意休息，按时服药。

治疗结果：发热、头痛等症消失，病情稳定。半年后随访，该患者未遗留后遗病症。

【按语】流行性乙型脑炎属中医温病学中“暑温”范畴，以发热、头痛、呕吐、嗜睡、昏迷、谵语、惊厥等为证候特点。李老认为，在该病辨证中应以患者神志的变化作为区分病情轻重顺逆的重要标志，诊治当依据温病学中的卫气营血理论及运用四诊八纲对不同症状进行分析归纳，本病在热毒内伏的基础上有偏热、湿热、偏湿三种不同的病理变化证型，故治疗流行性乙型脑炎时不可拘守于一法一方一药，必须强调辨证论治。本例患者面色淡白、口不干、舌苔白腻、脉濡数，当属暑温内闭、三焦遏郁无疑，故治应用藿香、佩兰、石菖蒲化湿解暑，开窍宁神；薏苡仁淡渗利湿；生石膏、板蓝根、金银花、郁金清热解毒、解肌清心；葛根、竹茹解热生津，除烦止呕；天麻、蝉衣熄风止痉、疏散风热；生甘草清热和中，诸药合用共奏芳香化浊、清热解毒、熄风止痉、生津止呕之效，辅以苏合香丸开窍化浊。药中病机，故能取效。治疗后期，诸症已除，暑温已解，唯恐暑温伤阴、热毒残留之虞，故予养阴生津、清热解毒之剂善后。

案2：暑温（偏热型）

李某，女，9岁，学生，1970年9月2日初诊。

主诉：家长代诉高热、头痛3天。

病史：3天前高热、头痛，经当地中西医诊断为流行性感冒，中医以银翘散加减口服，西医以青霉素、红霉素、安乃近、磺胺等药静脉滴注或口服治疗无效。现体温40℃，不时头痛。颈项强直。望之面赤唇红，神志呈半昏迷状态，时而躁动。舌质红绛、苔薄黄，脉洪数。

实验室检查：

脑脊液：白细胞466/mm^3，中性粒细胞59%，淋巴细胞41%，蛋白定性（+）。巴宾斯基征（+），克尼格征（+）。

血常规：白细胞16 200/mm^3，中性粒细胞85%，淋巴细胞15%。

中医诊断：暑温（热毒内伏中之偏热型）。

西医诊断：流行性乙型脑炎。

治法：清热解毒，熄风开窍。

方药：白虎汤合清温败毒饮加减。

生石膏100g，知母10g，犀角6g，金银花30g，连翘12g，公英30g，板蓝根30g，菊花12g，郁金10g，石菖蒲10g，钩藤12g，元参15g，生甘草3g。1剂，水煎服。同时配服安宫牛黄丸，每服半丸，日3次；清热解毒注射液每次2支，6小时1次，肌内注射。

西药：10%G-S液500mL，加入氢化可的松50mg；5%G-S液500mL，加入氯丙嗪150mg静脉滴注治疗。

医嘱：值班医生及患儿家长要密切观察患儿体温及神志变化。

二诊：1970年9月3日。体温降至37.3℃，旋又升至39.5℃，烦躁，神志较清醒，头痛减轻，已能忍受。此邪热之势已有所遏制，气营两燔之火稍熄，清窍被蒙之象稍除，但热毒仍炽盛于内，热盛耗津仍显，故治应遵前法继进，但因犀角价昂货稀，故弃之，加青蒿12g、葛根12g清热解毒，凉血解毒。同时配服清热解毒散每次0.6g，每日3次；清热解毒注射液每次2支，6小时肌内注射1次。

三诊：1970年9月4日。头痛、烦躁已失，神志清醒，表明病情已有转机，清窍被蒙之象已除，邪热之势已被遏制，但体温仍未恢复正常，且余热未尽，此时患儿出现大便溏薄、纳差，疑为药物寒凉，有伤脾胃之象，故应以健脾止泻，继清余热为法，方以茯苓、薏苡仁、鸡内金健脾和胃，利湿止泻；黄芩、黄连清热燥湿，以止便溏；生石膏、板蓝根可清热泻火、凉血解毒，因其火热之势已挫，故生石膏减量，更防其寒以伤脾胃；菊花、佩兰凉散余热，化湿解暑；甘草调和诸药。

方药：葛根芩连汤加减。

葛根12g，黄芩10g，黄连6g，茯苓12g，生石膏60g，板蓝根15g，菊花10g，佩兰10g，薏苡仁30g，鸡内金10g，生甘草3g。同时配合清热解毒注射液，每次2支，6小时1次，肌内注射。

西药：胃蛋白酶合剂10mL，每日1次，肌内注射。维生素B_1 20mg，维生素C 200mg，均1日3次，口服。

四诊：1970年9月5日。体温、大便正常，精神及食欲均好，舌质淡红，舌苔薄白，脉缓。颈项抵抗（－）。巴宾斯基征（－），克尼格征（－）。血常规：白细胞9 200/mm^3，中性粒细胞63%，淋巴细胞37%。

患儿诸症消失，舌质淡红、苔薄白、脉缓无力，为病后气阴两伤之象，应以补益气阴，继清余热为主。方以太子参、麦冬、知母补气养阴生津；生石膏、葛根、板蓝根、菊花清解并用，以防热邪恋复；陈皮、神曲、鸡内金配伍太子参补脾和胃，培土生金。

方药：白虎汤加减。

生石膏30g，知母10g，太子参10g，麦冬10g，葛根10g，菊花10g，板蓝根12g，陈皮10g，神曲10g，鸡内金10g，生甘草3g。3剂，水煎服。

医嘱：饮食宜清淡有营养，忌食辛辣；注意休息，按时服药。

头痛等症消失，病情稳定。3个月后随访，该儿童未遗留后遗病症。

【按语】流行性乙型脑炎是一种急重传染病，以发病急、转变快，热毒壅盛，易伤津耗液为特点。本例热邪初在卫分，郁而不解，经治无效，向里传变，转入气分，肝风内动，清窍被蒙，而出现高热面赤、唇红、神昏、躁动、头痛、舌质红、脉急洪数等症，治疗急当清热解毒，熄风开窍。方中以石膏大寒直折火势，与知母相伍清气泻火，滋阴除烦；犀角、郁金解毒凉营，安神定惊；金银花、连翘、公英、板蓝根、菊花、甘草疏风清热，解毒和中；石菖蒲、郁金、钩藤芳香开窍，熄风止痉；辅以气味俱重、善于走窜之安宫牛黄丸，以其苦寒直折，撤其里热，用于热毒炽盛神昏者最佳。患者在头痛烦躁已失、神志已清、体温已降之时生石膏减量，是恐其寒凉太过，卫气郁闭，热反冰伏，不能达之出表。故对于热毒壅盛之流行性乙型脑炎，临证施用寒凉之剂时必须注意用量适宜，轻重缓急，灵活用药，方取应期之效。

（四）蛇串疮

侯某，女，67岁，2006年7月4日初诊。

主诉：带状疱疹后遗症2个月。

病史：4月27日因不明原因出现带状疱疹，5月7日住院，用神经妥乐平针剂等，并口服西药，局部结痂而于5月26日出院。现遗留环腰右半部疼痛，服西药止痛剂可缓解。舌质稍淡暗，舌体稍胖大、苔白，脉弦。

中医诊断：蛇串疮（瘀血阻络）。

治法：活血化瘀，行气止痛。

方药：膈下逐瘀汤加减。

当归12g，川芎10g，赤芍15g，生地黄15g，牡丹皮10g，香附12g，土茯苓20g，丹参15g，地骨皮15g，穿山甲10g，五灵脂10g，元胡10g，制马钱子1g，木香6g，桃仁10g，乌药10g，甘草3g。10剂，水煎服，每日1剂。

二诊：2006年7月15日。环腰右半部疼痛减轻，舌质稍淡暗，舌体稍胖大、苔白，脉弦。

二诊辨证论治：瘀血渐化，疼痛减轻，然瘀血仍有阻滞，舌脉仍为瘀血阻络之象。上方去乌药，加水蛭10g以加强逐瘀之力。10剂，水煎服。

三诊：2006年7月25日。右侧腰腹部疱疹结痂，脱落部位疼痛减轻，体倦，腿困无力，纳可，多梦，眠差，二便正常。舌质稍淡暗，舌体稍胖大、苔白，脉弦。

三诊辨证论治：血活瘀化，经络得通，通则痛将止，然瘀阻经络将解，血始行而不畅，肢体、脑络失养，则见上症，上方加枣仁15g、夜交藤30g以养血安神。10剂，水煎服。

四诊：2006年8月5日。右侧腰腹部疱疹结痂脱落部位基本不痛，腿困无力稍改善，入睡难未好转，易醒，多梦，纳可，二便正常。舌质稍淡暗，舌体稍胖大、苔白，脉弦。

四诊辨证论治：肢体经络始得所养，而脑为元神之府，气血精华汇集之处，清窍失养，心神失养，故见上症，上方加合欢皮15g、龙齿15g、知母12g以安神清热。10剂，水煎服。

五诊：2006年8月15日。环腰部静坐时疼痛不显，摩擦及活动牵涉时疼痛，眠寐好转，纳食及二便尚可。舌质稍淡暗，舌体稍胖大、苔白，脉稍弦。

五诊辨证论治：血行瘀去，经络畅通，上方穿山甲减至8g，继服10剂，以巩固疗效。

【按语】患者湿热毒邪虽退，但瘀血未解，故发本病。本病的辨证关键在舌脉，舌质淡乃血虚之象，而舌质暗为血瘀之征，痛证经脉拘急乃见脉弦。瘀血形成后，不但失去正常血液的濡养功能，而且又作为新的致病因素影响全身或局部的血液运行，产生疼痛等新的病理变化。故从舌脉可辨证为瘀血阻络。《血证论》云："一切不治之证，总由不善去瘀之故。凡治血者，必先从去瘀为要。"故治疗以活血化瘀为原则，然瘀阻则气滞，故需配理气药以提高疗效，方选膈下逐瘀汤加减，药以当归、川芎、赤芍、桃仁养血活血化瘀，可使瘀血祛而不伤阴血，尤其川芎不仅活血，更能行血中之气，增强逐瘀之力；生地黄、牡丹皮、地骨皮、土茯苓清热凉血消瘀祛湿，可去血分瘀热，《神农本草经》谓生地黄能"通血痹"；香附、乌药、元胡、木香行气止痛；穿山甲善于走窜，性专行散，能活血散瘀、通行经络；制马钱子通络止痛；丹参、五灵脂活血通经，散瘀止痛；甘草调和诸药。全方以活血化瘀为主配合行气药物，使气率血行，佐以清血中瘀热之药，更好地发挥其活血逐瘀之力，而达止痛之效。

（五）酒渣鼻

鲁某，男，74岁，2009年5月4日初诊。

主诉：鼻部红肿3年，加重1个月余。

现病史：患者3年前反复出现进食辛辣刺激性食物后鼻头红肿，不经治疗可自行消退。今年4月初因饮酒和嗜食辛辣食物后鼻部红肿，瘙痒难忍，至今未缓解，故来我院请李老诊治。现症：鼻部暗红发紫，表面凹凸不平，按之肿硬疼痛，瘙痒剧烈，进食辛辣刺激性食物后明显，表面油腻光亮。大便不成形，日行2次。舌质稍淡，舌体胖大、边有齿痕，舌苔黄腻，脉象滑稍数。

中医诊断：酒渣鼻（肺胃热盛）。

西医诊断：玫瑰痤疮（红斑期）。

治法：清泻肺胃，健脾祛湿，佐以凉血。

方药：白术10g，茯苓15g，陈皮10g，旱半夏10g，香附10g，砂仁10g，生薏苡仁30g，郁金10g，节菖蒲10g，地骨皮12g，炒黄芩10g，桔梗10g，牡丹皮10g，地肤子10g，生桑白皮12g，焦栀子10g，甘草3g。14剂，水煎服，每日1剂。

二诊：2009年5月25日。服上药14剂后，鼻部肿硬疼痛较前明显减轻；又服7剂，鼻部色泽较前好转，大便成形，日一行。

三诊：共服药21剂，鼻部红肿疼痛消失，仅色暗红，无其他不适。上方继续服药1周以资巩固。

治疗效果：半个月后随访，患者仅鼻部色稍红，无其他不适。

医嘱：①忌食辣椒、芥末、生葱、生姜、生蒜等刺激性食物，少食油腻油炸之品。②勿受冷、热刺激，避免情绪激动、精神紧张，以防复发。

【按语】酒渣鼻是发于鼻部，鼻色紫赤，甚则鼻头增大变厚的病症。常由肺胃积热上蒸或酒气熏蒸所致。鼻头与肺和脾胃相关。肺开窍于鼻。据《灵枢·五色》，面部分属脏腑，鼻头应脾。肺和脾的病变可在鼻部表现出来。肺经热盛，脾胃湿热，熏蒸于鼻，则现鼻头红肿而为酒渣鼻。李老认为本患者常因过食辛辣而致鼻头红肿瘙痒。观其舌淡胖、有齿痕、苔黄腻，脉滑则显系脾虚生湿，湿蕴化热所致。以清泄肺胃，健脾祛湿之法治之。方中白术、茯苓、陈皮、旱半夏、生薏仁、节菖蒲健脾祛湿；生桑白皮、地骨皮、炒黄芩、焦栀子清泄肺胃之热；郁金、牡丹皮凉血；地肤子止痒；香附、砂仁理气和胃；桔梗载药上行；甘草调和诸药。诸药合用，可收佳效。

（六）鼻渊

王某，男，20岁，学生，2005年7月12日初诊。

主诉：鼻塞、流黄涕7年。

现病史：患者自述7年前因受凉感冒后出现鼻塞、鼻流黄涕，在当地医院行CT检查被诊断为副鼻窦炎，服中西药（药物不详）治疗效果不佳，每遇气候变化时则症状加重，服西药症状缓解，但常反复发作。现症见：形体消瘦，平素体质较弱，易感冒，鼻腔干燥，时流黄稠浊涕，伴有前额疼痛，纳食尚可，眠寐不佳，大小便均正常；舌质淡红、苔薄黄，脉浮数。

中医诊断：鼻渊（风热壅肺）。

西医诊断：副鼻窦炎。

治法：祛风解表，宣通鼻窍，清肺泄热。

方药（李老经验方）：清肺祛风汤加减。

苍耳子10g，辛夷10g，黄芩10g，薄荷9g，荆芥8g，细辛5g，知母12g，生桑白皮12g，地骨皮15g，桔梗10g，全蝎8g，葛根15g，菊花10g，牡丹皮10g，甘草3g。14剂，水煎服，每日1剂。

医嘱：防止感冒，坚持体育锻炼，增强机体抵抗力。

二诊：2005年7月28日。鼻塞消失，流涕减少、色稍黄，头痛减轻，可见风热之邪渐解，肺气稍宣。减疏散风邪之荆芥、全蝎、细辛量；患者平素体质较弱，肺气不固，易于感冒，故加黄芪以扶助正气，达邪外出。14剂，水煎服。

三诊：2005年8月12日。因头痛、鼻塞、流涕等症减轻而停药数日，但近日头痛、鼻塞之症复起，但较前减轻，因肺有余邪未尽，风热之邪复作，故应以前方为主加减治之，加杏仁以增强宣肺之力；因时近金秋之令，气候转凉，恐过用寒凉损伤肺卫，故去黄芩、牡丹皮苦寒之品。

方药：苍耳子10g，辛夷10g，黄芩10g，薄荷9g，荆芥6g，细辛4g，知母12g，生桑白皮12g，地骨皮15g，桔梗10g，全蝎6g，葛根15g，菊花10g，牡丹皮10g，黄芪15g，甘草3g。14剂，水煎服。

半个月后电话随访，鼻干燥、流黄浊涕等症消失。半年后随访，未再复发。

【按语】鼻渊一名首见于《黄帝内经》，还被称为“脑漏”“脑砂”“脑渊”。本案患者受凉感冒后未彻底治愈，风寒之邪入里化热，邪热循经上蒸，犯及鼻窍而致病。肺开窍于鼻，《素问·阴阳应象大论篇》曰：“在脏为肺，在窍为鼻。”风热郁肺，气血壅阻，故见鼻干、时流黄稠浊涕，前额疼痛；肺气主表，合于皮毛，故肺气虚则卫外不固，易患感冒，且受凉后易诱发或加重；舌淡红、苔薄黄，脉浮数均为风热壅肺之象，辨证为风热壅肺证，治宜祛风解表，宣通鼻窍，清肺泄热为主，药以苍耳子散为基础自拟清肺祛风汤，并随症加减。苍耳子散是鼻科临床常用方，出自《济生方》卷五，方药皆为轻清芳香之品，能上行入肺而至颠顶、散风邪、畅肺气、通鼻窍。其中，苍耳子、辛夷皆为通鼻窍之上品，薄荷辛凉，疏散风热、通窍止痛。因患者体质弱，肺气虚，故二诊加黄芪以扶助正气，达邪外出。三诊时已进金秋之令，气候转凉，恐过用寒凉会损伤肺卫，故去黄芩、牡丹皮苦寒之品以合时令，顺肺金肃降之机。全方遵中医整体观，注重辨证，故功效力捷。

（七）脂瘤

杨某，男，50岁，1972年12月20日初诊。

主诉：左胸肿块刺痛1年。

现病史：患者于1971年10月发现左胸部肿块，如黄豆大小，服药后好转。1972年1月肿块扩大，如柑橘大小，省某医院提出须做胸肌广泛切除术，患者畏惧。1972年3月在洛阳某医院做囊肿摘除术，术后3个月肿块又增大，如核桃大小。10月复做第2次手术，1个月后肿块又出现并发展，如拳头大，肿痛难忍。现症见：左胸肿块，肿块形圆质软，可以推动，界线明显，边缘无凹凸，中央有凹陷，色微黑，挤之有豆腐渣样物质溢出，有臭味。红肿刺痛，胸闷气短。腹胀食少，身倦乏力，面色少华。舌质淡红、苔薄黄，脉弦滑。

中医诊断：脂瘤（肝郁脾虚，痰血凝结）。

西医诊断：皮脂腺囊肿。

治法：疏肝理脾，软坚散瘀。

方药：逍遥散加减。

当归12g，白芍15g，白术9g，茯苓15g，柴胡6g，香附9g，青皮9g，枳壳9g，海藻12g，昆布12g，穿山甲10g，广木香6g，旱半夏9g。30剂，水煎服，每日1剂。

二诊：1973年3月22日。肿块开始消软，刺痛减轻，食欲增加，舌质红，脉弦。上方加节菖蒲9g，西茴9g，牙皂3g，生牡蛎21g，白芥子9g。30剂，水煎服，每日1剂。

三诊：1973年5月13日，肿块完全消失，面色红润，精神饱满，诸症痊愈。患者因害怕复发，要求再服药20剂。

追访结果：经9年追访，肿块未复发，身体健康。

【按语】由于肝气郁滞，气滞则血瘀。肝郁必克犯脾胃，使脾虚失运，致湿盛生痰。痰瘀搏结凝聚，循肝经结于胸部，而成脂瘤。方中当归、白芍、柴胡、枳壳、青皮、西茴、广木香疏肝解郁，理气止痛。白术、茯苓、白芥子、旱半夏、节菖蒲健脾祛痰；昆布、海藻、穿山甲、生牡蛎、牙皂消痰软坚，祛瘀散结。诸药合用，使肝郁开，脾湿祛，痰结化，血瘀散，肿块消，则囊肿自除。

（八）脱发

李某，女，40岁，工人，2011年12月10日初诊。

主诉：脱发1年余。

病史：1年前患者因全身湿疹服药后而出现脱发，并且脱发逐渐明显，2010年10月出现片状脱落，尝试过生姜汁外用，中药养血、补肝肾之品（具体不详）治疗，但无明显改善。至2011年1月脱发更甚，几乎全脱，并出现性急暴躁，心烦易怒，眠差，甚至彻夜难眠症状。治疗无方时，曾考虑焦虑抑郁，给予氟哌噻吨美利曲辛片等药物，情绪稍稳定，但头发难以再生。为求中药治疗，遂来我门诊求治。就诊时症见：头发几乎全脱，纳差，稍食即腹胀，偶头晕，胸闷气短，眠差，形体消瘦，面色晦暗，性急，二便正常，舌质红、边有齿痕、体胖大，舌根部苔稍腻，脉弦细。

中医诊断：脱发（血虚兼血瘀）。

西医诊断：脱发。

治法：养血活血，平肝熄风。

方药：桃红四物汤加减。

当归12g，赤芍15g，桃仁10g，红花10g，川芎10g，香附10g，郁金10g，九节菖蒲10g，白芷10g，天麻10g，荆芥8g，蒸首乌20g，生薏苡仁30g，牡丹皮10g，茯神15g，甘草3g，生姜3片，葱白3寸为引。10剂，水煎服，每日1剂。

医嘱：放松心情，配合治疗，生活规律。

二诊：2011年12月20日。服上药后，头晕、睡眠好转，但头发无改变，根据患者症状、体征及舌脉分析，欲使其发再生非短时间之功，“发为肾之余”，必须使肾气充足，发才始生。但目前舌苔腻，舌质红，有湿有肝火不能妄加滋补肝肾之品，以免壅补。随症加减，如肝火明显伴头晕，加菊花10g，细辛3g，蝉衣10g；如肝郁明显加青皮10g，柴胡6g；如大便偏稀加炒山药20g，芡实10g，炒薏苡仁30g；如腹胀加枳壳10g，甚或枳实10g；如眠差明显，加合欢皮15g等。

医嘱：同上。

三诊：2012年2月14日。按上药加减治疗2个月后，基本无不适，并见头皮上有白色绒毛状头发出现，患者极为高兴。舌质淡红、苔薄白，体稍胖大，眠稍差。

方药：当归15g，赤芍10g，桃仁10g，红花10g，川芎10g，香附10g，郁金10g，九节菖蒲10g，荆芥8g，蒸首乌20g，黄精15g，枸杞子15g，山茱萸15g，炒山药20g，炒杜仲10g，青陈皮各10g，砂仁10g，合欢皮15g，甘草3g，生姜3片为引。10剂，水煎服，每日1剂。

医嘱：同上。

四诊：2012年5月30日。上药随症加减治疗3个多月后，头发逐渐生长，长者约10cm，但色发白，发根黑，大便偏稀，日2~3次，近日纳差。根据目前的情况，方药调整如下：

当归12g，赤芍15g，桃仁10g，红花10g，川芎10g，香附10g，郁金10g，九节菖蒲10g，荆芥8g，蒸首乌20g，黄精15g，陈皮10g，砂仁10g，焦三仙各10g，芡实15g，甘草3g，生姜3片为引。10剂，水煎服，每日1剂。

医嘱：同上。

五诊： 2012年6月19日。服上药后，头发逐渐变黑，大便正常，纳食好转，守上方去陈皮，加炒山药20g，熟地黄15g，荆芥改为黑荆芥10g，以增强滋补肝肾之力。10剂，水煎服，每日1剂。

治疗结果：按上方随症加减坚持服药再3个月，共治疗近10个月。目前，头发基本恢复正常，发黑，质可。

【按语】李老认为，本案症见脱发、纳差、头晕、胸闷、气短、眠差、形体消瘦、面色晦暗、性急，显为血虚兼血瘀证。治疗方面，李老根据数十年临证经验，在桃红四物汤基础上加减，旨在养血活血，又重点加入了天麻、荆芥平肝熄风；加入生薏苡仁、生姜、香附、郁金以疏肝健脾和胃，使气血生化有源；加入蒸首乌，取“发为肾之余”之意，肾气充足发始生，这是李老的用药经验和特色。待头发生长，加入枸杞子、黄精、山茱萸、山药、杜仲、熟地黄有六味地黄汤之意，增强滋补肝肾之力。李老指出：服用本方，养血活血同用，先天、后天同治，才能使得先天得充，后天得补，气机畅通，新发生长。

（九）痤疮

黄某，女，20岁，2008年7月19日初诊。

主诉：面部痘疹2年余。

病史：患者于2年前无明显诱因出现面部痘疹，月经前尤甚，经多方治疗，症状时轻时重。现症见：面部多发痘疹，如绿豆大小，时有瘙痒感，纳差，稍进食则觉腹胀，睡眠稍差，大便稍干，1~2日一行。舌质淡，舌体胖大、苔薄黄。

中医诊断：痤疮（脾虚肝旺）。

西医诊断：慢性炎症性毛囊炎。

治法：益气健脾，疏肝解郁。

方药：逍遥散加减。

当归12g，炒白芍15g，白术10g，茯苓15g，柴胡6g，郁金10g，香附10g，乌药10g，枳壳10g，砂仁10g，红花10g，桔梗10g，炒黄芩10g，九节菖蒲10g，薄荷8g，菊花12g，甘草3g，生姜10g。10剂，水煎服，每日1剂。

医嘱：忌生冷及辛辣、油腻食物。

二诊：2008年8月2日。自6月18日至今月经未至，舌质淡，舌体胖大、苔黄稍腻。按上方去薄荷，加生山楂12g，桃仁10g。15剂，水煎服。

三诊：2008年9月1日。服10剂药后月经已至，面部痘疹明显减轻。

方药：白术10g，半夏10g，香附10g，砂仁10g，郁金10g，九节菖蒲10g，丹参15g，焦栀子10g，桔梗10g，炒黄芩10g，地肤子12g，红花10g，枳壳10g，甘草3g，生姜10g。20剂，水煎服，并嘱中药汤剂服用完后继服逍遥丸以巩固治疗。

【按语】本案患者症见纳差，稍进食则觉腹胀，睡眠稍差，大便稍干，1~2日一行。舌质淡，舌体胖大、苔薄黄，为脾虚之症，脾虚不能运化水湿，结于面部出现痤疮；肝失疏泄，冲任不调，冲为血海，任主胞胎，以致月经紊乱。本案患者为脾虚肝郁之证，治当以益气健脾，疏肝解郁，方用逍遥散加减。白术、茯苓、枳壳、砂仁、炒黄芩、九节菖蒲等益气健脾，祛湿和胃；柴胡、郁金、香附、乌药等疏肝解郁；当归、炒白芍养血柔肝；薄荷、菊花清肝疏肝。全方共达益气健脾，疏肝解郁之功效。

（十）疰夏

案1：

王某，女，31岁，医生。

初诊：1974年8月初。在阳光下劳动时，忽感头晕头疼，全身发热，体温突升至39℃，即回屋卧床休息，请医生来检查时，症状消失，体温正常，未服药症状自除。以后在阳光下劳动、走路，体温又会突然上升，回凉爽地方休息，体温又骤然下降，肌体如同温度计似的。后服西药，未见成效。且体温下降后，仍感头昏头沉，四肢无力，纳差无味。在阳光下，虽体温突升，但全身无汗，实属罕见。于1974年8月中旬请李老诊治。

主诉：到阳光下活动即发热已十余日。观舌苔白腻，脉象濡缓。

诊断：疰夏病（《丹溪心法》载有疰夏病，《杂病源流犀烛》亦谓疰夏病为少见病证）。

病机：湿阻经络，阳气失越。

治法：辛温透表，芳香燥湿。

方药：藿香正气散合九味羌活汤化裁。

藿香10g，砂仁8g，陈皮10g，半夏10g，羌活10g，白芷10g，苍术10g，紫苏10g，独活10g，川芎10g，前胡10g，甘草3g，生姜5片为引。

上方服药6剂，症状全消失，再到阳光下活动，体温正常，全身已可出汗。

案2：

张某，女，44岁，患疰夏病11年。

现病史：每至夏季5月以后，即头晕头疼，在太阳下活动，体温即上升。休息后正常。伏天以后，天气炎热，整日头晕、恶心，不能上班，每日在室内地板上铺凉席休息，严重时恶心呕吐不食，靠输液以维持身体，曾到各地医治无效。

1978年入夏，张某旧病复发，终日不得安宁。一日，偶得一友信息，河南中医学院李振华院长曾在许昌治愈过此病，即找李老求诊。

望诊：精神萎靡，面色泛白，舌苔白腻，舌体胖大、边有齿痕，脉象沉滑。

辨证：湿阻经络，阳气失越。

诊断：疰夏病。

治法：芳香化浊，温中通络。

方药：藿香10g，厚朴10g，半夏10g，桔梗10g，羌活10g，白芷10g，佛手10g，郁金12g，节菖蒲10g，桂枝3g，前胡10g，茯苓18g，甘草3g。10剂，水煎服，每日1剂。

二诊：虽值天气炎热，但诸症大减，在阳光下体温已不升高，饮食增加，但仍感乏力，时觉欲睡，能在室外短暂活动，颈髋等部位已有少量汗出。舌质淡、苔白滑，舌体胖大、边有齿痕，脉沉稍滑。

方药：白术10g，苍术10g，茯苓10g，桂枝5g，藿香10g，半夏10g，厚朴10g，草果10g，郁金12g，羌活10g，独活10g，秦艽10g，白芷10g，节菖蒲10g，川芎10g，甘草3g。10剂，水煎服。

三诊：全身汗出，热感顿消，饮食如常。在阳光下活动无不适感，心情舒畅，但时感乏力。舌脉基本同前。

方药：白术10g，苍术10g，茯苓15g，桂枝5g，紫苏10g，羌活10g，独活10g，秦艽10g，白芷10g，节菖蒲10g，川芎10g，甘草3g。12剂，水煎服。

上方仅服12剂，患者诸症全无，2年后随访，病已痊愈。

【按语】对于疰夏病，《丹溪心法》虽有记载，但缺少具体病例和方药。李老过去亦未见过这种病例。上面两例患者，是他行医60余年仅见的两例。第一例就诊时，根本谈不到治疗用药经验。李老根据患者在炎日下体温突然升高，到凉爽地方体温即下降，但仍自觉头晕头沉，四肢乏力，纳差无味，阳光下体温升高时，全身无汗，舌苔白腻，脉象濡缓。其病机显属感受寒湿之邪，阻滞经络，毛窍闭塞，内热不得外越所致。故用辛温透表，芳香燥湿法治之。经用藿香正气散合九味羌活汤化裁，寒湿祛，表邪解，经络内外无阻，汗液排泄正常，内热可以外越，则诸症痊愈。第二例患者与第一例患者虽属同一疾病，但失于及时治愈，日久外湿引动内湿，脾气亦虚，故初用辛温透表，芳香燥湿，并加桂枝、茯苓、郁金、节菖蒲等以通阳利湿，行气透窍而见效后，又加苍术、白术以增强健脾燥内湿之力，且多服而收功。对此病李老感慨地说："余在多年临床治愈了不少未有治过甚至未曾见过的疾病，都是在中医的理论指导下，通过四诊辨证而治好的。"这充分说明，中医医生必须学好中医科学理论，善于四诊，精于辨证，谨守病机，通晓药性，知常达变，方可为良医。

（十一）强碱烧伤食管（食管狭窄）

食管烧灼伤，临床较为少见，李老以自拟养阴益胃汤获良效。

滋阴清热，活血通络法治疗食管烧灼伤。

案例：

刘某，女，26岁，1974年3月8日初诊。

主诉：患者于1973年春节期间饮酒时，误将一杯25%氢氧化钠溶液喝下，遂引起食道溃破，口吐鲜血约150mL，呕吐，不能咽水，壮热烦渴，体温39.5℃。经当地医院输液加抗生素治疗，病情得到控制，但吞咽困难，不能吃硬食。胃镜检查提示：食管中段约2.5cm黏膜糜烂，收缩功能极差，建议转院治疗。后到河南中医学院一附院检查，摄片提示：食管狭窄，须手术治疗，患者深感畏惧，请李老施治。现吞咽困难，汤水可下，口干欲饮，大便干结。舌质红、苔薄少津，脉弦细。

中医诊断：噎膈（阴虚内热，气血瘀滞）。

西医诊断：食管狭窄。

治法：养阴清热，活血通络。

方药：辽沙参21g，麦冬15g，石斛15g，生白芍21g，葛根12g，丹参24g，牡丹皮10g，生地黄15g，当归12g，枳壳12g，花粉12g，甘草6g。

服药3剂，吞咽稍利，已能吃馒头，但需饮水冲下，咽干已大减。上方再入桃仁10g，又服10剂，吞咽基本正常，口已不干，大便质软，舌体有津。嘱其患者再服6剂，以善其后。2年后随访，饮食完全恢复正常。

【按语】氢氧化钠具有强腐蚀性，易溶于水，同时放出热量。可见其为大热之性。该患者误服氢氧化钠，腐蚀食管，烧伤脉络，以致食管溃破，血液外溢，口吐鲜血。大热之物，最能伤津耗液，热盛津伤，故壮热烦渴。患者经过及时抢救，食管疮疡得以愈合，但阴津未复，食管失于润养，气血瘀滞，失其缩张，吞咽不利，尤其吞咽硬食困难。其口干少津、大便常秘、舌红缺津、脉细，均为阴津不足所致，故治以清热养阴活血通络。方用辽沙参、麦冬、石斛、生地黄、葛根、花粉养阴生津；丹参、桃仁、牡丹皮、当归活血化瘀。气机通畅，则瘀血可行，故佐以枳壳宽中下气。是病虽前贤无所记载，但运用中医的辨证施治理论深入分析，故能收到满意疗效。

第五章

方药心悟

一、关于方剂、药物的学习

李老在60多年的医务生涯中，通过临床用药组方，对方剂和药物体会尤深，现简介如下。

（一）掌握方剂的君臣佐使

对一般的方子，要想达到熟悉的程度，就要记它的要点，即药方的方义组成，也就是它的君臣佐使，这是它能治病的关键。李老不主张用所谓的中医药现代化来验证，一味药一味药地验证，因为这不符合中医的理论。比如李东垣的补中益气汤，治疗中气虚弱、气虚下陷病证，君药就是黄芪，臣药是党参、白术。因为肺主一身之气，黄芪主要是补肺、补气的，党参和白术是健脾的，脾又为气血生化之源，培土生金，在健脾的基础上也要注意养阴。佐药就是柴胡、升麻，在补气、益气、健脾时用柴胡、升麻，以促使气机的上升，这叫“正佐”；在方义里面还有“反佐”，补中益气汤里陈皮就是反佐，反佐是防止方剂中的药物发生副作用，补中益气汤里因为有黄芪、党参，有可能服后引起腹胀，用陈皮反佐，会补而不滞。甘草也能够和党参、白术一起健脾，同时以调和诸药，属于使药。玉屏风散以补气为主，君药也是黄芪，用于气虚感冒，肺气虚弱、卫外不固容易感冒，所以必须用黄芪补卫气；用白术健脾，还可培土生金，促进气血生化之源；防风引经走表，但是不能多用，诸药合用，以达益气固表。古代的每个方剂，都是古人在用药治疗期间，日积月累的经验，在理论指导下反复实践的基础上复方组合，才取得较好的疗效。李老认为，对于方剂的组成不宜丢弃君臣佐使的配伍而进行单味药的研究，如果这样，就是回到了原始——医学是进步还是退步了，值得思考。

（二）理解方剂的相反相成

在学习方剂的时候，要理解它的相反相成。如四物汤，当归、地黄补血；川芎活血；白芍养阴敛阴，也是补血的。四物汤通过养血补血再活血，使血液补充得更快。当归补血汤，方药就是黄芪、当归，黄芪是君药，符合中医所讲的气和血的关系，补无形之气可以生有形之血，补血先补气，气旺血自生，这就是补生气血的功能，当归以养血补血为辅，可见方剂的组合体现了中医的理论，我们应在中医的理论指导下组方用药。

（三）注意方剂中药物用量

学习方剂要注意方剂中药物用量，若用药过量反而会起反作用。如黄疸病，内蕴湿热，茵陈利胆消黄，一位医生处方用了200g茵陈，结果黄疸不但不退，反而出现腹水，这是因为茵陈苦寒伤脾，损伤了脾阳，脾湿不运化，水湿不能排泄，这就是用药过量导致的。所以在君臣佐使的基础上，用药的量必须根据病理掌握药性，不是哪个药能治什么病，用时就越多越好；用之不当，用量过大，适得其反。在药量上还要掌握慢性病和急性病的关系，在急性病的时候要敢于用药，有胆有识，要正确运用方剂和对待药物用量，因为一剂药的成效关系到患者的生命。但是慢性病有方有守，用药以轻灵为主；体质虚弱者药量以轻为主，这也是我们在学习方剂时需要注意的一个问题。

另外，在学方剂的时候，对常用的有效方子要格外注意，如三宝：安宫牛黄丸、至宝丹、紫雪丹，它们不但可用于救急，还可用于开窍醒脑治疑难杂症。又如一些名方如逍遥散、补中益气汤、归脾汤、香砂六君子汤、五苓散等，要熟记，不但要会用，而且要会灵活运用。

（四）明确药物的性味归经

学习中药学，要了解四气五味归经，就药味来说，应了解它归属哪一经。比如说，酸易入肝，咸易入肾，苦易入心，甘易入脾，辛易入肺。或某味药走上还是走下，如羌活偏于走上肢，独活偏于走下肢；黄芩偏于走肺胃，黄柏偏于走下焦，黄连走全身等。又如药物的苦寒，或大辛大温，或芳香，这些药物的药性温到什么程度，寒到什么程度，都要认真掌握。当然用药需积累临床经验，要多临证，以达到熟练运用的目的，这是学习药物必须领会和掌握的方面。

灵活运用药物和方剂，还要不断地汲取老中医用药的经验，这些经验是老中医们多年积累的，或者是老中医们向别人学习的，他们说的话也可能是学习者实践多年后才能体会到的。方剂和用药的学习要通过理论的指导，最后达到心领神会，即“悟”的地步。

二、临证用药心得四要

治疗疾病必须根据不同的病因病机、轻重缓急而采用不同的药物，在多次临床用药之后，方有用药心得可言。如果单纯根据药理研究，认为使用某几味特定药便可治疗某病，在临床中是很难站住脚的。

在治疗中必须综合分析、四诊合参，得出虚、实、寒、热的主次变化，以及选择某药用于本证的虚实，某药用于本证的寒热，还要注意药物用量之多少，服用时间的长短，如何中病即止。这全靠医者灵活地运用，仔细地分析。

很多人想在临床中总结用药经验，却发现其成果没有实际价值，这是因为中医临床必须运用中医整体观念，通过四诊合参、综合分析，以辨清疾病个性化的病因、病位、病机及病机演变的可能，因人、因时、因地合理组方用药，才能发挥中药应有的作用，达到治疗目的。再经反复应用，证实疗效，心有所悟，取得经验，方可称得上用药心得。如果离开了中医的理论指导，缺乏深入细致的辨证分析和灵活运用原则，再好的疗效也只是个案，更不要说从中总结用药心得了。以下从不同角度谈谈如何克服困难，深入临床，形成自己的用药经验。

（一）疾病不会一成不变

任何病理机制都不是一成不变的，可随时而异。即使是同一种疾病也会因人因时因地而变化，因而，对某一疾病的用药也不是一成不变的。

如眩晕病，根据《黄帝内经》中“诸风掉眩，皆属于肝”的说法，其常被认为与肝阳上亢有关，但其病因病机可以是多方面的，有情志不舒、肝郁气滞、气郁化热、肝火上逆等。有肝火过盛，肝阳上亢，引起肝风内动，甚至抽搐者；有肝郁日久，化火耗伤肾阴或平素阴虚肾亏，导致水不涵木、肝之虚火上逆者；有脾虚日久、健运失职，水湿内停阻滞气机，导致土壅木郁、肝失疏泄条达、郁而化热、肝火上逆而致眩晕者。总之，由于病因、病机、病程时间长短不同，眩晕病常轻重不等，症状有异。

（二）病机错综复杂

整体观认为，各个脏腑只有相互依存，相互制约，方可维持人体的正常生理功能，达到生生之机旺盛而维持身心健康。如果一脏有病，必然会波及其他脏器，甚至多个脏器的功能，使病机复杂化，因此疾病的发生和发展不可能是一个脏器孤立而为病。各种病因病机在演变中又会出现寒、热、虚、实不同，同时虚、实、寒、热的病因也不同，有因实而致虚，也有因虚致实；有寒郁化热或热久变寒；有以虚为主和以实为主，且寒、热主次又有分别。这种虚、实、寒、热交错在慢性病中是很常见的。此外，虚实或寒热互见，又不是永恒不变的。因此，在治疗中必须综合分析、四诊合参，明确虚、实、寒、热的主次变化。

如湿热互结之病理，是湿邪停留阻滞气机，气郁化热。但热为阳邪，湿为阴邪（寒邪）。湿来源于脾气虚，脾失健运而形成水湿停滞，热是因湿阻滞气机郁而化热。治疗这种寒、热、虚、实互结之病患非常棘手，故历来有“湿热缠绵，病难速易”之说，因而在治疗中应先清其热而选择苦寒药（因苦能燥湿，寒能清热，如栀子、黄连、茵陈、大黄等药物）。但热清大半时急需停用苦寒药或减其大半，否则即可导致过用寒药伤脾，使湿邪更盛，甚至变为寒湿，所以必须转为健脾利湿以治本为主，这种用药之变化，服药时间之长短，用量之大小，需要以长期临床的精心辨证为基础，才能补虚而不滞，祛实不伤正，由此得出的认识才称得上是用药心得。

（三）用经方、时方存在偏颇

在中医学理论指导下，经过数千年的临床实践，运用中药治疗疾病逐步从运用单味药走向多味药，由小方、大方而成复方，《素问·至真要大论篇》记载“有大、小、缓、急、奇、偶、复”七方之别，这不仅是方剂学的发展，也是中医学的发展。

汉末张仲景著《伤寒杂病论》总结300余方，成为方剂之祖。汉以后至近代，人们又总结出了数以万计的方剂。尽管经方、时方创立时代不同、药物不同，但都需要通过四诊合参，综合辨证才能取效。

有人认为，用经方经验不用强调辨证，有是证则用是方。还有人认为，经方久远，须以时方解新生之疾病，这些认识其实都不够全面。我们对经方、时方不可偏颇，都应熟读，根据中医理论用于临床，在经方与时方的选择和配合中摸索经验。

（四）照搬经验，怕用“毒药”

数千年来，中医通过临床实践，发现药物万种以上，治疗同类疾病或症状的药物也不胜枚举。随着时代的发展，人们发现许多药物两相合用，对某一疾病或症状具有独特作用，医者称为对药，并在临床中广为运用。如桃仁、红花并用加大活血之力，三棱、莪术合用加大化瘀之功。针对疾病表、里、虚、实、寒、热并见之矛盾，还创立了矛盾用药。如治疗寒积便秘的大黄附子汤；治疗胃部灼热吐酸，黄连、吴茱萸寒热并用的左金丸等，但这些都应根据病情需要而定，不能机械地照搬、堆砌在一起，用别人的经验代替自己的思考。即使是国医大师推崇的方法，到了庸医手中同样失效，又何来经验之谈呢？

中医运用有毒的动物药甚至毒性大的矿物药，治疗疑难病症中的肿瘤、白血病等疾病屡获奇效，但在现今的医疗环境下，很多医生担心运用有毒副作用的中药会惹来麻烦，其实，这是中医所说的以毒攻毒，在《黄帝内经》中有“有故无陨亦无陨也”的说法。这是中医学独特的用药发现。如近代用白砒治白血病有奇效，就是一个实例。因此，我们应在准确掌握药性药效和辨证的基础上，在这些毒性药物中寻找更多有效的药物，从而获得用药心得。

中医治病，关键在于根据辨证得出的病理，据理善变；明理之后才有法，法之后方可言方药。因此，用药经验，必须在参透病因病机证治的基础上才有可能总结出来。

第六章

诊余随笔

一、对我国医学发展的设想

中医和西医都有自己的理论体系，都为人类的生命健康做出了重大的贡献。我国的中医历经数千年的临床实践，不仅有丰富的临床经验，还具有完整、系统的中医药理论体系，这是我国在世界卫生事业中独有的优势。新中国成立后，党和政府对中、西医的发展都非常重视，并组织了大量西医人员学习中医。数十年来，通过临床和研究，对很多疾病的治疗都取得了不小进步，为我国医药卫生事业长远的发展提供了新思路。但由于中西医两种医学有截然不同的理论体系，中西医如何合作，在学术上怎样发展成为一个新的科学，当前尚未明朗。为了更快地发展新医学，李老认为，发展医学的目的，首先是让人不生病，少生病，通过临床实践，不断提高疗效，从而保障人的身体健康。为了发挥中西医之所长，必须了解中西医的学术来源、理论特点、治疗的学术观点和方法，不断汲取二者之所长，才能产生一种兼具中西医之所长，更先进的新医学。

中西医学分别产生于东西方文化之中。西医产生于15世纪古埃及和古希腊文化基础上，通过当时掀起的民主革命与工业革命，带来了西方科学的昌盛巨变，为人类物质文明创造了无穷的财富，从而为西方医学的产生奠定了基础。以笛卡尔和伽利略等为代表的哲学家和科学家，共同开辟了实验科学，到了16世纪，又产生了解剖学、细胞学等学科，从而更全面地发展了西方医学的理论。它以人体器官为研究对象，将一个有机的整体还原到细胞分子水平，分析其数据、定性、功能、规律，从微观开始，然后还原到整体。研究水平越来越深入、越来越细微，从细胞、分子以至基因的水平。

我国医学起源于几千年前的《易经》，其内容包括了对宇宙万物的多方面认识，如天文、地理、人文、数学、医学、美术、文艺、政治、建筑、音乐等。它的理论核心是整体和谐思想，宏观的有机论思想，动态演化发展思想，对立统一、相反相成的思想，强调事物的整体观、对立统一性及类别的属性、时间性、功能状态、个体性等，具有宏观、定性化、非标准化、个性化、随机化、非线性化等特征，从整体辨证了解局部。中医学是在《易经》的基础上，反复实践，不断总结升华为理论的。

中西医的理论、学术和治疗观点都是截然不同的，甚至是相反的。不管是以中医的理论来研究西医，还是以西医的理论观点来研究中医，不仅有很大的难度，而且是不可能达到一致的。中西医合作是一个长期的医学工程，不是轻而易举的事情，切不可盲目结合，必须取长补短，方可有创造新医学的可能。

由于中西医共同的目标都是解除人类的痛苦，保障人民的生命健康，在学术理论和实践上各有优势、各有所长，因此，在发展我国医药卫生事业上取二者之优势和所长，是有必要的。

李老认为，中西医结合当前应从以下几个方面着手。

（1）必须大力贯彻党的中西医并重的政策，大力发展中西医医学理论，培养中西医高级医学人才。这不仅有利于保障人民的生命健康，同时也为促进中西医结合奠定了人才基础。

（2）除重点发展中、西医院外，成立中西医医院和专门研究机构也是非常必要的，吸收一定数量的中、西医高级人才，制定出中西医结合的目标、方法和措施。从临床实践出发，不断汲取两种医学之所长，取长补短，有重点、有要求，通过由少到多、由点到面、有计划的工作，定能出成果。

（3）由于中西医各有自己的理论体系，在培养中西医人才、医疗、教学、研究工作上，应该发挥中西医各自的优势，严格防止以西医的理论观点来指导中医的医教研工作，或以中医的理论观点来指导西医的医教研工作，否则不仅不能达到提高医学理论的目的，甚至亦有可能出现中医西化、西医中化的不良现象。如果中、西医医学一方消失或萎缩，就不仅失去了中西医结合的可能，同时会对当前医学造成不可弥补的损失。

（4）中医学是从实践中创建的一种医学，在防止疾病的发展、养生、保障人民的生命健康方面，不仅积累了丰富的经验，还升华为有效的理论、药物和方法。但近百年来，中医学遭受了无情的打击迫害。新中国成立后，党和政府非常重视中医学的发展，并制定了各项方针政策，建立了医、教、研等机构，但由于建立时间晚、底子薄，各个方面设备不足，医、教、研等高级人才不足，因而国家对中医事业进一步给予政策倾斜是完全必要的。发展医药事业关键在人才，根本在教育，希望国家尽快培养出具有真才实学的中医人才。

（5）中西医学取长补短是我国医学发展的必要步骤。在以人为本的基础上，从事中西医合作的工作者应树立发展我国新医学的志向，在学术上尽量营造浓厚的氛围，从临床实践出发，以效果为前提，树立学术上的民主作风，克服学术上的不足，各抒己见，百家争鸣，积极打造我国新医学的“黄金时代”，为新医学做出贡献。

二、对老年病的证治

随着人民生活水平的不断提高，我国长寿之人逐渐增多。据统计，截至2017年年底，全国老年人已达2.4亿之多，且每年以800万左右的速度增加。为此，对老年病的防治显得更为重要。

人体衰老是生命中正常的现象，正如《素问·阴阳应象大论篇》所说，“年四十，而阴气自半，起居衰矣”。这里的阴气指肾气。人到40岁以后，肾气即衰其半。人到老年后，机体各脏器功能亦不断衰退，人体细胞衰老和死亡的速率不断加快，导致各种病理状态的发生。老年病常先从肾开始。肾主藏精，人在40岁以后，逐渐失去生殖能力；肾主骨，开窍于耳，将会出现齿脱、耳聋；腰为肾之府，会出现腰背疼痛、弯曲；肾为肝之母，肝开窍于目，肝肾虚损，则二目昏花远视；肾气通于脑，智力逐渐减退，甚至引起脑萎缩等一系列病症。脾胃为后天之本，气血生化之源，全靠脾胃将营养物质受纳、腐熟、消化、吸收、排泄正常以维持生命。故老年人若不及时保护先天之肾和后天之脾胃，可导致各种病理状态的发生，甚至未老先衰。

《素问·上古天真论篇》云：“上古之人，其知道也，法于阴阳，和于术数，食饮有节，起居有常，不妄劳作，故能形与神俱，而尽终其天年，度百岁乃去。”这里的“道”即是养生的规律，知道养生规律的人，要适应天地气候、四季阴阳、寒暑等变化，懂得锻炼身体的各种养生方法（如气功、各种拳术等）。要饮食有节，起居有常，不过于疲劳，形体和心神思维都保持正常，身体自然会健康，可达到百岁以后自然衰老而亡。《素问·上古天真论篇》云：“今时之人不然也，以酒为浆，以妄为常，醉以入房；以欲竭其精，以耗散其真，不知持满，不时御神；务快其心，逆于生乐，故半百而衰也。”老年病之发生多以肾气先衰为发病之本。脾胃衰弱导致气血营养物质不足或营养过剩，是继发多种疾病之根，如临床常见的肺部疾病、心脏病、肝脏病等。

人之五脏，要在整体机能相互依存、相互制约、保持平衡的基础上，维持生生之机的正常。老年人元气不足，脏腑之病多为本虚标实之慢性病。一脏有病，常相互牵制，涉及其他脏器。如老年之肺病常可导致肺脾气虚，肺肾阴虚，肺心气虚等。老年人心脏病常可出现心肾阴虚、心脾亏损、心肺气虚等。老年肝病可导致肝脾失调、肝胃不和、肝肾阴虚、心肝火盛等。脏腑相互为病，又可出现虚、实、寒、热相互交错之复杂病理，此为老年病难治之主要原因。如医者用药不慎，失治误治，不仅会加重病情，甚至会导致死亡。

对老年病的证治原则，首先以保护元气为主。老年之病常以脏腑和不同部位相互为病，相互影响，虚实交错。在治疗上既要重视本虚标实，还要注意脏腑之功能或对药物之喜恶，又要注意药物之性能及副作用，原则上要补虚而不壅滞，通补、行补，祛实而不伤正，以攻补兼施。辨别清楚是以虚为主，还是以实为主，分清轻重，灵活运用。

五脏用药，应注意五脏的特性及药物的性能。肾为阴脏，在用滋补肾阴之药时，应注意滋阴助湿而伤脾。脾为阴中之至阴，喜燥而恶湿，用药以甘、温、辛、苦入脾为主，慎用滋腻之药，以免伤脾助湿。心为阳中之太阳，主一身血脉之运行，对患有心脏病的老年人用药时既要疏通气血，又要注意心阳之盛衰。肺内在主一身之气，通调水道；外在主一身之卫气，抵御外邪之侵袭，故肺为“娇脏”，恶寒也恶热。老年人的肺病常以肺气虚为本，以邪为标，在治疗上应标本兼顾，扶正祛邪，否则，亦可因感冒之小病合并他病而致死亡。肝为刚脏，体阴而用阳，发病多以肝气郁滞、肝气上逆、肝阴不足、虚火上炎等证为常见，同时又易侵犯他脏而为病，故医者称肝脏为“五脏之贼”，在治法上有疏肝、舒肝、养肝、平肝、凉肝、镇肝、熄风等多种。在用药上应观其脉证，知犯何逆，随症治之。

此外，由于老年人元气日衰，脏腑功能退化。用药宜以“轻”“灵”为主。轻是用药不宜大量、过量，大则不易吸收，甚至引起副作用，宁可再剂，不可重剂。灵是全面考虑，严密观察病机虚、实、寒、热之变化，随症加减用药。除慢性病，病机不变，药物有效，可有方有守，需长期服药外，对一时的急性病在固正祛邪的原则下，邪退祛邪之药不宜再服，过服即可伤正，宜继服调养扶正之品。

三、读书心要

《黄帝内经》《伤寒论》《金匮要略》《温病条辨》是中医学的四大经典著作，通读名著能了解祖国医学的理论全貌，对四大经典的重点要领之处，必须精读深思，心领神会，通过临床实践，才可灵活运用，以知常达变，辨证施治于各种疾病。

（一）《黄帝内经》

阴阳学说是中医总的纲领

中医基本理论是阴阳学说。《素问·阴阳应象大论篇》中载："阴阳者，天地之道也，万物之纲纪，变化之父母，生杀之本始，神明之府也。治病必求其本。"强调了阴阳的重要性，指出宇宙间一切事物的生死存亡主要是阴阳二气的化生、合成。人体也是这样，"阴阳二气合而成精"；"人始生，先成精"；"阳化气，阴成形"；"夫精者，身之本也"，说明人体首先是精，然后敛精化气，敛气化神。人的生命关键是"精、气、神"，而这三个方面的来源首先是阴阳，所以说阴阳能够生长万物，即"阳生阴长，阳杀阴藏"。在病理方面，阴阳是对立、统一的，也是协调、平衡的，如果失去了平衡，就会"阳盛则热，阴盛则寒；阳虚则外寒，阴虚则内热"，阳盛则阴病，阴盛则阳病，所以人体必须达到《素问·生气通天论篇》里所说的"阴平阳秘"，则"阴阳离决，精气乃绝"。这说明了人的生长、生理、病理都离不开阴阳，阴阳学说是包罗宇宙间万事万物的一个学说。如果对阴阳学说心领神会，并能灵活运用其来分析事物，即便遇到从未见过的疾病，也可以制定正确的治则。就像"非典"一病，中医学没有记载，但是运用阴阳的观点来分析它的病证，它属中医温热病的范畴，用中药就可治愈。我们在临床上运用阴阳的理论治好了很多没有治过的病，这说明了一切疾病的发生都离不开阴阳这一范畴，这是解决问题的一个总纲。

气化源于中医生命学说

"气"的称谓来源于《易经》。《易经》认为宇宙间事物的生成关键是气的作用，人体之所以能够生存，也是气化使然。气有两个方面，一个方面是大自然之气，这是外界之气；另一个方面是人体自身的气，即五脏六腑之气。后天五脏六腑相互有机维护相承的气叫元气、真气，是维持生命的根本。气能维持机体功能，在治病时首先要考虑到气，维持人体生命的就是气与血，而血依靠于气，“气为血之帅”，所以补无形之气，可以生有形之血。《素问·阴阳应象大篇》中说“百病皆生于气”，如“怒则气上，喜则气缓，悲则气消，惊则气乱”等，说明人的精神作用会使气的功能失调，人在恼怒的时候器官就会亢进，“怒则气上”，这说明研究心理方面的问题完全离不开功能这一方面。不同的精神作用可以产生不同的影响，而且这些影响一定隶属于各个不同的脏器，如“怒伤肝，喜伤心，忧思伤脾，悲哀伤肺，惊恐伤肾”等。不同的精神作用会影响五脏之气、五脏的功能。《黄帝内经》提的气化理论是我们必须掌握的。只要理解和掌握了中医的气化理论，就捕捉到了中医学的灵魂，就理解了中医的生命学说，就能够调理五脏功能和人体总的功能，这是在学习《黄帝内经》时要心领神会的第二个方面。

天人合一体现了中医的整体观

《黄帝内经》中还有一个重要的观点是天人合一，也叫天人相应，也可以说是一个整体观。《素问·保命全形论篇》说“人以天地之气生，四时之法成”，是说人是凭借和依赖天地阴阳二气而生存的，如果宇宙过热或者过冷，就不会有生物的存在，所以人和其他生物一样，是赖天地之气、大自然之气、阴阳二气而生存，但是人的生存要顺从四时之法成，是和四时气候的变化密切相关的。一年中有四季的变化：春温、夏热、秋凉、冬寒，春生夏长，秋收冬藏。一日有不同时辰。人只有顺应大自然气候的变化和一日不同时辰的变化，才能生存。如果和大自然不相适应，就会产生疾病。很多疾病的发生是脱离不开大自然的，如“非典”，这个病和季节是有关系的，到6月以后它自然就消失了。为什么呢？这个季节的气候不适合这种病毒的生存。好多病都是这样，比如说1~3月是流脑的流行季节，7~9月是乙脑的流行季节，冬、春天是麻疹流行的季节，在夏天的时候就很少有麻疹，所以说预防疾病与用药也要适应气候，这就是中医讲的“因时制宜”。因此人体的养生也是基于“四时之法成”，人和大自然是息息相关的。宇宙是一个大天地，人是个小天地，人对大自然“逆之则灾害生”，你若不适应，它就会生灾害，生疾病；要是适应大自然了，疾病就不容易发生。所以天人必须合一，必须相应。

五行学说认为脏与脏、脏与腑之间必须是有机的统一整体，五脏之间只能相得，不能相失。所谓相得，是金生水、水生木、木生火、火生土、土生金，生生不息。所谓相失，就是木胜要乘土，土胜要乘水，水胜要乘火等。“亢则害，承乃制，制则生化。”脏腑之间是一个整体，要维持在相互平衡、统一的基础上，治病也要从整体观念出发，考虑局部和整体、内脏和体表、疾病和机体、病和人、人和大自然，不能头疼治头，脚疼医脚。

藏象学说是中医的核心内容

藏象学说是中医的核心，在学习时要领会其司外知内和取类比象的特点。《灵枢·本脏》说“司其外应，以知内脏”，是说观察外部的征象可以知道内脏的病情，也就是“有诸内，必形诸外”。中医藏象学说所说的五脏，就是通过表现出来的不同症状而知道某个脏器的生理病理特点。譬如“肝为将军之官”，所谓“将军之官”就体现了肝脏的动升功能，肝属木，怒就会伤肝，就会影响它动升的功能，肝的功能是上逆，出现心急烦躁易怒，头晕头痛，所以用“将军之官”来形容肝脏的特点就叫取类比象。再比如“思虑则伤脾”，思虑忧郁不解会影响脾的运化，就会四肢沉重，记忆力减退，形成胃满。这些外在表现就是脾虚引起的症状，通过健脾可以消除这些症状，观其外而知其内，这是中医藏象的特点。

重视经络学说

经络学说是中医学理论的重要组成部分，贯穿于中医学的生理、病理、诊断、治疗等各个方面。《灵枢·本脏》说：“经脉者，所以行气血而营阴阳，濡筋骨，利关节者也。”

经络遍布人体上下、内外、肢体关节等部位，其内系脏腑、筋骨，外达肌肉、皮肤，使人体构成一个有机联系的整体。经络不仅营运气血，还可增强机体抵抗力，抗御外邪，促邪外出，使邪不内传脏腑，防止病情加重。在临床上经络由内达外，通过症状表现，也是对疾病的诊断、治疗、药物归经的重要依据。由于经络外连的穴位有365处之多，中医的针灸、推拿按摩、气功等活动，都离不开经络穴位。通过这些疗法，可由外达内，达到治愈的目的，故针灸医师在经络理论指导下，在各种病症治疗中常能收到令人满意的疗效。《灵枢》中说，“经脉者，所以能决死生，处百病，调虚实，不可不通”。

近些年来，经络的实质，脉络关于生理、病理尤其关于血液循行的理论，日益受到中外医学家的重视。

治法的掌握和运用

读《黄帝内经》时要掌握它的治法。《素问·至真要大论篇》说，“虚则补之，实则泻之；寒者热之，热者寒之”。这就是“微者逆之”，随其相反而治之，实了则泻，虚了则补，这叫正治。还有“反治”，就是“塞因塞用，通因通用”。比如说，对老年体弱或久病中气虚弱的小便不利，用正治的利小便方药，小便反而排泄不畅；用补中益气的办法升提，小便就会通利，这就是“甚者从之”，也叫反治。我们往往在治疗便秘时用泻药，这叫“微者逆之”，如果久病气虚运动无力而致便秘，用泻药虽能达一时之快，然而泻则伤气，脾气更弱，运化更无力，便秘更重，这就要在健脾或补气的基础上稍加润肠之药，以达到排便的目的，即“塞因塞用”。中医的治法是以达到和谐为目的的，即“阴平阳秘，精神乃治”与“疏其血气，令其条达，而致和平”，通过治疗达到阴阳的平衡，内脏“以平为期”，疾病就痊愈，这个思想也来自于《易经》。中医治病就是协调阴阳，以平为期，这也是我们治疗疾病时的指导思想。按照虚实寒热表里，或者用正治或反治，达到“平”的目的，是治疗时的又一指导思想。

总之，学习《黄帝内经》就要掌握中医理论的基本要点，如阴阳学说、气化学说、天人合一学说、整体有机论等的观点，以达到治病的目的。如果泛泛地看看，不掌握重点，没有心领神会，不能够运用，是没有任何意义的。

（二）《伤寒论》《金匮要略》

伤寒的基本病理为损阳伤正

通过多年临床体会，李老提出“伤阳损正是伤寒的病理基础”这一理论。伤寒就是阳微阴盛，寒伤阳气，所以初罹病患，邪在太阳，桂枝汤、麻黄汤都是助阳方剂，可辛温解表，祛除寒邪。以三阳病而言，有用附子治太阳病阳虚者之法，尚有扶阳解表，温经宣痹以及温阳益阴等法。邪在三阴，则更以“温”字立法，如太阴病“当温之”，少阴病“急温之”，厥阴病“先温其里”，明确指出了三阴病的主要病理和治则。再从《伤寒论》112首方剂的功用分析，具有益气扶阳或辛温散寒作用的方剂即有81首，其中桂枝汤、四逆汤、麻黄汤的运用次数，分别达17、13、9次之多。从所用的83味药分析，最常用的是温补或温散药，如甘草70次，桂枝和大枣均为40次，麻黄14次，茯苓11次，白术10次；而清热泻火药的运用次数却不多，如黄芩16次，大黄15次，黄连12次，栀子8次，石膏7次，知母3次。其他诸如淡竹叶、连翘、白头翁、秦皮、滑石等均仅用过1次。由此可知，《伤寒论》中扶阳益气的方药使用次数最多，应用范围也广，药物剂量在有关方中占的比例较大，说明伤寒病的本质是寒邪伤阳，基本病理是损阳伤正，诸如理中汤，大、小建中汤，四逆汤，通脉四逆汤，真武汤，附子汤等都是助阳扶正的方剂，若素体阳盛或用药过热，郁而化火，这是一时的病理转变，方用凉药。我们用这个指导思想来看《伤寒论》，认识伤寒病，就能够找到它的要点。

恒动的、辨证的观点是《伤寒论》的基本方法

寒邪中人伤阳后症状不是一成不变的，它随着人的体质、年龄之不同，人体的虚实差异，气血之虚瘀或季节不同，或用药不同，可以热化，也可以直接寒化。《伤寒论》里说的六经，是按顺序传的六经，但也可以随着体质或病理的差异而有不同的传变，比如太阳阳明合病，也可以并病，也可以越过三阳直入三阴。《伤寒论》是用动态的观点来看问题的，“观其脉证，知犯何逆，随证治之”，这就是辨证。所以，学《伤寒论》要掌握其恒动的、辨证的观点。

重脾胃是《伤寒论》的重要思想

张仲景非常重视脾胃，如用白虎汤，因为生石膏比较寒凉，用量大会伤胃气，所以用粳米保护胃气。服桂枝汤要进食热粥，这可促使汗出，也保护了胃气，即便是阳明腑证热结于里，需要用大承气汤时，可先用小承气汤，如果有矢气出，再服大承气汤。这说明医圣在用泻下药时，时刻以不损伤脾胃之气为原则，临床上李老受张仲景保护脾胃的指导思想的启发，很少用泻药，也非常注重保护脾胃。

熟记《金匮要略》警句以用于临床

如《金匮要略》中说：“黄家所得，从湿得之。”黄疸病就是体内有湿与热；“诸病黄家，但当利其小便”。另外，对于治疗湿邪，《金匮要略》强调“祛湿当利小便”。治疗湿邪既不能用吐法、汗法，也不能用泻法，用泻药伤脾则湿更重。“治痰饮者当以温药和之”，痰饮乃寒湿，属阴性，必须用温药才能够解决，结合现在许多脾胃病，脾胃气虚占90%以上，有些医生受西医学的影响，往往应用清热药，而使腹胀更甚，这是因为不了解脾胃病多属脾胃气虚，“脾为生痰之源”，痰湿都是出于阴，都是出于寒，当以温药和之，所以健脾和胃的药往往都具甘温芳香的药性，甚至应用大辛大温的附子、干姜、肉桂、桂枝等药物。

（三）《温病条辨》

学习温病，要熟读叶天士的《温热论》、薛生白的《湿热病篇》、王孟英的《温热经纬》、吴鞠通的《温病条辨》等温病名著，并用这些理论和方法解决临床上的诸多问题。

温病的基本病理为损阴伤正

温病是外感温热病邪而引发的病证，其病理是温邪损阴伤正，以致出现卫、气、营、血一系列症状。由于温病的致病因素是温热病邪，导致高热，从而损耗机体之阴液，清热解毒、保存津液，是治疗温病的大法。综观部分代表方药，如邪在卫分的银翘散、桑菊饮；邪在气分的白虎汤；邪在营血的清瘟败毒饮、清营汤、犀角地黄汤等，无一不是通过散热、凉血、解毒以达保存津液目的的。如热结阳明，需通里泄下，也是急下存津。温病恢复期，常用的大定风珠、清燥养荣汤、三甲复脉汤、沙参养胃汤等均以清余热、滋养阴血为主，故中医有“保存一分津液，便有一分生机”之说。

李老年轻时很重视研究温病。李老治疗温病，特别是流脑、乙脑的体会是：

（1）邪在卫分忌麻、桂；邪在营血忌参、术。温病系温热病邪侵袭人体，初期邪在卫分，宜辛凉透表、散热解毒法。因辛能散热，凉能清热，热去则毒自解，津液自保。如误用麻黄、桂枝等辛温发汗药物，则必大汗伤阴，内热更盛。如热入清窍，可致烦躁昏迷，热盛而阴不濡，可致抽搐，此皆危证，不可不慎。

（2）温病贵在早发现、早治疗。邪在卫分较易治，若邪入气分，则烦躁高热、头疼、项强、口渴、溺黄等，宜重剂清热解毒，以白虎汤为主。若邪入营血，头疼、高热不解、抽搐、心烦、神昏等，则急当透营转气、熄风透窍，可以清瘟败毒饮加减为主。在恢复期，宜以甘凉、养阴、和胃为主，如沙参养胃汤、三甲复脉汤等，以清余热，复阴液，增食欲；如有瘫痪、头疼耳鸣等后遗症，宜加熄风通络之虫类药，忌过早用参、术、芪等温补。

（3）温病是温热病邪致病，火热炎上，病变多发生在上焦心肺及脑部。正如清代叶天士所讲，“温邪上受，首先犯肺，逆转心包”。如热毒壅肺，出现高热、呼吸困难、喘息、吐痰（即急性肺炎），须急宜清热宣肺、平喘化痰，用麻杏石甘汤加味治之，可随症加入鱼腥草、栝楼仁、知母、川贝母、桔梗、黄芩、葛根等。但石膏用量要多于麻黄3倍，则宣肺平喘而不发汗；如症见烦躁继而谵语昏迷，可及时配服安宫牛黄丸。

（4）痰热毒邪壅肺，症见痰多咯吐不利，或小儿不会咯吐，或神志昏迷不知咯吐，或痰在深处，吸痰器不易吸出，则常因痰涎堵塞气道而致窒息死亡。见此症可用白矾6g、川贝母10g、葶苈子15g，水煎约200mL，用棉球浸药液，适量滴入患者咽喉，可化痰以防止窒息。多年来医者采用此法救治了很多危重患者。

（5）温病系感染温毒之邪，但易夹湿。暑温、湿温等，多湿热夹杂，病较难治。若湿热偏在中焦，症见恶心、呕吐、不食、舌苔黄腻等，宜用芳香化湿之品，如藿香、白蔻仁、佩兰、佛手、竹茹等；若湿热在下焦，症见便溏腹泻，可用淡渗利湿之品，如茯苓、泽泻、生薏苡仁、滑石等；若热盛于湿，宜用苦寒燥湿之品，如黄连、茵陈、黄芩、知母、栀子、板蓝根等。

（6）温病高热，见有湿邪，除湿热病理夹杂蕴结、病难速已外，多可遗留后遗症。如治疗暑温（乙脑）132例，即有25例后期出现瘫痪、耳鸣、耳聋、头疼等后遗症，其中湿邪者占70%；如湿温（肠伤寒）热退后在恢复期，易出现食复、劳复而复发，这与湿邪易于阻滞清窍和经络及湿久脾胃虚弱，正气不足有关。

（7）症见湿邪夹杂，热盛于湿，用苦寒之药不宜过量过久。否则不仅损伤脾阳，健运失职，促使湿盛，同时亦易变为寒湿，而缠绵难愈。热减之后，宜及时用淡渗之品以健脾而杜绝生湿之源；在健脾的同时，可适量加入理气而不燥之郁金、乌药、木香等，气行则湿行，湿去则余热无以所存。

（8）温病由于肺、胃内热较盛，用寒凉药时宜热服，且徐徐连服，以免伤胃呕吐。昏迷患者服药困难，可用鼻饲；小儿服药困难，亦可将药煎好适当灌肠；如用生石膏量大者，可酌加粳米或生山药适量，以免伤胃。

用阴阳理论来解决阳证问题

临床上可以用阴阳的理论来治疗温病，通过温病热邪损阴伤正的病理来解决阳热证。李老用这个方法治疗流脑、乙脑，都取得了满意效果，治好了近百例的流脑，没有一例死亡。阴阳学说可以指导人们认识和治疗很多病。李老曾治过一例日射病患者，一经阳光照射，患者体温马上上升，发热至38～39℃，至阴凉处或吹电扇，体温就降低了。由于湿阻经络，毛窍闭塞，阳光照射也不出汗，内热散不出，用九味羌活汤和藿香正气散化裁，除风祛湿，散热，患者服5剂药就痊愈了。

博览历代名医名著，领会独到经验

在精熟中医四大经典的基础上，医者还要博览历代名医论著，汲取学术特长和临证经验。无偏不成家，如张介宾偏于温补，治重肾病水火等，这些医家都有其偏的一面，也是其擅长的方面。所以历代的名医名家的著作都要学，要领会他们独到的学术特点和治疗经验。

读四大经典要灵活，要掌握重点，进而用于指导临床实践。李老在学习上总结出了五个字：勤、恒、精、博、悟，关键是心领神会，从而达到悟，这样才能正确认识疾病和治疗疾病。

除以上几个重点之外，其他诸如“病因病机”“诊法”“病证”“养生治未病”以及“五运六气”等，均需结合学习和研究，方能逐步掌握。

四、中医诊治炎症

炎症是西方医学的病名，有急、慢性之分。人体各个发病部位都可发生不同的炎症，如急、慢性胃炎，肠炎，肺炎，各种脑炎等。西医确诊炎症是通过仪器进行的，只有病变部位出现红、肿、热、痛、功能障碍五种症状，才确定为炎症。由于炎症有急慢性的不同，这五种症状会有轻重的不同，但在治愈之前，炎症这个病名仍然不变。

中医学没有炎症这个病名。但事实上，中西医都已经在治疗各种炎症，并有不同的效果。关于炎症的病因、病理，中医著作或文章很少有论述。由于炎症是临床常见病和多发病，严重威胁着人民的生命健康，如能进一步从中医学理论上分析各种炎症的病因、病理、辨证治疗等，必将使中医药更好地治疗炎症。

几十年来，李老治疗了不计其数的炎症患者。对炎症的治疗，李老根据中医学整体观念和个性化的理论，通过四诊，运用“象”和辨证思维，综合分析，判断某一疾病的发病原因、病理机制及其病位、病性、病程，进行辨证施治。这也是对某一炎症用药的依据。

西医提出的红、肿、热、痛、功能障碍是确定炎症的理论，对中医分析、判断各种炎症的发病原因和发病机制启发很大。中医认为，炎症会局部形成气、血、水瘀滞不畅，不通则痛；气血瘀滞，加之水液由血管中渗出，局部则肿；气血瘀滞，气郁可以化热，轻则局部发热，重则引起全身高热；局部气血瘀滞，气血不畅，表面自然变红；局部气血瘀滞不畅，影响器质功能，必出现功能障碍。根据中医气血理论，形成各种炎症的病理机制，主要是局部气血瘀滞不畅。《素问·至真要大论篇》指出，“疏其血气，令其条达，而致和平”，这是中医治病的大法，亦可作为治疗各种炎症总的原则。

造成气滞血瘀的病因是多方面的，如热壅、气滞、气虚、寒湿、饮食不节、外伤等。由于各种炎症的轻重、时间长短及患者体质不同，炎症还可以转化，或并发新病，新旧合病，或几种炎症同时存在。所以除了要重视引起炎症的病因外，还要从整体观分析，“观其脉症，知犯何逆，随症治之”，灵活运用，方可治病求本，达到根治。一病一方一药不可能治愈所有炎症。

李老对各种不同炎症的治疗，是根据病因和病理机制辨证施治的。如热壅局部，导致气血不畅的炎症，多因外感风热之邪，或感染细菌、病毒，或感受风寒之邪化热而引起。这些病邪侵袭机体，可使机体散热功能失调，内热不能外散，热壅于内，而致体温过高。火热炎上，侵犯上焦，轻则气管、咽喉、鼻腔气血不畅发炎，重则可致肺炎，甚而火热上冲脑部，引起各种脑炎，出现头疼、神明失控、心烦急躁、谵语，以至昏迷不醒。这种炎症由于火热过盛，热则病进，病情急，发展快，并发症多，常危及生命，属中医温病、瘟疫范畴。在治疗上应根据温病卫、气、营、血辨证施治。

治疗原则是：病在卫、气者，以辛凉透表、清热解毒为主。病入营血者，常出现热毒犯脑的症状，以清热解毒、凉血透窍为主。如出现抽搐，可酌加平肝熄风之虫类药；如热毒夹湿或侵犯胃肠等并发症，可酌加芳香化湿、淡渗利湿之品，不可死守成方，宜随症加减施治，热清不壅，气血通畅，阴阳平衡，炎症自消，功能自复，即使有病毒、细菌，亦可自消。

中医称关节炎为痹证，《素问·痹论篇》：“风、寒、湿三气杂至，合而为痹也。”在辨证上，关键在于“杂”“合”二字，即风、寒、湿往往不是一气为病，而是两气或三气合而为病，其次风、寒、湿三气合而为病，不是固定的，如可以风寒二气为病，也可风湿为病，也可寒湿为病，亦可风湿日久，郁而化热，转为风湿热。以风邪为主的关节炎常游走不定，中医称之为行痹。以风湿为主的关节炎不仅疼痛，而且肿胀，肿处固定不移，中医称之为着痹。以寒湿为主，关节疼痛，发凉，中医称之为痛痹。如关节疼痛肿胀，皮肤灼热甚至发红，为热痹。这些症状和特点，是中医诊断关节炎的依据。如寒湿证型关节炎，多因患者久卧湿地、淋雨、水中作业以及夏天使用空调等导致阴寒太盛，血管收缩，血行不畅，尤其是关节部位，血液容易瘀滞，易发生炎症，以致关节疼痛，局部发凉，遇寒加重，秋冬后更重。对此，治疗上必须温经通络，活血化瘀，调和气血。如肿胀甚者，加辛温健脾、通阳利湿之品，炎症可消。如因寒湿化热或外感湿热之邪而发生的炎症，在治疗上需用温通之品，方可使炎症消失。对各种慢性关节炎气滞血瘀形成的炎症，必须行气活血通络；如日久气虚血瘀，必须补气活血；痰湿血瘀，必须健脾利湿，理气通阳。同时对治疗慢性关节炎因气血或痰湿瘀滞日久，宜用虫类之药，以达活血祛瘀通络之功。

中医认为，炎症都是由各种原因造成的局部气血瘀滞所致，炎症的五种症状是标，形成气滞血瘀等不同的原因是本，因而在治疗上应辨证施治，运用不同方药以治其本。炎症病因不同，急、慢性不同，如不辨证治疗，则很难使炎症消除。

五、血瘀证的论治

气和血是维持人体生命活动的基本物质。气为血之帅，气行则血行，气滞则血凝，气之所至，则血无所不至。血液在气的推动下，通过经络运行不息，流布于全身，环周不休，如影随形，循环无端，以营养人体周身。人体某一脏腑、肢体或某局部经络发生血行不畅或瘀阻不通，谓之瘀血，可引起多种病症，诸如心脑血管、肝、脾、肢体关节疾病等，均可因血行不畅，血脉瘀阻而发病，或原发病日久不愈，致使血瘀而致病情加重。我国历代医家均重视血瘀证的治疗，但各家观点不同。值得注意的是，有人从几味活血化瘀的中药中，通过动物药理实验，证实有活血化瘀作用，因此就认为其可以扩张血管，可以促使血液流通，可以稀释血液黏稠度，从而治疗血瘀所致的病症，但用之临床效果可能不佳。这是因为这种办法违背了中医药学术理论，血瘀是由多种不同病因造成的，气为血之帅，老年或久病气虚可致推动血行无力而血瘀，必治以补气活血而治血瘀；情志不畅，肝失疏泄条达，气机郁滞可使血行不畅而瘀，治须疏肝理气、活血化瘀；其他诸如痰湿阻滞、寒凝、热壅、外伤等皆可导致血瘀证，治疗也须在健脾化痰、温通助阳、清热凉血、理气通络的基础上，加活血化瘀的药物，方可奏效。

血瘀是标，治疗若仅用活血化瘀药物，则是忽略其本而徒治其标，虽见一时之效，但很难根治。

治疗血瘀证除要探求不同的病因外，还要注意用药有别。如血瘀有在头部、胸部、膈下、少腹以及在肢体的不同，清代医家王清任在《医林改错》一书中，分别介绍了“通窍活血汤”“血府逐瘀汤”“膈下逐瘀汤”“少腹逐瘀汤”和“身痛逐瘀汤”。这五个药方，都以当归、川芎、桃仁、红花这些活血化瘀的药物为基础，但随着血瘀部位不同，其用药特点亦不同。如“通窍活血汤”有开窍通阳的麝香、葱白，由于其通窍活血作用强，故主治头部血瘀证。“血府逐瘀汤”配有行气开胸之枳壳、桔梗、柴胡以宣通胸胁之血瘀，故主治胸胁血瘀证。“膈下逐瘀汤”配有元胡、香附、乌药、枳壳等疏肝行气止痛药，其行气止痛作用强，故主治膈下、两胁及腹部血瘀胀痛甚而血瘀成积块者。“少腹逐瘀汤”配有温通下焦的小茴香、肉桂、乌药、干姜等，具有温经止痛活血之效，适用于少腹血瘀或结块。“身痛逐瘀汤”配有通络宣痹之秦艽、羌活、独活、地龙，适用于血瘀痹阻肢体关节之疼痛。

中医治疗血瘀证，必须找出该病的病因、病机、病位，再根据药物归经、作用，并因人、因时、因地的不同，达到同病异治和异病同治的目的。

六、不可忽视脉诊

切脉是中医“四诊”（望、闻、问、切）之一。切脉可以了解患者病在表、在里，知其虚、实、寒、热，病在何脏，脏腑之间功能是否相互失调等，四诊合参，可为确诊疾病，辨证施治提供病理依据。切脉在诊断疾病上具有简、便、廉、验的特点，成为几千年来中医治疗疾病的重要方法，医者对其论著亦颇多，同时切脉也深得到患者的信赖，可验医者技之精拙。但现在不少中医医生，不深研中医切脉之术，忽视疾病在脉象上的不同。正如医圣张仲景所说：“按寸不尺，……三部不参，动数发息，不满五十，……九候曾无仿佛。”甚至以听诊器替代切脉，以西医的理化检查作为诊断用药之依据。虽然西医检查可为西医诊断治疗提供依据，但怎能提供脏腑、八纲、六经、卫气营血之病理和辨证用药之依据呢?

李老在临床诊断、四诊合参中非常重视切脉。切脉首先是浮、沉、迟、数四大纲脉和三部九候，即寸、关、尺三部和每部中的浮、中、沉。切脉轻按而得脉者，谓之浮脉；以肌肉接触患者肌肉而得脉者，谓之中脉；以骨接触患者之骨深取而得脉者，谓之沉脉。脉搏每分钟在60次以下为迟脉，100次以上为数脉，医者切脉日久，触脉自可心悟而知，分别切三部九候之脉，了解脏腑功能之异常，是切脉之重点。在方法上，以食指或中指分别单切患者之寸、关、尺三部，相互参照，或单独一部而知病状。如左寸脉大上鱼际者，系心肝火盛，肝阳上亢，主头晕头痛。左寸脉沉而弱，主胸闷气短；年老者，主心血不足，如冠心病等。左寸脉沉，兼关脉弦者，主肝郁气滞，以年轻患者为多见。右寸脉沉而弱者，主肺脏气阴不足，症可见胸闷气短、语言无力、自汗、怕冷、易感冒、发热时不高热，且缠绵难愈等。右关脉见弦象，属脾胃之逆脉，土壅木郁，主脾胃虚弱，长期不愈之脾胃病。六脉沉细而弱者，主肝肾阴虚。脉大而弱者主气虚。脉大中空即芤脉，主血虚。脉沉细弦数者，主肝肾阴虚，肝火上逆，可见眼干、头晕、耳鸣。

脉象种类多达28脉（种）。然全靠切脉诊断疾病也是不对的，必须四诊合参，有时还要舍脉从症，或舍症凭脉而诊断用药。但脉象确是不同疾病反映出来的不同形态。一寸长的桡骨动脉，为什么会因疾病的不同而不同？其机制很值得我们进一步深入研究，学医者绝不可忽视。

七、治未病是医学发展的方向

治未病是在中医学阴阳五行的整体观和辨证论治的理论指导下，为保障人体健康而创造的一套理论体系。其内容主要包括三个方面，一是未病先防，也叫养生或摄生。二是已病防变。即及早根治已病，防止病理演化加重，防微杜渐。三是病愈之后，防止复发，即用药或调养等方法以恢复气血，防止复发和因抵抗力不足而产生新病。在春秋战国以前，我国医学界就重视治未病。如《素问·四气调神大论篇》中说："圣人不治已病治未病，不治已乱治未乱，此之谓也。病已成而后药之，乱已成而后治之，譬犹渴而穿井，斗而铸锥，不亦晚乎。"唐代孙思邈说："上工治未病，中工治已病。"这说明中医学对治未病早已重视和研究。由于在方法上，治未病较治已病的理论认识、治法用药上更全面、更主动，更有利于减少疾病，恢复健康，是今后医学发展的方向。

治未病，首先是防病，防止内、外病邪对人体的侵袭，只有不生或少生疾病，方可健康长寿，中医称之为养生。中医养生学始见于《素问·上古天真论篇》：“虚邪贼风，避之有时，恬憺虚无，真气从之，精神内守，病安从来。”既重视人体内在的抗病能力，又防止外邪侵袭而生疾病，这种内外防止疾病发生的学说即是中医养生的总纲，较为全面。中医养生既重视外因，又重视内因，即人体的正气（亦称真气、元气）。如《灵枢·百病始生》云：“风雨寒热不得虚，邪不能独伤人。卒然逢疾风暴雨而不病者，盖无虚，故邪不能独伤人。”《灵枢·刺法论》亦云：“五疫之至，皆相染易，无问大小，病状相似，……不相染者，正气存内，邪不可干。”这说明在很早以前，人们就已经发现了传染病。

我国古人很早以前就很重视养生、治未病，并创建了养生的方法和理论体系，内容非常全面，成为祖国医学宝库中重要的组成部分。如《素问·上古天真论篇》说：“其知道者，法于阴阳，和于术数，食饮有节，起居有常，不妄作劳，故能形与神俱，而尽终其天年，度百岁乃去。”“道”即是养生的规律。知道养生规律的人，会适应天地阴阳气候、四季寒热温凉等变化，同时饮食有节，不使形体和神过于疲劳。在养生上，形体要活动锻炼，心神要乐观，不妄想妄为。

八、养生杂谈

作为我国著名中医专家，李老对于养生保健有着深刻的理解，并总结出了一套系统的养生理论。他说，若想健康长寿，就要适应季节的变化，保持情志的安宁，重视形体锻炼和“神”的锻炼，重视保护脾胃。李老将益肾固精作为保健强神、益寿延年的养生重点，使精、气、神充沛，相辅相成，相互为用。归结起来，即与四时节气协调，与天和；情志安宁，与气血和；动静合一，形神合一，与自身和；饮食有节，与脾胃和；益肾固精，全真养形，与神和。他说，世人如果能做到这些，就会健康长寿。

（一）调于四时，天人合一

李老说，人类与大自然中所有生物一样，都受大自然气候变化的影响和支配，人的身体是随着大自然气候的变化而变化的。如果人的身体不能适应气候的变化，就会生病，甚至死亡。中医学把这叫“天人相应”，又叫“天人合一”。正如《素问·宝命全形论篇》中说的，“人以天地之气生，四时之法成”。这说明人是不能违背大自然气候变化这个规律的。中医学把大自然的大气，分为风、寒、暑、湿、燥、火六种。人的生命在这六种大气的正常情况下而生存。如果这六种大气太过、太盛，就要损伤人的机体。中医学把太过的六种大气叫“六淫”，也叫“虚邪贼风”，也叫四时不正之气。即春应温而反寒，夏应热而反凉，秋应凉而反热，冬应寒而反温。这样的反常大气，就会使人生病。中医将这种大气反常的疾病叫时令病，如果相互传染，称为时疫。

如何使人体避免四时大气反常而不生病，《素问·上古天真论篇》指出：“虚邪贼风，避之有时，恬憺虚无，真气从之，精神内守，病从安来。”也就是说，如四时之中，一旦大气反常，人们就要及时采取措施而避免受到伤害，如“动作以避寒”“隐居以避暑”等。同时要心情舒畅，无杂念妄想，勿劳心神，保持机体抗病功能。“恬憺虚无，真气从之”，就不会生病。这些预防措施对于老年或体弱多病之人更为重要。这也叫调于四时，和于人体。中医学讲的大气对人体健康的影响，也正在被现代科学所证实。所以，适应季节变化，是中医学养生之道很重要的一个方面。

（二）情志安宁，气血通畅

李老认为，按照中医学理论，生命的正常活动，贵在气血通畅，所以“疏其血气，令其条达，而致和平”便是中医治病的大法。影响气血不畅的主要因素就是心情不快，情志不宁。情绪安宁，可使气血运行保持动态平衡，反常的情志，可使气血运行逆乱。据统计，长寿健康者大都具有温和、开朗、乐观的性格。中医学将人的情志区分为喜、怒、忧、思、悲、恐、惊七个方面，也叫“七情”。这“七情”是人体精神方面不可缺少的，但不能太过，太过就要情志不宁，损伤人的机体功能。“七情”分别与人体五脏各有所关。如过怒伤肝、过喜伤心、过悲伤肺、忧思伤脾、惊恐伤肾。不同的情志太过，伤及脏器，使其功能失调而产生疾病。如过怒伤肝，可导致肝脏疏泄条达和动升的生理功能失调；若肝气郁而化火上逆，则会出现头晕、头痛、心烦、急躁、口苦等病症。肝气郁滞日久，又可导致机体有关脏器的不平衡，首先会影响脾胃，出现胃病。肝郁化火伤耗肾阴，导致心肾不交，又可出现失眠、多梦、健忘、疲劳等病症。临床常见的高血压病、眩晕病、胆囊炎、各种胃炎、神经衰弱等多种病，大都是由情志不安宁而引起的，故中医学有“百病生于气”之说。人生气即会情志失调，可见情志和人体生命健康关系多么密切。要想使情志安宁、气血通畅，就必须“恬憺虚无”。如何做到“恬憺虚无”？《素问·上古天真论篇》中说，人从心理上做到“志闲而少欲，心安而不惧，形劳而不倦，气从以顺，各从其欲，皆得所愿。美其食，任其服，乐其俗，高下不相慕”即可。所以情志的安宁，是中医养生之道一个非常重要的方面。

（三）动静结合，形神合一

生命在于运动，运动可以强筋壮骨，增强机体功能。但李老认为活动锻炼，只有动静结合，形神合一，才能使人的情志安宁，健康长寿。动即是形体上的锻炼；同时思想入静、无妄想，这是神的锻炼。中医学讲的“神”有两种含义，一是指主宰人的生命活动，一是指人的思维活动，故行与神是密不可分的。如果二者缺一，只有形体健壮，而神不健全，或神健全而形体不健，都不可能使人健康长寿。同时也只有形神合一，相互为用，互相依存，才能使人健康长寿。2 000年来，中医学创建了多种形神合一的锻炼方法，在汉代华佗创立五禽戏后，后来人们创建了气功、太极拳、八段锦、易筋经等，无不是既要形体活动，又要思想入静，从而达到形神合一的。《素问·上古天真论篇》说：“上古之人，其知道者，法于阴阳，和于术数，饮食有节，起居有常，不妄作劳，故能形与神俱，而尽终其天年，度百岁乃去。”由此可见，运动锻炼中形与神俱、形神合一，是中医学养生之道的重要环节。值得指出的是，人们活动锻炼，多在早晨，有些人在天明甚至天将明而未明时即起床锻炼。但是中医认为，早晨天将明时，正是气候阴寒过盛、阴极生阳之时。人在这时候接触了极盛的阴寒之气，对人体之阳是有害而无利的。年老患病者，在后半夜天将明时，多病情加重，甚至死亡，就是阴寒之气太盛、机体阳气衰竭。冬季天明时阴寒之气最盛，更不适合锻炼身体。《素问·四气调神大论篇》中说：“冬三月，此为闭藏，水冰地坼，无扰乎阳，早卧晚起，必待日光。”这说明了冬季早晨锻炼最好等日出以后，此时气温已复，对人体已没有损害。

（四）饮食有节，保护脾胃

民以食为天。饮食是人体生命活动的物质基础。饮食足，消化吸收好，营养够，排泄正常，人才能健康长寿。但消化吸收排泄，又必须依赖脾胃之功能健全才能完成。人体各部分组织器官无不靠脾胃的消化、吸收、输布水谷之精微，才能保持其正常的功能活动。故中医学把脾胃称为“人体气血生化之源”“脏腑、经络之根”“后天之本”、人体营养物质的“仓廪之官”，十分重视保护脾胃。实践证明，长寿又健康的老人，都是饮食好、脾胃健的人。脾胃功能健全，可增强人体的抗病能力。正如《灵枢·五癃津液别篇》中指出的：“脾为之卫。”即脾与胃相连，脾胃健全，对人体有保卫的功能。汉末名医张仲景指出：“四季脾旺不受邪。”历代医家在治疗预防疾病的养生保健方面，都十分重视调理脾胃。

脾胃的功能损伤，可有多方面原因，如多种慢性疾病的影响、气候的突变和精神刺激等，但主要还在饮食方面，暴饮、暴食、过食生冷肥腻之品，或过饥、过饱、饮酒过度等，均可损伤脾胃。正如《素问·上古天真论篇》中所说，“饮食有节”，《素问·痹论篇》亦说：“饮食自倍，肠胃乃伤。”金元时代名医李东垣进一步指出：“脾胃气之本弱，饮食自倍，则脾胃之气既伤，而元气亦不能充，诸病之所由生也。”由此可见，饮食对调理脾胃功能非常重要，最好能做到定时、定量、定性，早饭宜吃好，午饭可吃饱，晚饭要吃少。老年人脾胃等各个脏器都处于逐渐衰退时期，正如唐代药圣孙思邈在《千金要方》中写道：“老年肠胃皮薄，多则不消，膨亨短气，必致零乱。”多食则脾胃负担过重，易产生脾胃胀满疼痛，影响饮食，不利健康。

中医学在养生方面，对饮食营养的食品种类亦非常重视。如《素问·脏气法时论篇》说：“五谷为养，五果为助，五畜为益，五菜为充。”这说明人以米、谷、豆等为主食，再辅助吃一些水果，肉类少吃为宜，多吃些蔬菜以补充饮食。现代科学对人体营养方面的研究指出：主食宜粗细粮搭配，吃饭宜七八分饱，不甜腻，多食蔬菜，适当吃些水果、瘦肉、蛋类、鱼虾等品，使人体需要的蛋白质、各种微量元素等营养和需要之品适可，才能维持身体健康。

食疗、药膳对人体健康大都是有利的。饮食上宜吃些既是药品又是食品的食物，如大枣、山药、白果、薏苡仁、莲子、桂圆、核桃、黑木耳、百合等。这样既可补气血、保脾胃，又有营养价值，可适当选择几种，作为食品加入饭内。

（五）益肾固精，全真养形

肾脏为人体重要脏器之一，中医学称肾为人身的“先天之本”。《素问·六节脏象论篇》说，“肾主骨”。肾主骨髓，脑为髓之海，肾气通于脑。肾开窍于耳。肾主藏精。其华在发，其充在骨等。肾气旺盛，可使人精液充盛，生殖力强，思维敏捷，筋骨强健，耳聪目明，发黑不落，岁年老而精力不衰。故历代中医学家都主张将益肾固精作为保健强神、益寿延年的养生重点。有些老年人虽年逾古稀，仍耳不聋、眼不花、发不落、齿不脱、精力充沛，这大都与肾固精足有关。也有人年不过花甲，就已出现耳聋、眼花、思维迟钝、精力疲乏、腰背弯曲等衰老之象。神经衰弱、脑萎缩、生殖能力减退或消失、遗精、滑精、失眠、眩晕等，大都与肾亏不固有关。造成肾精亏虚的原因有很多，有先天性的，有后天患病日久失养的。最常见且易造成肾亏的是中青年时期纵欲过度，妄想劳甚，不知养身。正如《素问·上古天真论篇》说：“以妄为常，醉以入房，以欲竭其精，以耗散其真，不知持满，不时御神，务快其心。逆于生乐，起居无常，故半百而衰也。”人在中青年时期，不知固肾养身，未老先衰，年老体弱，病已造成，想补救已悔之晚矣。因此，要想健康长寿，年老不衰，在养生上，人在中青年时期就要注意房事有节，清心寡欲，益精固肾，全真养形，以保整体功能旺盛，健康长寿。

附一

弟子感悟

（按作者姓氏笔画排序）

脾胃学术　薪火传承

王海军

笔者为国医大师李振华教授的徒弟和学术传承人，通过跟师临床与科研，学习并传承李老脾胃病学术思想，结合自己临床实践及对中医脾胃学说的学习研究，对脾胃学说和脾胃病治疗有以下肤浅认识。

（一）脾胃为人身之本，脾虚则百病由生

《素问·灵兰秘典论篇》曰："胃者，水谷之海，六腑之大源也"；《素问·玉机真脏论篇》曰："五脏皆禀气于胃，胃者五脏之本也"；《灵枢·五味论》曰："胃者五脏之腑之海也，水谷皆入于胃，五脏之腑皆禀气于胃"；《素问·六节脏象论篇》曰："五味入口，藏于肠胃，味有所藏，以养五气，气和而生，津液相成，神乃自生。"这些论述均阐明了脾胃在人体生命活动中的重要性。脾胃为人身之本，饮食五味自口入胃受纳腐熟，经脾运化，化生水谷精微，以养五脏之腑，维持人体生命活动。正如后世医家所述"脾胃为后天之本""气血生化之源"。李东垣在《脾胃论》中提出"内伤脾胃，百病由生"的观点。李东垣生活于金元时期，战事频繁，社会动荡，人们生活不安定，饥饱不调，奔波劳累，以致饮食劳倦，损伤脾胃，有感于脾胃内伤致病，认识到脾胃对人身的重要性，著《脾胃论》，提出内伤脾胃，致百病而生之论。

就笔者临床所见，若久病不愈、劳倦过度、损伤脾气，过食生冷寒凉、损伤中阳；或饮食失节，饥饿不调，损伤脾胃等，脾胃虚弱，纳化失常，不能化生水谷精微，输精于五脏，则气血匮乏，五脏虚弱，后天之本不固，百病由生。故李东垣在《脾胃论》中提出"善治病者，唯在调理脾胃"之论，今天来看，确有其适应性和重要性，脾胃在人身的作用，在人体生命活动中的重要性，已为众所周知。重视和调理脾胃的理念，已为今人在养生和防病治病方面所接纳和运用。

（二）"实则阳明，虚则太阴"为脾胃病之大纲

《素问·太阴阳明论》提出了"阳道实，阴道虚"的理论。阳阴属胃，阳刚主外，太阴属脾，阴柔主内；犯外邪贼风虚邪者，阳受之，内伤食欲不节，起居不时者，阴受之；阳受之则入六腑之胃，阴受之则入五脏之脾；外邪多有余，导

致实证，故阳道实，内伤多不足，出现虚证，故阴道虚。阳阴主外，刚而多实，太阴主内，柔而多虚。“阳道实，阴道虚”，提出“实则阳阴，虚则太阴”的理论。

《伤寒论》亦阐明了伤寒阳阴病为实，太阴病为虚的病理。《伤寒论》阳明病提纲证曰：“阳明之为病，胃家实是也。”邪入阳明，胃实燥热内结，属实，治用三承气汤为主方，以通腑泄热。《伤寒论》太阴病提纲证曰：“太阴之为病，腹满而吐，食不下，自利益甚，时腹自痛。”邪入太阴，脾虚寒湿内停，属虚，治以理中汤为主方，以健脾温中祛湿。伤寒邪入阳明之胃，多从燥化，热化，燥热内结，胃之阴津受损，和降失职，胃实燥热内结，形成实证；邪入太阴之脾，多从湿化，寒化，寒湿内盛，脾之阳气受损，运化无权，脾虚中寒湿停，形成虚证。故伤寒阳明病为实，太阴病属虚。

就脾胃生理、病理和脾胃病临床实践来分析，阳明属胃，主受纳、降浊，刚燥多实；太阴属脾，主运化、升清，阴柔多虚。这是由于胃主受纳，腐熟水谷，胃气下降，食物得以下行，腑气通利；胃气以降为和，胃属六腑以通为顺。若饮食失节，暴饮暴食，或过食生冷寒冷，或嗜食辛辣太过，或恣食肥甘油腻，饮食停滞于胃；或感受外邪，寒积、热蕴于胃，湿浊之气犯胃；或情志不舒，肝气犯胃等，皆可影响胃之受纳腐熟，胃失和降，食物停滞中焦，浊气壅塞，导致胃脘胀满，嘈杂疼痛，嗳腐呕吐，呕苦吞酸，口中臭秽，腹胀便秘等，形成胃实证，从而出现胃痛、痞满、嗳气、嘈杂、吐酸、嗳腐、口臭、呕吐、腹胀、便秘等病症。这些皆由胃气壅滞，失于和降所致，故实则阳明。脾主运化，消化吸收，转输水谷精液，脾气上升，水谷津液得以分布，通达五脏，营养全身。脾的运化功能全赖脾气和脾阳的作用，脾的阳气充足，则脾气健运，运化升清正常。若过度劳累，劳倦损伤脾气，饮食失节，饥饱失调，过食生冷寒凉，损伤脾气脾阳；或他病日久不愈，损伤脾气以至脾阳；又如情志伤肝，肝郁乘脾，肝郁脾虚等，皆可使脾失健运，清气不升甚或脾气下陷，导致胃脘痞满，隐痛不休，疲惫乏力，肢体困倦，少言懒动，食少纳呆，口淡乏味，呕吐清水，畏寒肢冷，手足不温，腹冷胀痛，肠鸣矢气，便溏泄泻，以致脱肛脱垂等。这些都是脾气脾阳亏虚，运化失职所致，形成虚证，故虚则太阴。正是由于阳明胃腑，太阴脾脏的生理特性，决定了脾胃受病，胃多出现实证，脾易见虚证的病理特点。故从脾胃生理病理和脾胃病宏观来看，胃病多实，脾病多虚。由此可见，实则阳明，虚则太阴实为脾胃病之大纲，用于指导脾胃病临床辨证用药，具有提纲挈领的作用。

（三）脾病多湿，健脾要祛湿

脾位于中焦，主运化，喜燥恶湿。脾气虚弱，则中阳不足、运化失职、化生内湿；湿为有形之邪，湿阻气机，出现胃脘痞满，食少纳呆，腹部胀满，肠鸣矢气。湿浊下注，出现便溏，泄泻；湿浊内蕴，浊气上泛，出现舌苔厚腻，口中有甜味等。脾运化水湿而又恶湿，湿浊困脾，则常影响脾的运化功能，故健脾要祛湿，祛湿常用淡渗利湿、芳香化湿、苦以燥湿、温化寒湿等法。对于脾虚湿盛者，健脾尚需用薏苡仁、茯苓、猪苓、泽泻等渗湿利水之品，使水湿下渗而脾运得健。芳香化湿常用砂仁、白蔻仁、佛手、藿香、佩兰等药物，使湿浊得化，脾气自健。若湿从寒化，出现寒湿，宜从温化，药用苍术、白术、厚朴、陈皮、半夏、石菖蒲、桂枝、干姜等，苦温燥湿，辛温祛寒，寒湿去，则脾自健运。由于湿常从小便下泄，故医界有“祛湿宜利小便，祛湿不利小便非其治也”之说，而淡渗利湿药尤为健脾所常用。

（四）脾统四脏，健脾可实五脏

脾胃具有重要作用，关系五脏强弱和全身虚实。清代沈金鳌提出“脾统四脏”之说，验之临床，具有指导意义。脾虚可波及其他四脏，临床上其他四脏有病可从脾论治，健脾可实五脏，调养全身。

脾统四脏，脾虚则五脏失养。脾胃位于中焦，为水谷之海，主受纳腐熟水谷，运化水谷精微，化生气血津液，以充五脏，营养全身。《素问·玉机真脏论篇》曰：“五脏皆禀气于胃，胃者五脏之本也。”《灵枢·五味论》曰：“胃者，五脏六腑之海，水谷皆入于胃，五脏六腑皆禀气于胃。”可见脾胃受纳水谷，化生精微，五脏皆赖之以滋养，脾胃为五脏之本。清代沈金鳌的《杂病源流犀烛》云：“脾统四脏，脾有病必波及之，四脏有病，亦必有待养脾，故脾气充，四脏皆赖煦育，脾气绝，四脏安能不病……凡治四脏者，安可不养脾哉。”这论述了脾胃与其他脏腑的关系，脾气健则四脏皆健，脾气衰则四脏亦衰，脾有病必波及四脏，四脏有病，必从脾调治，提出“脾统四脏”之论，突出了调治脾胃的重要意义。

脾统四脏，健脾可实五脏。脾统四脏之论说明了脏腑间的联系，脾与肺、心、肝、肾关系密切及脾的重要性。脾病可波及四脏，他脏有病可影响于脾，尤其重要的是，四脏有病亏损虚弱，亦必从脾调治，沈金鳌所言“脾气充，四脏皆赖煦育”，故健脾可实五脏。

脾与肺：脾气虚弱，不能输精于皮毛，肺气虚弱，脾肺气虚；或肺病日久，肺气损伤或肺气阴不足，出现神疲体倦，气短胸闷，喘促咳嗽，自汗畏风，易于感冒，面色淡白，口燥咽干，形体消瘦，舌淡、苔白，脉虚弱；或舌红、少苔，脉沉细无力，呼吸功能减弱，卫外功能失职，可用健脾益气之法培土生金。方如参苓白术散等，药用人参、党参、黄芪、白术、茯苓、山药、扁豆、莲子、薏苡仁等健脾益气，或太子参、西洋参、白干参、石斛、玉竹、麦冬、北沙参等健脾益气养阴。临证如肺痨、肺痿、哮喘、咳嗽、感冒等，出现肺气虚及肺气阴两虚者，均可用此法治疗。

脾与心：脾气虚弱，不能化生气血，滋养于心，心之气血不足，心脾两虚；或久病劳心，损伤心气心血，出现心悸怔忡，胸闷气短，神疲乏力，失眠健忘，多梦虚烦，自汗盗汗，舌淡或红，脉虚细弱等，心气不足，心生所养，或心血不足，心神失养，亦可用健脾益气的方法促其化源，以养心气心血。方如归脾汤等，药用白术、黄芪、人参、党参、茯苓、茯神、桂枝、炙甘草等，合酸枣仁、柏子仁、远志、浮小麦等补益心脾，益气养心，养血安神。临证心病诸如心悸、胸痹、心痛、失眠、多梦、健忘、痴呆等病症，出现心之气阴不足者可用此法治疗。

脾与肝：脾气虚弱，水谷不化精液，生成气血，则肝藏血不足，或久病失养，肝之阴血损伤，出现眩晕、视物昏花、两目干涩、胁痛隐隐、面白无华、爪甲不荣、肢体麻木、月经量少色淡、舌淡或红、脉弦细弱、肝血不足、肝阴亏虚，亦可用健脾的方法，益气养阴，滋生化源。药用太子参、白干参、党参、白术、茯苓、山药、莲肉、黄精、石斛等，伍以当归、白芍、枸杞子、北沙参、蒸首乌、五味子、川木瓜、鸡血藤、菊花等养肝之品，健脾养肝以培土荣木。临证肝病诸如眩晕，目昏，胁痛，肢麻，月经不调、量少经闭等，出现肝气肝血不足，肝阴亏虚者，可用此法治疗。

脾与肾：肾为先天之本，脾为后天之本。人体既生之后，肾要依赖后天之本脾的培育。脾气虚弱，运化力差，水谷精微不能下滋于肾，则肾精气亏虚，脾肾两虚；肾藏精，肾精只宜固藏，不宜耗泄，若禀赋不足，年高精衰，肾精不充，或房室不节，久病劳损，耗伤肾之精气，会出现发育迟缓，生长缓慢，骨骼痿软，成人早衰，腰膝酸软，神疲乏力，耳鸣失聪，健忘痴呆，发脱齿摇，尿频遗尿，尿后余沥，男子阳痿早泄，精少不育，女子月经不调，经闭不孕，或五更泄泻，下利清谷，脘腹冷痛，鼓胀腹水等。肾之精气亏虚，可用健脾之法，培育后天之本，以养肾气，方如四君子汤、桂附温中丸、四神丸、实脾饮等。药用人参、黄芪、党参、白术、山药、茯苓、芡实、莲子、桂枝、干姜、附子、肉桂、吴茱萸、肉豆蔻、苍术、薏苡仁、泽泻等，合以补肾益精，强健腰膝，温阳利水之品，以健脾益气，补肾益精。临床肾病诸如小儿发育迟缓、成人早衰，腰痛、耳鸣、健忘、痴呆、尿频、遗尿、不孕、不育、五更泄泻、鼓胀腹水等病症，可用健脾之法治疗。气可生精，健脾可益肾。若肾阴虚，则慎用温燥，健脾合以养阴，观其脉证，随症治之。

以上是本人对脾胃病理的肤浅认识和不成熟看法。国医大师李振华教授为一代脾胃病大师，如何传承李老的脾胃学术思想，不断丰富和创新中医脾胃学说和脾胃病治疗，是我们这一代人肩负的责任，也是中医学术不断发展之所需。愿李老师的脾胃病学术思想发扬光大，代代传承，为中医学宝库增添财富，为广大病患造福。

传承李振华大师中医精髓

——健脾疏肝，调理肝脾胃气机枢纽，论治内科病

华 荣

作者简介

华荣，女，医学硕士，汉族，陕西省渭南市人。广东省中医院脑病一科主任医师，硕士研究生导师，国医大师李振华、国医大师张学文学术传承人，全国名医刘茂才弟子。广东省中医院脑病中心岭南林夏泉学术流派传承工作室研究员。从事中医脑病、脾胃病、名医与中医流派传承研究。中华中医药学会脑病分会委员、广东省中医药学会脑病专业委员会常委、中国中西医结合学会眩晕病分会常委。广东省健康科普专家，河南中医药大学李振华国医大师研究所专家组成员。主编《刘茂才中医脑病学术思想临证经验集》，参与编著《中医脑病学》《李振华医案医论集》（副主编）等学术专著10部，从事临床、教学、科研工作近30年。

20世纪80年代，我是国医大师张学文教授的硕士研究生，多年来我得到张学文教授的悉心指点，传授经验。2004年，我又有幸拜国家首批名中医李振华教授为师，成为“脾胃病国手”李振华国医大师的入室弟子及学术传承人，通过老师口传心授、精心指导、耳濡目染，在步入不惑之年后更感到中医学的博大精深，深感拜名师是我医学生涯中的一个重要转折点。中医学是中华文化的瑰宝，其理论核心是整体观、对立统一观、恒动观、取类比象观等。李老治学力求勤、恒、精、博、悟，并为后学者指明路径：熟读经典，多临床。从他关于脾胃病的学术思想中可以窥见其治学严谨、精研医理、善于辨证施治、善于运用中医理论解决疑难危重症的大医风貌，达到临证通变以知常，执常以应变，学古不泥，随证施药，以至有所创新。我跟随李老学习最大的感受是他缜密的临床思维和肝脾胃学术思想在临床的广泛应用。李老在临床带教中尤为重视中医思维方式的培养，总结了临床治病三十字：“深研四大经典，精于辨证论治，执和致平，法无常法，

常法无法，方有别，医无界。”他强调“学中医，必须文理通，哲理通，医理通”，学习哲学和辩证思维，是学习理解中医学的金钥匙。现就我跟师学习的主要收获总结如下。

（一）内科疾病首辨外感与内伤

外感病是指感受了风、寒、暑、湿、燥、火（热）六淫邪气而产生的病症。其中以感受风、寒、湿、火（热）之邪为多见。岭南之地多湿、多热，因此感邪最易挟湿、挟热，感寒后也易化热。有恶寒发热者外感易辨，但患者临床症状常纷繁多杂，容易误诊，影响疗效。长期的临床积累尤其是在急诊科临床教学工作5年的经历让我在辨别外感和内伤，治疗外感热病、呼吸系统疾病方面积累了一定的经验。

对于许多内科病，首先要辨清外感和内伤，李东垣在《内外伤辨惑论》中说：“甚哉！阴阳之证，不可不详也。”这里的“阴阳”二字，即内伤与外感。其次要辨清病位、病性。病位重在辨清卫气营血，外感初期，病位常在卫分、气分。病性重在辨清感邪的性质，如风寒、风热、湿热或风寒挟湿等。其中外感风热最为多见，其次为风寒、风湿，寒湿常易挟热。治疗以祛邪为主，祛邪务尽，辨治风热证我常用的方为：桑菊饮、银翘散、泻白散，并要注意通腑；风寒证常用方：柴葛解肌汤；风寒挟湿常用方：藿香正气散；湿热证常用方：三仁汤、藿朴夏苓汤、八正散。对于内伤杂病的诊治，要注重四诊合参，辨证论治。

（二）中医思维方法贯穿疾病诊治始终

中医学是人们在丰富的临床实践中结合哲学思维总结发展起来的，它运用的主要哲学思维包括直观思维、形象思维、象数思维、逻辑思维、辩证思维。这些哲学思维植根于中国传统文化，《易经》为中国传统文化的代表，对中医学的发展影响也最深，“医易同源”之说即源于此。李振华教授认为，中医学是在《易经》的基础上，通过人们同疾病斗争的反复实践，总结升华为理论的。中医学的发展是在实践—理论—再实践—再理论的循环往复中发展起来的，作为中医学者也应遵循这样的规律，用中医理论来指导临床实践。临床中重视中医思维，深刻领会运用中医学的整体观、恒动观、天人合一等思想理论解决问题。

中医理论和思维方式是中医认识、诊断和治疗疾病的基础，掌握临床思维的意义不仅在于去解决能够预见的临床实际问题，而且在于解决不可预见或疑难复杂的问题，这是学习中医的重点。因此，在医教研的实践中，应时刻注重中医思维能力的培养和中医思维方式在临床的灵活运用，以中医理论为指导。

（三）肝脾胃三位一体，治脾胃必须联系肝，调理肝脾胃气机枢纽是论治脑病的有效途径

李振华教授认为，人体是一个有机的整体，而在诸脏腑中，肝脏与脾胃的关系最为密切。肝为阳脏，体阴而用阳，其功能主疏泄条达，肝疏泄条达正常，脾土才能正常运化而不致壅滞。如情志伤肝，肝郁气滞，失其疏泄条达，横逆脾胃可导致脾胃升降失常，即木郁克土；如饮食损伤脾胃，或久病脾胃虚弱，湿阻中焦，肝气失其正常，均可导致肝脾失调或肝胃不和，即土壅木郁。故肝、脾二脏中任何一脏有所偏盛或偏衰，均可能使上述关系遭到破坏，出现肝、脾、胃彼此乘侮异常。肝失疏泄条达，横逆脾胃是导致脾胃病极为重要的因素。

我从事中医脑病和急诊临床教学近30年，在临床诊治中融会各家所长，但主要从调理肝脾胃入手，在中医脑病实践中，对肝脾气机升降理论在中风、眩晕、头痛等脑病中的运用体会颇多。例如，肝经风火是偏头痛病的始发病机，头为诸阳之会，手足三阳经均循行头面，为足厥阴肝经与督脉上会于颠顶，故肝脏与偏头痛、头风发病最为密切。脑为髓海，依赖肝肾精血和脾胃水谷精微的濡养，故以眩晕、头痛等多见的脑病与脾胃、肝肾的关系密切。

升降理论是中医基础理论的精髓，是人体气机运动的主要形式。脾胃为一身气机升降的枢纽，从生理上讲，脾主升，引导着肝的升发、肺之宣发、肾水上济；胃主降，引导着心火下降、肺气肃降、肾的纳气。脾胃作为脏腑气机上行下达之枢纽，脾虚则运化乏力，而脾主要为胃气行其津液，胃气壅滞，失于和降，脾胃气虚一则鼓动无力，清阳不升，不荣则痛；二则脾虚生湿，湿性重浊黏滞，胃失和降而浊阴不降，上犯清窍发为头痛。肝脾胃失调在眩晕、头痛病机中的作用尤为重要，其病缘于脾湿生痰，痰阻清阳，肝郁气机不利，气郁化火动风，肝风挟痰浊上蒙清窍所致。因此，在调理气机升降的过程中，重视脾胃的同时还应注重调和肝脾。治疗上以肝脾胃同调论治，气血调和为主，从肝脾论治，以健脾运脾为先，肝脾胃同调为治疗之根本，具体用药遵循李老提出的“脾宜健，肝宜疏，胃宜和”的原则，配合使用心理疏导、精神安慰等心身并治之法，临床疗效

显著。

肝肾精血同源，阴精不足往往可导致血虚，肾阴不足导致肝血不充，从而导致肝郁气滞。肝为阳脏，体阴而用阳，“肝之用不足当求之于肝之阴血”，然滋肾方可养肝；所谓滋水涵木，在眩晕中风防治上要重视滋肾养肝，临床宜用滋水清肝饮、天麻钩藤饮、一贯煎等方。中风以肾阴虚为发病之本，以肝阳暴涨、阳化风动、血随气升、气血逆乱为发病之标，必借助肝气上逆，常风痰蒙蔽清窍、脑脉闭阻而发病。在中风急性期，痰热腑实证是关键证候，也是中风急性期救治的关键。对于中风的高危因素疾病如高血压、高脂血症、糖尿病等伴发的眩晕、头痛、麻木的中风先兆阶段，要从痰瘀湿浊，脏腑气血辨证调理，防患于未然，尽早干预。

传承中医　重视思维

李郑生

作者简介

李郑生，教授，主任医师，硕士研究生导师，河南省名中医。毕业于河南中医学院（现为河南中医药大学），并留校从事医疗、教学、科研工作，为国医大师李振华教授之子。1991年，被国家人事部、卫生部、中医药管理局确定为全国名老中医药专家李振华教授学术传承人。幼承庭训，随父习医，深得父亲所传，擅长治疗中医内科杂病，尤其是脾胃病。在父亲的传授下，他有不少体会。

（一）注意观察脾胃病病机的动态变化并随症施治

若脾胃素虚或病后胃气未复，或过食寒凉生冷，损伤脾阳，脾胃虚弱，肝气乘虚而入，导致肝脾不和，此为脾虚肝郁证。临床可见形体消瘦，面色萎黄，身倦乏力，善叹息，胃痛、纳差、腹胀、嗳气，大便数日一行或便溏，舌体胖大、边有齿痕、苔薄白，脉弦细。治疗应用健脾疏肝法，偏于脾虚者以香砂六君子汤为基础方加减，偏于肝郁者以逍遥散加减。脾虚失其健运，不能正常输布津液，酿生痰湿，湿阻中焦，此时为痰湿中阻证，临床可见腹胀、纳差，进食肉食或生冷后加重，晨起口中黏腻，咽有异物感，大便溏或不爽，舌体胖大、边有齿痕、苔白腻，脉弦滑。治疗以运脾化湿为主，二陈平胃散加减治疗。另外，痰湿重者可酌加芳香化湿药藿香、佩兰、佛手祛湿化痰，去除口中异味及黏腻不爽。痰湿内蕴，阻滞气血运行，可导致气滞血瘀证，临床可见胃中嘈杂，伴胀痛或刺痛，腹胀，纳差，大便可正常，舌体胖大、质暗或有瘀斑、苔薄白，脉弦涩或弦细，此时治疗应以行气化瘀为主，以柴胡疏肝散合桃红四物汤加减。气滞、血瘀影响肝气之条达，肝气郁滞，气郁可化火，则横逆乘脾犯胃，又影响胃之和降，此时则形成肝胃郁热之证，临床可见胃中烧灼，夜间或饥饿尤甚，失眠多梦，胃痛，纳差，偶有反流，口干苦，大便干，数日一行。舌体胖大、质红、苔黄腻，脉弦滑。木旺乘土，治疗应抑木扶土，以疏肝平肝为主，以黄连温胆汤去胆南星合左金丸加减。火热耗气伤津，病久则气阴两伤，临床可见倦怠乏力，胃中嘈杂，伴胃脘隐痛，口燥咽干，大便数日一行，舌体胖大、质红、苔薄白或少苔。治疗应补气养阴，偏于气虚者可用香砂温中汤加减，偏于阴虚者可用沙参益胃汤加减。

从辩证法的观点来看，任何事物都不是一成不变的，疾病是一个动态的变化过程，病因病机也是在不断变化的，疾病的证候也会随之改变。治病过程中，必须细心观察病患的症状变化情况，并根据舌脉做出相应判断，治随症变，不可人云亦云、照本宣科。如患者口干渴，不可用大量滋阴润燥的药物，如天花粉、麦冬、石斛等。因为口干渴存在口干不欲饮、口干喜冷饮等的区别。若患者属痰湿中阻证，出现口干不欲饮的症状，那么此时需要的治法是运脾化湿而不是滋阴润燥。对此痰湿中阻的口干渴，就像楼上没水，不是因为缺水，而是水压太低所致。运脾化湿就是增加水压。临床有患者常这样要求：大夫，我乏力犯困，没精神，肯定是气虚，给我用一点人参或黄芪补补吧。此时我们就要根据舌脉判断患者乏力的原因——是气虚还是气郁。舌脉符合气虚自然就补气，气郁只需疏肝解郁，患者自然会恢复精神。

（二）对同病异治和异病同治思想的理解和运用

1. 同病异治

“同病异治”一语首见于《素问》，而“异病同治”则是后人根据“同病异治”的精神和临床治疗的实际情况而提出的相对性词语，并成为中医治疗上的一大特色。“同病异治”，又称“同病异证异治”，其内涵是：疾病相同，证候、治法不同。如《金匮要略·痉湿暍病脉证治第二》：“太阳病，其证备，身体强，几几然，脉反沉迟，此为痉，栝楼桂枝汤主之。”“痉为病，胸满、口噤，卧不着席，脚挛急，必龂齿，可与大承气汤。”两者同属痉病，但其病机、证候不同。前者是病邪在表的太阳经证，用栝楼桂枝汤滋养阴液，调和营卫，驱邪外出。后者是热邪内结的阳明腑证，用大承气汤荡涤肠胃，驱邪下行。在此，仅以失眠为例阐述对同病异治思想的理解和运用。

中医称失眠为“不寐”“目不瞑”“不得眠”等。不寐是以经常不能获得正常睡眠为特征的一类病症，主要表现为睡眠时间、深度的不足，轻者入睡困难，或寐而不酣，或醒后不能再寐，重则彻夜不寐，常影响人的正常工作、生活。不寐在《黄帝内经》中被称为“目不瞑”“不得卧”，认为其是因邪气客于脏腑，卫气行于阳，不能入阴所得。《素问·逆调论篇》记载有“胃不和则卧不安”之语。后世医家引申为凡脾胃不和，痰湿、食滞内扰，以致寐寝不安者，皆属于此。

（1）心脾两虚证：不易入睡，多梦易醒，心悸健忘，神疲食少，伴头晕目眩，四肢倦怠，腹胀便溏，面色少华，舌淡、苔薄，脉细无力。

证机概要：脾虚血亏，心神失养，神不安舍。

治法：补益心脾，养血安神。

方药：归脾汤加减。

党参10g，炒白术10g，茯神15g，陈皮10g，姜半夏10g，木香6g，砂仁10g，厚朴10g，枳壳10g，丹参15g，炒枣仁15g，制远志10g，炙甘草5g，生姜3片，大枣（切开）3枚为引。

心血不足较甚者，加黄芪15g，当归12g以养心血；不寐较重者，加夜交藤30g，合欢皮15g，柏子仁15g养心安神；兼见脘闷纳呆，舌苔腻者，加苍术10g，佛手10g健脾燥湿，理气化痰。

（2）脾虚肝旺证：不寐多梦，甚则彻夜不眠，心急烦躁，记忆力减退，耳鸣，口干苦，咽有异物感，胸闷，胃胀伴有嗳气，偶有胃脘灼热疼痛，纳差，大便2~3日一行。舌体胖大、边尖红、苔白腻，脉弦滑。

证机概要：脾虚肝郁，痰湿阻滞，肝火扰心。

治法：健脾疏肝，宁神清心。

方药：李老自拟方清心豁痰汤加减。

炒白术10g，茯神15g，橘红10g，姜半夏10g，香附10g，砂仁10g，郁金10g，节菖蒲10g，炒栀子10g，莲子心5g，煅龙齿15g，合欢皮15g，夜交藤30g，琥珀（另包冲服）3g，甘草3g，生姜3片为引。

胃胀甚者，加小茴10g，乌药10g，木香6g理气除胀；嗳气者，加柿蒂15g，丁香5g，刀豆15g降气止呃；胃痛者，加川楝子10g，元胡10g理气止痛；胃脘嘈杂反酸者，加黄连6g，吴茱萸4g，煅瓦楞15g制酸止痛；大便干、数日一行者加火麻仁25g，郁李仁15g，杏仁10g润肠通便；心急烦躁甚者，加灯心草5g，淡竹叶10g清心安神。

2. 异病同治

“异病同治”又称“异病同证同治”，其内涵是疾病不同，病机、证候、治法相同。如《金匮要略·痉湿暍病脉证治第二》言：“风湿，脉浮，身重，汗出恶风者，防己黄芪汤主之。”《金匮要略·水气病脉证并治第十四》言：“风水，脉浮身重，汗出恶风者，防己黄芪汤主之。”风水与风湿是两种不同的疾病，风水在表，以面目肿，按手足下陷而不起为特征；风湿在表，是以关节疼痛为特征，因同属表虚，病机一致，故同用一方，补卫固表，利水除湿。

《伤寒论》在阳明病辨治中指出：“食谷欲呕，属阳明也，吴茱萸汤主之。”在少阴病辨治中又言：“少阴病，吐利，手足逆冷，烦躁欲死者，吴茱萸汤主之。”在厥阴病辨治中又提出：“干呕吐涎沫，头痛者，吴茱萸汤主之。”一为阳明寒呕，一为少阴下利，一为厥阴头痛，合观3条，肝气犯胃，胃气虚寒的病机是一致的，所以均可治以吴茱萸汤。此乃“异病同治”之范例。下面以栝楼薤白半夏汤为例阐述对异病同治思想的应用。

栝楼薤白半夏汤药物组成为：栝楼一枚，薤白三两，半夏半升，白酒一斗。栝楼甘寒，清肺化痰、利气散结，开通胸膈痹塞。《本草思辨录》云：“栝楼实之长，在导痰浊下行，故结胸胸痹，非此不治。”薤白辛开行滞、苦泄痰浊，散阴寒凝结而温通胸阳，为治疗寒痰阻滞，胸阳不振之胸痹要药。《本草求真》谓其：“味辛则散，散则能使在上寒滞立消；味苦则降，降则能使在下寒滞立下；气温则散，散则能使在中寒滞立除；体滑则通，通则能使久痼寒滞立解……胸痹刺痛愈。”半夏辛温，燥湿化痰，消痞散结。白酒通阳，可助药势。诸药合用，使上、中、下的寒滞得以消除。散气宣痹，祛痰行滞，通阳泄浊，对于脾运失健，湿痰阻脉，气滞血瘀，胸阳失展之胸痹有良效。薤白配栝楼，属相须为用，加强了行气散结、祛痰通阳作用，治疗痰浊阻滞的胸痹典型证。栝楼薤白半夏汤，主治痰浊壅盛的胸痹重症，用薤白行气散结，配栝楼开胸散结，亦属相须为用，二者相互为用，为治胸痹之要药。若嫌药力不够，可加半夏祛痰散结。

栝楼薤白半夏汤在临床中多用于心悸或胸痹之痰湿中阻证，如胸闷、胸痛，痰多气短，肢体沉重，倦怠乏力，纳呆便溏，咳吐痰涎，舌体胖大边有齿痕、苔白腻，脉滑。在临床治疗中发现有一类胸闷是因为脾胃气虚，运化失司，痰湿中阻而致胃脘胀闷，向上挤压横膈，胸腔受压所致。曾有一个患者，因自感胸闷，痰多气短，后入院治疗，被误诊为冠心病而用活血化瘀、扩血管药物治疗，患者症状减轻后出院。之后患者胸闷时轻时重，出门必带速效救心丸，唯恐冠心病发作而死亡。数年后，辗转求医至我院，经仔细询问症状，得知患者除胸闷、痰多气短外，还存在倦怠乏力、脘腹胀闷不适、纳呆便溏等消化系统症状，患者舌体胖大、质淡、苔白厚腻，脉滑。初步辨证为痰湿中阻证，用香砂温中汤加栝楼薤白半夏汤加减治疗，患者胸闷的原因不在心脏，而在脾胃，鼓励患者重拾信心。患者服药至20剂时症状明显减轻，舌苔变为薄白苔，出门已不必随身携带速效救心丸。后继用上法服药至2个月，患者诸症消失而停药。基于此，针对胸闷的治疗，无论是心悸、胸痹引起或是脾胃病引起，辨证为痰湿中阻即可运用栝楼薤白半夏汤。运用栝楼开胸散结，半夏降逆、燥湿化痰，薤白通阳散结。

此后，在临床治疗中，脾胃病脘腹胀闷不适，纳呆便溏者但凡辨证为痰湿中阻证，无论有无胸闷气短的症状，可用栝楼薤白半夏汤治疗。但疾病不同，病机、证候、治法相同，可行同病异治之法，不必拘泥于疾病或方药。

（三）对“见肝之病，知肝传脾，当先实脾”的理解和运用

“见肝之病，知肝传脾，当先实脾”一说，虽首见于《难经》，但溯本追源则在《黄帝内经》。如《素问·至真要大论篇》中指出：“风气大来，木之胜也，土湿受邪，脾病出焉。”其阐述了自然界五运六气的反常与人体脏腑发病的关系。《素问》又说：“是故风者，百病之长也……弗治，肝传之脾，病名曰脾风，发瘅，腹中热，烦心，出黄”，“五脏受气于其所生，传之于其所胜……肝受气于心，传之于脾……”此即肝病传脾之论证，更具体指明了肝脾的传变

关系。《难经·七十七难》云："所以治未病者，见肝之病，知肝当传之于脾，故当先实其脾气，无令其受肝之邪，故曰治未病焉。"其本意为肝病最易传脾，在治肝的同时，先调补脾气，使脾气充实，不受邪侵。《金匮要略》又进一步指出："见肝之病，知肝传脾，当先实脾。"即将肝病"实脾"谓之上工之举，一直指导后世医家的临床实践，被广泛用于肝病的治疗中。

肝、脾二脏生理关系密切，肝本厥阴风木，为纳血之脏，主升主动。脾居中州，主腐化水谷，有生血统血之功能。肝（木）对脾胃（土）有制约调节作用（木克土），肝寄相火，肝气条达升散之性及分泌胆汁的功能，调节着脾胃气机的升降，为脾胃之受纳、腐熟、运化水谷提供必要的保证。正如《医学衷中参西录》所云，"盖肝之系下连气海，兼有相火寄生其中……为其寄生相火也，可借火生土，脾胃之饮食更赖之熟腐。肝脾者相助为理之脏也"；而肝为刚脏，体阴而用阳，肝得脾所输布的水谷精微滋养以后，才不致刚烈，疏泄功能才能正常。《临证指南医案》指出，"木能疏土而脾滞以行"。另外，只有脾土健旺，统摄有权，使血循常道，肝木得以荣养才有所贮藏和调节其血量，即"土旺木荣"也。

正因为肝（胆）脾（胃）的关系如此密切，故病理上二者相互影响。肝病可以传脾，脾病也可以及肝。若肝失疏泄，无以助脾之升散，可引起"木不疏土"；《血证论》云："木之性主于疏泄，食气入胃，全赖肝木之气以疏泄之，而水谷乃化；设肝之清阳不升，则不能疏泄水谷，渗泄中满之症，在所不免。"若脾虚失运，气血生化无源，则肝无所滋。《素问·玉机真藏论篇》云："五脏受气于其所生，传之于其所胜……肝受气于心，传之于脾。"情绪郁结，肝失疏泄，则脾胃升降失度，形成肝脾不调，肝胃不和等证。

治疗肝脏疾病时，要注意固护脾胃，不可过用苦寒药物清肝泻火，避免寒凉药物损伤脾阳，使土虚木乘。虽然脾气充盛，不受传，脾虚时固然应该实脾，脾不虚也应顾护脾胃，而且苦寒泄肝时不可太过。如疏肝解郁的逍遥散，平肝降逆的旋覆代赭汤所用的人参、白术、甘草等，就是泄肝顾脾法。顾护脾胃还可使"脾土不受邪"，盖脾土敦厚，肝木虽旺而弗能克土，则病不传变，故有预防治疗的涵义。"夫肝之病，补用酸，助用焦苦，益用甘味之药调之。"则是《金匮要略》提出的与肝实相对应的肝虚治法。即肝虚者，补肝顾脾，用酸甘焦苦药合用以培土荣木，选用白芍、五味子、山茱萸、酸枣仁、当归、丹参、地黄、小麦、大枣等药。可见，治疗肝病，肝实者宜泄肝顾脾，肝虚者宜补肝顾脾，虚实必须异治。而肝病兼顾脾土，既可防止肝病进一步传变，又可培土荣木减轻病情，缩短病程，还可牵制肝病治疗用苦寒药物攻伐之弊端。

《金匮》将肝病“实脾”谓为上工之举。叶天士曰：“补脾必以疏肝，疏肝即以补脾。”“治肝实脾”也一直被后世医家所推奉，并广泛用于肝病的治疗中。《医学衷中参西录》云：“欲治肝者，原当升脾降胃，培养中宫，俾中宫气化敦厚，以听肝木之自理。即有时少用理肝之药，亦不过为调理脾胃剂中辅佐之品。所以然者，五行之土原能包括金木水火四行，人之脾胃属土，其气化之输布，亦能包括金、木、水、火诸脏腑。所以脾气上行则肝气自随之上升，胃气下行则胆火自随之下降也。”

“见肝之病，知肝传脾，当先实脾”的观点，包括未病先防和既病防变两个方面。“肝病传脾”是从人体内部脏腑相关的整体观念出发得出的认识，而“当先实脾”则以肝脾关系为例论述杂病的治疗原则，体现了未病先防的思想。

（四）健脾疏肝和胃法在临床应用广泛

脾本虚证无实证。脾为气虚或阳虚。肝为阳脏，体阴而用阳，其功能主疏泄条达，肝疏泄条达正常，脾土才能正常运化而不壅滞。如情志伤肝、肝郁气滞、失其疏泄条达，横逆脾胃可导致脾胃升降失常，即所谓木郁克土；如饮食损伤脾胃或久病脾胃虚弱，致湿阻中焦，肝气失其正常的疏泄条达，均可导致肝脾失调或肝胃不和，即土壅木郁。故二脏中任何一脏有所偏盛或偏衰，均可能导致上述关系遭到破坏，出现肝、脾、胃彼此乘侮异常，尤其肝失疏泄条达、横逆脾胃是导致脾胃病极为重要的因素。李振华老师根据多年观察，认为三者在脾胃病中表现为脾常虚，肝常郁，胃常滞，很少单独为病。据此，他总结出了健脾疏肝和胃的治疗原则。该原则广泛应用于健脾疏肝和胃法中，每获良效。

健脾疏肝和胃法对应的病机关键为脾虚，病机演变为脾虚肝郁胃滞。故临床中除脾胃病（脾虚肝郁证）外，无论是漏下、脏躁、泄泻或是心悸、痤疮、梅核气等，符合脾虚肝郁者，皆可运用此法治疗。如梅核气，其病因病机为肝郁气滞，失其疏泄条达，横逆脾胃可导致脾胃升降失常，即木郁克土。肝气郁结，胃气失于和降，津液不布，聚而为痰，痰气相搏结于咽喉，故见异物梗阻。此时可用健脾疏肝，化痰降逆治法治疗。再如脏躁，脾虚肝郁是脏躁发病之本。从临床实践看，主要病机为肝脾失调，脾虚肝郁。病因多为饮食或思虑伤脾，脾失健运，湿浊内生，土壅木郁，肝失条达；或郁怒伤肝，肝郁气滞，横逆犯脾，木郁乘土。二者病因虽不同，但结果均可造成脾虚肝郁，气滞湿阻，化火成痰，痰火内盛，上扰心神；或痰浊随肝气上逆，干扰清窍，以致心神不宁，魂魄不安，发为脏躁。从治肝实脾入手，标本兼顾，以理气豁痰，清心透窍为法治疗，其效果甚佳。在临床治疗中，脾虚肝郁不一定对等，需要辨证后酌加疏肝解郁药或健脾益气药。

（五）中西医各自的特点、优势及结合的必要性

中医学研究的内容为阴阳五行、藏象气血、四诊八纲、经络、六淫、七情等；特点是注重天人相应、形神合一的整体研究。讲究“因人”“因地”“因时”的辨证论治，这些是中医学的思想基础，指导着医者遣方用药，也是中医的精粹所在。中医诊断是建立在中医基本理论的基础上，采用“望、闻、问、切”的方法，获得临床资料，以八纲辨证、六经辨证、脏腑辨证和气血、营卫辨证的辨证理论进行分析，以得出患者的疾病诊断结论。认为疾病的发展是阴阳失调，正邪斗争的过程，人体受“邪之所凑，其气必虚”及“正气内存，邪不可干”的内外因素相互作用和影响，制约和支配着疾病演变过程的特征。中医治疗着眼于“调整阴阳，扶正祛邪，治病求本”的基本原则，注重功能的恢复，以及新平衡的建立。遣方用药讲究守中，中病即止，既防太过又防不及；强调防、治、养并重，即“未病先防，既病防变”和“三分治疗，七分调养”。其中“扶正祛邪”可谓道出中医治疗的精髓，即着重调动机体的抗病潜能，并用多种药物配伍、多种方法并用，以提高疗效。

西医研究内容为解剖、生理、病理、病因、诊疗技术等；研究方法为实验分析方法；特点是注重局部和微观研究。把健康与疾病理解为有特定形态表现的正常与异常状态。健康与疾病都可以通过各种理化指标来加以反映。这也是西医可以看得见、摸得着，能被人们直观接受的原因所在。西医诊断则是建立在人体解剖学和生理学的基础上，运用现代医学科学的知识，通过物理、化学、生物学的实验方法并采用先进的检测仪器、设备，获得引起疾病的病原菌及人体病理改变和各种器官功能状态的资料，结合临床表现进行全面系统的分析，得出疾病的诊断结论。西医治病在要求功能恢复的同时，还注重形态、生理、生化、病理等指

标的恢复。治法上采用标准化治疗，同一种病就用同一种方法，不太考虑个体化治疗。比如发热了给你退热药，发炎了给你抗生素。这样治疗只注重局部，不重整体，也不注重发挥患者的主观能动性，患者在治疗中处于被动地位，不利于患者身体的康复。对社会心理因素不够重视，只注重于治疗，不注重养和防。

中、西医是两种截然不同的理论体系，各有其长。中医在诊治疾病时，以中医理法方药为体，通过四诊进行辨证治疗，同时以西医的各种检查仪器为用。西医的检查仪器可用来帮助了解病情，确诊疾病，它可判断疾病，了解病变的部位、病情的轻重、疾病的预后、治疗的效果等，可为中医的治疗提供数据。西医的临床优势表现在三个方面：精密的仪器检测，高超的外科手术，先进的急救手段。中医的临床优势在于：整体观指导下奇妙、灵活地辨证施治法则和完整的理法方药系统，并且有几千年积累下来的临证实践经验，在辨证各种疑难病症、各种功能性疾病以及各种急性热病方面都有明显的优势。

在临床治疗中，有患者想知道自己哪里出了问题，中医复杂的理论很难跟患者解释清楚，假如有一个大夫曾给他诊治过，说他脾胃气虚，那么他会在很长时间里将自己所有的症状都归结为脾胃气虚，甚至在下一次就诊过程中会以脾胃气虚扰乱大夫辨证的思路。现在网络很发达，患者很容易将自己的一些症状往某些疾病上套，以致怀疑自己得了什么不治之症。针对这些情况，需要西医精准的检查手法告诉患者究竟得了什么病——是浅表胃炎还是胃食管反流。患者一旦知道自己的病情，就会放下思想包袱，配合治疗。中西医是截然不同的科学，各有所长。中医在诊治疾病时，应以中医理法方药为体，通过四诊进行辨证治疗，同时以西医的各种检查仪器为用。通过仪器检查可以帮助了解病情，如可判断疾病，了解病变的部位、病情的轻重、疾病的预后、治疗的效果等，可为中医治疗提供依据，但绝不能以此仪器检查得出的结果作为中医辨证用药的唯一根据。

跟大师足迹 走岐黄大道

张正杰

我已经跟李老学习中医整整二十个年头了，从对中医药的懵懂无知，到现在的日门诊量达百人；从对自己的感冒都不敢用中药，到现在能治疗疑难重病，这些都得益于李老的精心培养。我的从医之路与老师的类似，因为家庭困难，中途辍学，即跟随李老学习，跟李老不但学到了临床技术，更重要的是学到了李老的学习方法、治学经验和做人准则。

处处留心皆学问

李老出生于中医世家，李老的父亲李景唐为豫西名医，《洛宁县志》对其事迹有详细的记载。李老的很多经验方都是家传的，比如李老治疗梅核气的方子已经在他家传承了一百多年了。除了继承家学，李老还处处求学，向民间偏方学习，向名家学习。李老的家乡有一户人家，几代人靠一个方子治疗月经疾病，李老就向他们学习，最后终于求得这个方子，李老把这个方子用于治疗月经疾病时，效果的确较好。

著名医家秦伯未在河南讲学期间，李老全程陪同。秦伯未治疗心脏病时用的桂枝量很小，但效果很好，李老问秦老其中的原因，秦老讲，桂枝有助阳的作用，在这里用少量的桂枝主要是助心阳，如果量大就起解表的作用了，李老听后豁然开朗。李老除了向名医名家当面学习外，还向病家病案学习。有一次，李老到一个患者家出诊，患者说她原来经期容易月经量大（崩漏），十几年前让施今墨治过再也没有复发，李老就问吃的什么药，还有处方没有。患者就从一个箱子里拿出来一个颜色泛黄的毛笔书写的处方，李老看这和自己平时治疗崩漏的方子没什么区别，也是以健脾益气、统摄血液之法治疗的，其不同的就是施老以四两米醋为药引，而且柴胡、白芍用醋炒，李老突然就明白了，因为米醋酸能收敛，以大量的米醋就能快速止血，后来李老在治疗崩漏时用这一方法效果确实不错。像这样的例子还有很多，李老治疗泌尿系结石是跟岳美中学习的。李老的这种求学精神，对我影响至深。在临床中我对患者的病史非常重视，别人有效的经验都要留心记下来，以供自己学习。

尊古不泥古，创新不忘祖

李老作为国医大师，在医、教、研及临床上都颇有建树，在外感热病、内伤杂病、脾胃病研究上都有独特的学术思想，这些学术思想都是李老提出来的，如李老在伤寒上提出了“损阳伤正是伤寒的病理基础”的观点。

李老还进行了大胆的创新，在治疗脏躁时，依据张仲景《金匮要略》记载的“妇人脏躁，喜悲伤欲哭，象如神灵所作，数欠伸，甘麦大枣汤主之”，收效甚微。后考虑医圣对本病诸证虽有描述，但限于当时药物较少，影响效果。后来李老在临床中反复摸索，根据患者舌脉及症状的表现，如心烦急躁、易怒、失眠多梦、记忆力减退、胸闷气短、时有口苦、头晕头痛、自汗出等，食后及下午、夜晚多兼腹胀，甚至有恐惧感、多疑、幻想、感情冲动、易哭泣，以致失去生活兴趣，悲观厌世，以及舌体稍胖大，舌质边尖偏红，舌苔白腻，脉象沉弦、稍细，且多在情绪不畅时病情加重，认为是肝气郁结，郁久化热，心肝火盛。木郁克土，肝脾失调，肝火上逆，痰随气升，清窍失灵，久而神明不能自主，故记忆力减退，甚则多疑幻想，悲伤欲哭，以致厌世轻生欲死。现在所谓的抑郁症，其病机和症状与本证相似。

根据以上症状，李老用疏肝健脾之法清心肝之火，佐以安神之法以温胆汤加减治疗，收到了意想不到的效果。在温胆汤的基础上李老原创了一个清心豁痰汤，处方为：白术、茯苓、橘红、半夏、香附、郁金、枳壳、乌药、小茴香、节菖蒲、栀子、莲子心、龙齿、夜交藤、合欢皮、甘草。如头痛、头晕，加菊花、天麻，重则加细辛、川芎；口苦口干加知母；有恐惧感、多疑幻想，加朱砂、琥珀；自汗出，加麻黄根、牡蛎、浮小麦；腹胀，加厚朴、焦三仙。同时，嘱咐患者加强静养，避免精神压力和思想刺激。李老长期临床观察发现，服药10剂左右，心悸烦躁、情绪不宁减轻，相继睡眠好转，一般服药1~2个月可痊愈。

李老在脾胃病学术思想方面的建树有目共睹，李老的脾胃病学术思想是在总结先人的基础上发展起来的。李老讲，他对脾胃病的认识，得益于中医医籍理论和多年临床实践。而纵观历代医家在医疗实践中，无论用什么药都非常重视保护脾胃。如医圣张仲景非常重视脾胃，这在他在处方用药时可以体现出来，如用白虎汤，因为生石膏比较寒凉，用量大可以伤胃气，所以用粳米保护胃气。桂枝汤除了姜枣有调中焦、健脾和胃的作用以外，服桂枝汤还要进热粥，这样促使汗出，也保护了胃气。即便是阳明腑证热结于里，需要用大承气汤时先用小承气汤试服，如果有矢气出，再服大承气汤，说明医圣在用泻下药时，时刻以不损伤脾胃之气为原则，临床上李老受张仲景保护脾胃的指导思想的启发，很少用泻药，注重保护脾胃。李东垣更有“善治病者，唯在调理脾胃”这一独见卓识，李老通过多年的临床实践和研究提出：“脾本虚证，无实证，虚为气虚，甚至阳虚，无阴虚；胃多实证，亦有阴虚证；治脾胃必须密切联系肝，治脾虚证亦必须兼治胃，治胃亦必须兼治脾，三者必须同时兼顾，各有轻重，辨清阴阳表里，寒热虚实。”这是李老多年来对脾胃病的病理或治法总的认识。故在治法上简明地提出“脾宜健，肝宜疏，胃宜和”的九字要诀。

脾虚是脾胃病的病理基础。历代治脾虚之法，如淡渗利湿、芳香化湿、苦温、辛温甚至大辛大温之温化寒湿，以至湿邪化热之苦寒燥湿，无一不是健脾祛湿之法。这不仅说明脾喜燥而恶湿，也可见脾本虚证而无实证。在用药上李老寻找了历代不少有关治肝、脾、胃的方药，如四苓散、五苓散、平胃散、胃苓汤、参苓白术散、香砂和中汤、香砂养胃汤、四逆汤、理中汤、桂附理中汤、苓桂术甘汤、黄芪建中汤、保和丸、健脾丸、二陈汤、四君子汤、五味异功散、六君子汤等，这些方药在治疗上多偏于治肝、脾、胃一方或两方为病者，确有疗效，但缺乏照顾到治肝、脾、胃三方之药物。唯发现香砂六君子汤药品虽八味，但照顾肝、脾、胃较全面。如党参、白术、茯苓、甘草益气健脾；陈皮、半夏、砂仁除湿和胃；砂仁、陈皮配香附疏肝理气。清代名医陈修园对香砂六君子汤的评价为：“百病皆依此方而收功。”李老亦认为香砂六君子汤药味虽然不多，但非常符合脾胃病在治疗上“脾宜健、肝宜疏、胃宜和”的治疗原则。多年来，李老在治疗慢性脾胃病中，根据脾、胃、肝之虚、实、寒、热的程度不同，以此方为基础加减化裁，增加了疏肝的药物如枳壳、郁金，以及协调肝脾的桂枝、白芍，创立了香砂温中汤。本方的药物组成为白术、茯苓、陈皮、半夏、香附、砂仁、川朴、枳壳、郁金、桂枝、白芍、木香、甘草（本书称此方为基础方）。据统计，脾胃病90%以上都为脾胃气虚，但在发作之时，多偏于肝胃不和或气滞血瘀，或气郁化热，或饮食所伤之虚实证。故本基础方之制定以通为主，以补为次。先以调理肝、脾、胃，使气血调和，诸症缓解后再加重益气健脾，以达巩固。方中陈皮、半夏、茯苓、砂仁、厚朴以消食和胃为主，佐以疏肝解郁理气之香附、枳壳、郁金、白术、茯苓，再配桂枝、白芍、木香、甘草健脾理中，调和气血。本方药量为一般量，宜轻不宜重，药味平和，补而不滞，开不伤正。以先祛邪为主，邪去症消，再施以参、芪等益气健脾而扶正。我在跟师学习期间，见过大量的胃病患者通过这一治疗方法而治愈。慢性萎缩性胃炎是世界公认的癌前病变，凡是经过李老治疗，坚持服药的没有一例转成癌症的。跟随李老学习，除了掌握这些学术思想外，李老的治学方法更是让我受益终生，李老讲学习要活学活用，不能只记一个死方偏方，更不能唯经典是从，我们应该在继承中发展，发展中继承，在理论上只有融会贯通，方能知常达变。我在读历代医家的著作时，会阅读一些同时代的历史资料，这样能更清楚地了解当时的社会状态，因为人的疾病发展和社会环境密切相关。结合当下的社会环境，随着科技的进步，人的体力劳动越来越少，脾胃病越来越高发，为此我们更有责任和义务来发展中医，发展李老的脾胃病学术思想。

一日为师，终身为父。李老不仅教我医术，而且对我的生活各个方面都很关心，我跟李老学习李老不但不交学费，还管吃管住；直到现在，李老家里做的好吃的、我喜欢吃的食物，李老和师母都会叫我去吃，如果没时间回去，也会给我留一份。前几天老师因心脏病房颤发作，夜里还在ICU抢救，白天刚出抢救室，转到病房看到我时说，“你家里媳妇生孩子，钱够不够？不够让你师母给你拿点钱”，听了这句话我当时眼泪哗啦就下来了，老师刚从生死线被抢救回来，说话都有气无力的，还在想着我这一个学生的生活困难不困难，碰到这样的恩师怎能不让人感动？平时李老也是这样急患者所急，想患者所想，急他人所急，为他人着想，李老从学院院长职位退下来后，家里每天都是人来不断，热热闹闹。每次过生日都是在没有通知任何人的情况下，其亲人、弟子、朋友、患者都会主动地来给李老过生日。

李老已经90多岁高龄了，过年时因身体不适住院期间还在做书的审稿工作，李老对中医的热爱是我们学习的榜样，不管什么时候只要说到中医，聊到中医的发展，两目都是炯炯有神，从他的眼神中可以看到中医美好的未来。

李振华教授调理脾胃用药规律探讨

徐江雁

作者简介

徐江雁，男，1963年，医学博士，中医学博士后，教授，博士生导师。1985年7月毕业于河南中医学院（现为河南中医药大学）中医专业，获医学学士学位，后留校工作至今。主要从事中医学术流派、名老中医学术思想及传承研究。2003年开始系统研究李振华教授脾胃病学术思想。

（一）明辨性味归经，通晓补泻之理

药性，是指药物所具有的寒、热、温、凉的四种特性；五味，是指药物所具有的酸、苦、甘、辛、咸五种基本味道；归经，则是指中药对人体某部分具有选择性的治疗作用。药物性味归经的不同，直接决定了药物的治疗功效，从而也决定了不同疾病所运用的不同用药法则。李老常说："归脾胃经的药物甚多，但功效各异，而脾胃病机又迥异，即脾属虚证，无实证，胃多实证，即虚则太阴，实则阳明。"所以补脾胃者多以甘味药为主，酸味药次之；泻脾胃者多以苦味药为主，辛味药次之，而补泻之中药性又有寒温之分，故应随症选用。

1. 补以酸甘，权衡寒温

李老认为，脾属虚证，无实证。而脾虚的表现，是气虚甚则阳虚，除胃有阴虚证外，脾则无阴虚证。如脾失健运和升清，主要责之于脾的功能虚弱，即气虚、阳虚。因而健脾的药物，无论是淡渗健脾利湿、芳香化浊燥湿、益气温中化湿还是大辛大温之药温化寒湿，无不在助脾气或脾阳。这些甘味药之应用，正如《素问·至真要大论篇》曰："夫五味入胃，各归其所喜，故……甘先入脾。"《素问·藏气法时论篇》又云："脾欲缓，急食甘以缓之，……甘补之。"《名医方论》亦云："气虚者，补之以甘。"这些均说明甘味药入脾经，有益气健中、补养脾胃之功效。

李老指出，补益脾胃虽常用甘味药物，但甘味药物的药性又有偏温偏寒之别，也即补虚不可纯用甘温。味甘性温者有补气助阳之功，常用药物如人参、党参、黄芪、白术、山药、白扁豆、炙甘草、大枣等，适用于以脾胃气虚为主之证。偏阳虚者，须伍以辛温之品以温中助阳，如桂枝、吴茱萸、干姜、制附子、良姜、蜀椒等；味甘性寒者具有养阴生津之功，常用药如沙参、玉竹、石斛、天花粉、玄参、麦冬、天冬、梨汁等，适用于胃阴虚证。酸味药，多归肝经，但与甘味药合用，有酸甘化阴的作用，能补养胃阴，适用于少纳不饥、渴而少饮、胃脘灼痛、口干咽燥、溺少便结等胃阴亏虚之证，常用药如白芍、乌梅、五味子等，伍以炙甘草、大枣等酸甘化阴，以助滋养胃阴之力。由于脾喜燥而恶湿，故脾虚者应慎用滋阴助湿之药，以适为度。

2. 泻以苦辛，详审机宜

李老认为，脾为阴土，喜燥恶湿，胃为阳土，喜润恶燥，二者在生理病理方面各有喜恶，从而相辅相成，发挥正常的纳化功能。《素问·至真要大论篇》谓："湿淫于内，治以苦热，佐以酸淡，以苦燥之，以淡泄之。"《素问·藏气法时论篇》："脾苦湿，急食苦以燥之。"说明苦味药具有燥湿泻火之效。故临床上对脾为湿困者，宜用苦燥祛湿之品。但苦味药亦有偏温偏寒之异，味苦性温者以燥湿为主，常用药如苍术、白蔻仁、砂仁、厚朴等，适用于脾湿偏盛者；味苦性寒者以清热泻火为主，兼有燥湿作用，多用于脾胃湿热蕴结或暑湿入里伤中之证，常用药如黄连、黄芩、大黄、茵陈、栀子等，但清热不可纯用苦寒，太过则易伤脾气。针对苦味药药性的寒温差异，临床上也应据证选用。对湿热蕴结中焦者，宜选用微辛之芳香化湿药，常用药如竹茹、佩兰、佛手等。对湿困脾胃证、水湿壅盛、溺短水肿明显者，在苦燥药中需配伍淡渗利湿之品，如薏苡仁、猪苓、茯苓、泽泻等以利水渗湿。盖湿性下趋，宜因势利导。辛味药有辛散行气之功效，主要用于因寒凝、湿郁、痰饮、食滞等邪为患导致的脾胃气滞证，影响脾胃之纳化升降功能，产生痞满、脘腹疼痛、泄泻诸症，正如《医宗金鉴·删补名医方论》所说："夫人以气为本，气和则上下不失其度，运行不停其机，病从何生？若饮食不节，寒温不适，喜怒无常，忧思无度，使冲和之气升降失常，以致胃郁不思饮食，脾郁不消水谷"，治当宗"气升当降，气逆当调"（《沈氏尊生书》）之旨。除运用化湿、消导，祛痰、化饮药物外，还应配伍味辛理气之品，如木香、枳壳、陈皮、佛手、郁金、苏梗、砂仁、白蔻仁等疏理气机。临证时，既要考虑病性的寒热虚实，又要兼顾兼夹之邪，做到灵活运用。

（二）药效升降纳化，择其所宜之法

1. 升降结合，相辅相成

脾胃属中焦，为人体气机升降出入之枢纽。正如《医学求是》所云：“中气旺，则脾升而胃降，四象得以轮旋；中气败，则脾郁而胃逆，四象失其运行矣。”然药亦有升降浮沉之性，故调治脾胃升降失常诸症，当权衡孰重孰轻，而抉择“升”“降”之主从。若脾虚气陷致久泻、脱肛、便血、尿浊、崩漏等，当以升阳举陷为主，但必须在益气健脾的基础上，否则为水无源则易枯，故用药如党参、黄芪、白术、升麻、柴胡等；脾胃内伤，升降失司，清浊相干，浊阴不降而致呕吐、嗳气、呃逆、肠燥便秘、脘腹胀满等，当选和胃之品以降浊，如陈皮、砂仁、焦三仙、厚朴、旋覆花、代赭石、柿蒂等。总之，治脾之法，以益气升清为主；调胃之法，以降气通浊为要。由于阴阳互根互用，阳升阴降协调统一，清阳得升发，则浊阴自降；浊阴得降，则清阳自升。故临证时，当需益气升清、降气通浊相结合，分清清浊之主次，随症施用升清通降之法。

2. 润燥相合，各得其宜

脾为燥土主升，胃为湿土主降，燥湿相济，升降得宜，阴阳相合，相辅相成，共成中焦运化收纳之权。诚如《临证指南医案》所云：“太阴湿土得阳始运，阳明燥土得阴自安，故脾喜刚燥，胃喜柔润。”李老认为，脾病多湿而治重温燥，当效《金匮要略》中“祛湿当以温药和之”之法；胃病多燥而治重柔润。故治疗湿盛困脾，总宜温燥健脾，并结合湿邪阻滞部位之不同，随症治之。如湿蒙于上，而致眩晕、头痛、首重如裹、胸闷者，在甘温燥湿之药中宜配伍祛风药，如天麻、细辛等；湿滞于中，而致脘闷、纳呆、呕逆、多涎者，宜配伍芳香化湿、理气行湿之品；湿注于下，而致溺短、带下、濡泻、骛溏者，除甘温燥湿外，宜加入淡渗利湿之品以引湿下行；湿泛肌表，而致身重肢肿者，在甘温健脾药中宜少佐辛温透达、解表燥湿之品，以宣散肌表之湿邪，如羌活、独活，甚至麻黄等。脾胃疾病，阴虚者仅见于胃阴虚，多因外感热病或内伤杂病日久耗伤阴液，或治疗失当过用温燥之品而致，或素体阴虚内热以及其他疾病伤及胃阴。对属胃阴虚的各种胃病，李老常用甘寒生津柔润之品以滋养胃阴，如叶天士的养胃汤（见叶天士的《临证指南医案》，该方组成为：沙参、麦冬、玉竹、桑叶、石斛、白扁豆、甘草）为基础方，加白芍、知母、花粉、陈皮、鸡内金、焦三仙；气郁胀满者加郁金、乌药，慎用芳香理气过盛之品，以免损伤胃阴；疼痛者，加元胡，重用白芍；阴虚火盛者，可酌加牡丹皮、玄参、地骨皮。

3. 温清并举，主次有别

脾胃相连，湿土同气。阳盛之躯，湿邪多从阳化热，扰及阳明，阳明阳土，两阳相合积热、化火，故每易耗气伤津；阴盛之体，湿邪多从阴化寒，聚于太阴，太阴阴土，两阴相合，故每见寒凝、浊滞。由于脾胃为一身气机升降之枢纽，心火之下降，肾水之上升，皆赖脾胃从中斡旋。肝气之条达，胆液之降泄，亦依赖于脾胃升降功能的协调。因此，脾胃失和，既可见肝郁化火上炎之心烦不寐、口苦咽干等热证，又可见脾虚下焦失于温煦之腹痛、泄泻等寒证。对肝脾失调、寒热互见之肝脾寒热错杂证，不能单纯地运用温阳散寒、寒凉清热之品，必须温清兼用，寒温平调，方切病机。李老常以丹栀逍遥散加减，同时，针对病证寒热之轻重，或寓清于温，或寓温于清，总以寒温平调为度。即使治疗单纯的热证或寒证，在清热或温阳方中，宜当伍以少量性味相反的药物以为反佐之用，使温而不燥，清而不寒。

4. 消补兼顾，掌握分寸

脾胃虚弱，极易虚中挟滞，而成虚实错杂之证。健脾而不消滞，则已积之滞难除；消滞而不健脾，则脾气益伤，即使积滞暂去，犹有复积之虞。故当消补兼施，双管齐下，始能两全。脾主气，气贵流通，脾气虚则胃气随之亦滞，故常需配伍少量理气醒脾和胃的砂仁、木香、陈皮等，以调畅胃腑气机，使脾之健运恢复正常，如异功散、参苓白术散、香砂六君子汤分别伍用陈皮、砂仁、木香等，补中寓通，变“守补”为“通补”。脾虚不运，水湿不化，以致湿盛为患者，健脾尚需配薏苡仁、茯苓、猪苓、泽泻等渗湿利水之品，使水湿下渗而脾运得健，以加强利水健脾之效。胃病食积内停，治宜消食导滞，但食积日久，脾气受损，若一味消导，益伤脾气，故当伍以健脾补气之品，消补兼顾，如党参、白术、茯苓等。脾胃同治，消补兼施，关键在于掌握消补之分寸。若虚多实少，当补重于消；实多虚少，则消重于补。李老指出，凡脾胃虚实夹杂之病症，均宜脾胃兼顾，消补适当，随症化裁，方可收桴鼓之效。

5. 疏肝活血，温肾补阳

李老认为，脾胃中焦疾病的治疗，不能只从脾胃着眼，而应立足整体观念，根据脏腑理论，调整脏腑整体关系，临床上则多从肝肾论治。肝主疏泄条达，可保持脾胃正常运化、腐熟功能。无论是情志伤肝、木郁克土或饮食损伤脾胃，还是脾胃久病虚弱、土壅木郁，均可导致肝脾失调或肝胃不和。临床各种慢性脾胃病证或肝脏病症，其病理不仅仅在于脾胃或肝，故治疗脾胃病时要佐以疏肝理气之品，治疗肝脏病症时，常注意健脾和胃。对于脾胃虚寒之证，在温中健脾药中，注意酌加敛肝之品以防土虚木乘；对于脾胃气虚下陷，“土衰而木无以植”者，治当培土抚肝。如李东垣所创之补中益气汤中“柴胡引少阳之气上升”及“升麻引胃气上腾而复其本位，便是行春升之令”；对于肝肾阴虚并有脾胃气虚之病症者，用药要知道，滋阴则助湿，易伤脾胃，健脾祛湿则伤阴，易加重肝肾之阴虚，二者若同时用药，则疗效不显。临床对此病症，李老主张应先调理脾胃，脾胃健，受纳足，则气血津液生化有源，肝肾之阴易复。但健脾胃之药，宜淡渗清灵平和，不宜过用芳香温燥，以免伤阴。饮食好转，宜酌加甘淡养阴之品，但不宜过用滋腻，以免助湿伤脾。鉴于肝木与脾胃在生理病理上的密切联系，对于脾胃病，在治脾胃的同时，必须辅以疏肝，“治肝可以安胃”。根据“木郁达之”的原则，常选用香附、柴胡、青皮、枳壳、木香、乌药等药物疏肝理气。“久病入络”，故在疏肝理气的同时，配以养血活血的当归、白芍、五灵脂、丹参、赤芍等。脾的运化必须有肾阳的温煦才能发挥其正常作用。肾阳不足，不能温煦脾阳，则可致脾阳不足，所以在治疗慢性胃肠泄泻疾病及脾胃虚寒证时，常配用温补肾阳的附子、肉桂、补骨脂等。

6. 药味精专，严守法度

脾以健运为常，胃腑以通为贵，这是它们的生理特性。因此，李老认为，对于脾胃虚证，应当注意运用行补、通补的原则，不可大剂峻补、壅补。在补药之中，酌加理气醒脾之品，以调畅气机，使补而不壅，通而不耗，达到补不滞邪，通不伤正。在药物的剂量上，亦当以轻灵为宜，宁可再剂，不可重剂。正如名医蒲辅周所谓：“中气虚馁，纯进甘温峻补，则壅滞气机，反而增加脾胃负担，甚则壅塞脾之运化，使胃腑更难通降。”况且，脾胃虚弱，每致气滞、食积、瘀血停留，若大剂壅补，则碍祛邪，故当补中寓行，轻剂收功，使中气渐强，运化得力，则正气渐复。对于肝胃气滞之证，首推辛香理气之法。然而用之不可过剂，应中病即止，因理气药多有化燥伤阴、损伤正气之弊，尤其对于年老体虚、素体阴、血虚或阳亢、火旺者，用之更须注意。正如《丹溪心法》所云：“滞气用青皮，勿多用，多用泻真气。”对于肝胃郁热或湿热蕴结中焦之证，常投苦寒泄热之品，因苦能燥湿，寒可清热，但不可久服，久则有苦寒伤胃或伤阴损阳之弊。

李振华老师治疗黄疸的经验

郭淑云

作者简介

医学硕士，国家二级教授，主任医师，博士生导师，第五批全国老中医药专家学术经验继承工作指导老师，河南省优秀专家，河南省首届名中医，河南省教育厅学术技术带头人，河南省文明教师。1974年就读于河南中医学院（现为河南中医药大学）中医系，1977年毕业后留校从事中医内科教学及消化内科诊治工作，1982年考取河南中医学院研究生，有幸师从于李振华教授，专攻脾胃学说的研究与诊治，1985年毕业获医学硕士学位。主持国家级及省级科研项目十余项，发表医学论文50余篇，主编及参编著作27部，获厅、省级科技成果进步一、二、三等奖14项。

在跟随李老学习时，笔者了解了李老治疗疾病时重脾胃的学术思想。对于黄疸等肝病的治疗，李老提出“阳黄用药不可过于苦寒”“治阴黄当重健脾”“治湿当以理气，气行则湿行”等观点，笔者在临床中每以此理论观点为指导，诊治黄疸等肝病患者，常取桴鼓之效。

案1：朱某，女，53岁。2013年8月29日初诊。

主诉：上腹胀痛半年，黄疸2个月。

现病史：半年前无明显诱因出现上腹胀痛，纳差，2个月前在当地医院就诊，诊断为：乙肝肝硬化。给予干扰素针抗病毒治疗后，自觉病症加重，出现黄疸，颜面、双下肢水肿，1个月前转入郑州大学一附院，依据当时的检验结果，诊断为：①肝衰竭（急性）；②肝炎肝硬化（乙型）失代偿期。给予保肝降酶、利尿、退黄、促肝细胞生成、激素冲击治疗、抗感染及人工肝治疗3次，自觉效果不佳，患者出院，停用西药，转诊于我院。现症见：患者极度乏力，家人背至门诊，纳差，不能进食，恶心，时呕吐，上腹胀痛，巩膜及全身皮肤黄染，颜面、双下肢水肿，怕冷，大便干，小便黄。舌淡胖、苔白腻，脉细弱。辅助检查：2013年7月25日查肝功：总胆红素137.5μmol/L，直接胆红素122.4μmol/L，间接胆红素15.1μmol/L，白蛋白27.5g/L，谷丙转氨酶156U/L，谷草转氨酶163U/L，谷氯酰转肽酶185U/L。乙肝病毒DNA：8.19×10^9IU/mL。

中医诊断：黄疸（阴黄，证属脾胃阳虚，气滞水停，胃失和降证）。

西医诊断：肝炎肝硬化（乙型）失代偿期。

治法：以温中健脾理气，行气利水，和胃降逆为主。

方药：茵陈五苓散合四君子汤加减。

茵陈30g，党参15g，黄芪15g，生山药30g，茯苓20g，炒白术25g，生白术25g，赤小豆30g，姜半夏10g，砂仁8g，大腹皮30g，郁金15g，香附18g，车前子30g，泽泻15g，丹参30g，炒麦芽30g，神曲10g，鸡内金10g。14剂，水煎服。每日1剂。

二诊：2013年9月13日。患者仅服2剂，呕吐症状消失，稍能进食，诸症亦随之减轻。14剂后纳食好转，腹胀、精神、乏力明显好转，颜面、双下肢水肿、巩膜及全身皮肤黄染等症较前减轻。上方姜半夏、炒白术、生白术各增至30g，继服15剂。

三诊：2013年9月29日。患者纳食可，腹胀等症消失。以上方稍做调整治疗2个月余，患者黄疸等症均消失，肝功恢复正常。2013年11月5日查肝功：总胆红素19.5μmol/L，直接胆红素11.4μmol/L，间接胆红素8.1μmol/L，白蛋白34g/L，谷丙转氨酶36U/L，谷草转氨酶34U/L，谷氨酰转肽酶110U/L。乙肝病毒DNA检测：8.19×10^8IU/mL。

在以后的检查中，患者谷丙转氨酶轻度波动，嘱其口服博路定，1日1次，1次1粒后乙肝病毒DNA检测阴转，肝功能持续正常。

【按语】患者系乙肝肝硬化，肌内注射干扰素后引起肝衰竭，经以保肝降酶、利尿、退黄、促肝细胞生成、激素冲击治疗、抗感染及人工肝等及时救治，虽然症状未能缓解，但病情的发展已得到控制。来我处就诊时，患者极度虚弱，仅靠输适量的液体维持生命，已十余日未进食水谷，食即呕吐，上腹胀痛，黄疸，水肿，怕冷，大便干，小便黄。舌淡胖、苔白腻，脉细弱。四诊合参，中医诊断为：黄疸（阴黄），脾胃阳虚、气滞水停，胃失和降证。本案病机复杂，但以脾胃阳气虚损为主，兼有肝郁、湿盛邪内盛等。以茵陈五苓散合四君子汤为主加减。其茵陈、茯苓、白术、泽泻取茵陈五苓散以利湿退黄；党参、白术、茯苓取四君子汤义加黄芪、山药、赤小豆以健脾益气；郁金、香附、大腹皮、车前子、泽泻和丹参以行气利水，稍佐以活瘀，则更有利于气畅水行；姜半夏、砂仁化湿止呕；炒麦芽、神曲、鸡内金消食和胃。观其脉证，本案以脾胃虚损为主，引起黄疸的病位虽在肝胆，但不离乎脾胃，且往往由脾胃而至肝胆，故治疗时重在顾护脾胃，急当使患者能食则气血生化有源，肝得其养，乃得安康。李老在治疗黄疸一证时，曾谆谆告诫医者，“用药不可过于苦寒”且“注重顾护脾胃”，在本案的治疗中，正是以李老的学术思想为指导，始终贯穿以治疗养护脾胃而取良效的。

案2：刘某，男，45岁。2008年9月15日初诊。

主诉：右胁部不适，纳差5年，再发15天。

病史：患者于5年前因右胁部不适，纳差，乏力，在当地医院查肝功：ALT：145U/L，AST：122U/L；HBsAg(+)，HBeAg(+)，HBcAb(+)。诊断为：慢性乙型肝炎。患者口服天晴甘平与五酯软胶囊后肝功能复常而停止治疗。半个月前因工作劳累及生气后又复出现右胁不适，纳差，腹胀，恶心，厌油腻，喜太息，乏力，遂去郑州市某医院检查，TBIL：20μmol/L，ALT：276U/L，AST：184U/L，彩超：肝脏弥漫性回声改变，胆囊壁厚，而来门诊治疗。现症见：脘胁腹部胀闷，纳差恶心，厌油腻，胸闷，倦怠乏力，大便溏薄，舌淡、有齿痕、苔厚腻，脉稍弦细。

中医诊断：肝着。

证型：肝郁脾虚胃滞证。

病机：肝气郁滞，脾失健运，胃失和降。

西医诊断：乙型慢性病毒性肝炎。

治则：以疏肝解郁，健脾益气，和胃止呕为主。

方药：柴胡9g，香附15g，郁金15g，佛手15g，乌药10g，陈皮10g，生白术18g，生山药18g，茯苓20g，生薏苡仁20g，砂仁10g，姜半夏10g，猪苓15g，炒麦芽30g，神曲15g，鸡内金12g。10剂，水煎服，每日1剂，并注意卧床休息。

二诊：2008年9月25日。患者服药10剂后脘胁胀闷、恶心等症减轻，纳食增加，乏力好转，大便仍稍溏，上方加党参12g，继续服用15剂。

三诊：2008年10月11日。患者脘胁腹部胀闷、胸闷、恶心、厌油腻症状基本消失，纳食可，乏力明显好转，小便黄减轻，大便正常。上方去郁金、乌药、陈皮、姜半夏，继续服用上方15剂后，复查肝功能：TBIL 15μmol/L，ALT 36U/L，AST 38U/L，已恢复正常。

【按语】本例患者之肝郁脾虚胃滞证是因毒邪侵袭或情志不畅等造成以致肝失条达，疏泄失常，肝木乘土，以致脾失健运升清，胃失受纳和降，肝脾胃三脏腑同病。方中柴胡归肝胆经，疏肝解郁，使肝气得以条达为君药。香附、郁金、佛手、乌药疏肝解郁，理气消胀，助柴胡以达疏解肝郁之功，为臣药。党参、白术、茯苓、甘草为四君子汤以补气健脾，与山药、炒麦芽、焦神曲、鸡内金同用以健脾消食，既能实土以御木侮，又使气血生化有源，以养肝脏；脾虚每易生湿，猪苓、砂仁、姜半夏、薏苡仁祛湿和胃止呕。全方共奏疏肝理气，健脾益气，化湿和胃之效。需注意的是，在患者腹胀明显时，暂不用党参、黄芪之补药，而重在条达气机，待肝气稍得疏达，脾气稍得健运，胃气稍得和降，再加此类补药，以防补而壅滞。

对于肝病，无论是肝病初起，还是慢性肝炎，在临床上，其症状常存在着一系列脾胃系统症状，如食欲减退、纳差、恶心、呕吐、口苦口黏、脘腹作胀、疲乏无力等症，而在肝病发病过程中所见的，这一组脾胃功能失常的症状表现尤为突出。所以，本病病位虽在肝脏，但更多表现为脾胃功能失调或虚弱的证候，可见肝木已乘脾胃。故治疗上不但要着眼于肝脏，更宜调治脾胃功能，不可一见肝炎患者，就妄投清热解毒之药，使得寒凉之剂益伤脾胃，导致病情益加严重，而缠绵难愈。

体会：

1. 治疗阳黄不可过用苦寒

临证中，黄疸的辨治有阳黄、阴黄与急黄之分，阳黄中又有湿重于热与热重于湿的不同。但无论何型黄疸均离不开湿邪为患，正如先贤所谓，“黄家所得，从湿得之”。在湿热黄疸的成因中，李老认为：“其本在于脾虚生湿，湿阻气机而化热，以成湿热互结之证，而脾虚之本是脾气虚、脾阳虚。湿为有形之邪，属阴，属寒；湿邪易于阻滞气机，损伤阳气。同时，湿郁又可化热，而热为无形之邪，属阳；湿与热合，而成湿热之证，湿热证又为实证，如此湿热证的病机及生成的缘由则为阴、阳、虚、实、寒、热，实质不同的病机矛盾交织蕴结在一起所致。”因此，治疗阳黄热重于湿者，用药虽以清热为主，但苦寒药不可过量，过量则伤脾阳，形成热去湿重，湿重于热，甚者转为阴黄。湿重于热证，茵陈等苦寒药更不宜重用，以免转为阴黄，使病情缠绵难愈，甚至发为鼓胀。

2. 治疗黄疸病应加理气之药

在治疗湿热黄疸湿盛于热或黄疸阴黄时，李老在祛湿药物中喜加理气而又不过燥之品，如郁金、枳壳、乌药等。李老指出：“气行则湿行，理气不仅能够促进祛湿的功效，还能使湿祛热无所依存而易于祛除。唯阳黄尤其热重者或急黄热毒盛者，因理气药多香燥，而不宜用。”

3. 病发在肝，治重在脾

在临证中，李老无论是治疗慢性胃病还是治疗肝脏疾病，总以“脾胃肝脏腑同治”为特色。通过跟随其学习及自己在实践过程中，笔者深深感到李老这一学术思想在指导临床诊治疾病中的重要意义，受其影响，笔者在治疗脾胃疾病时，不但注意调治肝脏，而且更加注重调补脾脏，以达实脾以防木乘，脾实以滋肝木之效。因为肝病的病位虽然在肝，但由于肝与脾在生理及病理上生克乘侮的特殊关系，病发时常常互为影响。肝属木，主疏泄，脾属土，主运化；肝气横逆，则每易承犯脾土；木不疏土，亦致脾失健运。而脾胃为后天之本，脾土营木，土有培木之德，肝木有赖脾胃所化生的气血以充养，则疏泄功能方可正常，故脾虚失运，则肝失荣养，功能益加失常，则肝病益甚，故临床治疗肝病，常需注意诊查脾胃的虚实，而当“病发于肝、治重在脾”，并将其贯穿于治疗肝病的始终。

传承大师学术思想　走好中医路

郭　文

作者简介

大学学历，中文专业，主任记者。1997年9月参加工作，从事新闻宣传工作多年。2010年3月协助李老整理《走近国医大师李振华》，同年12月成为李老传承工作室成员，拜李老为师学习中医。主编《国医大师李振华学术传承集》，参编李老著作多部。

我非中医科班出身，大学学的是中文，有幸结识李振华教授，对李老的仁心仁术非常仰慕，受他的影响，我对中医产生了浓厚的兴趣，拜李老为师，学习中医。我的学医之路，完全是传统的中医师承之路。当前，党和国家非常重视中医药事业的发展，其中尤为重视中医药传承工作，我有幸成为李老传承工作室的一名传承人，深切感受到李老对中医药事业的热爱和对传承人的倾心相授。

通过几年来的跟师临证学习，协助李老整理书籍和独立诊病，我深刻地体会到中医学术的博大精深，我是刚入门的小学生，仅有一些浅显的学习体会和感悟。几年来，我与恩师朝夕相处，被他的高尚的情操、虚怀若谷的中医情怀所感染。

第一，只有真信中医，热爱中医，才能学有所获。学习中医，要立志学好中医。中医思想博大精深，要想学好，并非易事，不能急于求成，对中医要有浓厚的兴趣。兴趣不是凭空来的，历代名医或是世代家传，自幼耳濡目染；或是家中有患者被庸医误治、丢了性命，自己痛苦不能自拔，钻研中医；或是家族深受传染病毒害，自己深受打击，立志学好中医，比如医圣张仲景。这里面既有自幼家传学医，也有半路出家拜师、自学中医的。不管哪个年龄段，凡是学有所成者，都需要浓厚的兴趣和扎实的中文功底，正如李老所说，学医要通文理。中医古籍，不易读懂，如果没有深厚的古文基础，读不懂古书，理解不了中国哲学的阴阳五行等哲学思想，就不可能学好中医。

人世间的事物，只有相信才愿意接纳并产生兴趣。兴趣是最好的老师，要对中医的基本理论、药物和方剂、经典著作产生浓厚的兴趣。这样学习起来才不会感到枯燥，逐步上升到喜欢中医的层面，主动学习，直至热爱中医。

第二，要注意学习方法，学习书本知识和跟师侍诊、亲身临证相结合。在中医的学习方法上虽没有捷径可走，但还是有些学习思路可供借鉴。如选择拜名师，系统学习老师的学术思想和临证经验。学习时可先从入门着手，由易到难，循序渐进，由浅入深。要多读体现中华文化的书籍，如《论语》、“四书”“五经”等。学习哲学，学会辩证地看待人和万物。忌贪念和杂念。所谓贪杂和杂念，也就是好大喜功，想速成，心思太重，妄想太多。

第三，在跟师临证前要多读老师的著作，心中反复揣摩老师的读书心要，侍诊时要重点学习老师的辨证思路和辨证方法。如老师四诊的方法，掌握如何问诊，如何取得患者的信任，如何和患者进行沟通，营造和谐的医患关系。应原汁原味地继承老师的辨证思维，不可自作聪明，表面认真学习，心里疑问重重，总想着中医学如何与现代医学接轨，这样就如学武术一样，学了一些套路，没有真功夫，非常不实用。应早临证，多临证。临证由简单到复杂，先选择小病，给信任的人医治，积累经验，让疗效说话，不可夸夸其谈，夸大疗效，适得其反。临证时要万分谨慎和认真，力求做到胆大心细，胸有成竹。

第四，要认真写好医案，勤总结经验和教训，及时发现问题，及时改正。中医的生命在于临证，仅临证不认真写医案，很难进步。写医案能够培养自己的思维方法，提高中医理论水平和临床疗效，并针对患者的治疗情况总结经验和教训。

第五，坚持中医的思维方法，用此方法指导辨证论治。临证思路，坚持中医为本，西医为用，西医的病名、检查结果，诊断仅能做参考，不能作为中医辨证论治的依据。中医学数千年来临床实践表明，现代西医学诊断的疑难杂症，按中医学的原创思维来辨证治疗，往往会取得意想不到的疗效。

中医学认为，人体是一个整体，人和自然是一个整体，人和社会又是一个整体，因此，人既有自然的属性，又有社会的属性。人患了病，可分两种情况，一是作为人的自然属性，身体出现了疾病的症状；二是作为社会属性，心理有疾病的表现。这二者又会相互影响，不是孤立存在的。在临床上，很多被西医诊断为抑郁症的患者就是作为社会属性的心理出现了问题，西医采用抗抑郁药物治疗，疗效不稳定。中医采用疏肝理气等治法，能从根本上解决问题。又如皮肤病的治疗，西医认为是皮肤出现了问题，内服外用都针对皮肤而去，效果不尽如人意，如荨麻疹、青春痘、面部痤疮、湿疹、疱疹等。中医认为，皮肤病不仅仅是皮肤出现了问题，更重要的还是身体内部的脏腑出现了问题，“外病内治”，不单从皮肤论治，还从调理脏腑平衡入手，阴平阳秘，疾病乃治。临床上我也有很深刻的体会。再如心脏病患者，医院检查，心脏造影，血管堵塞了百分之多少，怎么办？西医认为立刻就要手术。中医认为要找出心脏病的病因，辨证施治。有的心脏病患者心绞痛，心阳虚，气虚无力推动血液在血管中流动，血脉瘀阻，造成血管堵塞，患者舌质暗、有瘀斑，脉沉涩无力，用气血双补，通经活络法治之；有的心脏病患者痰湿阻滞气机，胸闷气短，动则气喘，舌质淡暗，舌体胖大、苔白厚腻，脉弦滑，治宜健脾化痰，宣通心脉；有的心脏病患者，年老体弱，舌质淡红，脉沉细无力，治宜气阴双补；有的心脏病患者饮食后心慌气短加重，心率达120次/分以上，期前收缩数十次，伴有胃食管反流、呃逆症状，治宜心胃同治。这些被西医认为必须做手术的患者，用中医药治疗大都取得了令人满意的疗效。这也正如李老所言，医理通才能百病通。

第六，多与同行交流自己的学习心得和体会。学习中医，不是一蹴而就的事，需终生学习，既要拜名师学习，也要向民间不出名的土郎中学习，向同行学习。学他人之长，补己之短，日积月累，必能学有所成。

第七， 多修行，树立大医精诚的医德医风。作为一名中医人，心中要装着患者，视患者如亲人。医者父母心，苦心钻研中医学术，不可妄自菲薄，也不可夜郎自大。一名中医能够取得成就，不在于知识水平多高，贵在思想境界高。中医学术，道无止境，贵在修行。

我除了严格按照老师的要求去做，更是要求自己每日夜晚12时前不睡觉，制订详细的学习计划。在跟师诊病时，我仔细揣摩恩师诊病的细节，比如他如何问诊，如何辨证，如何遣方用药。遇到有疑惑的地方，就请教恩师，他都毫无保留地传授于我。遇到疑难病症，教我如何写病案，他说，理、法、方、药要丝丝相扣，不要只记住老师的方子，更要学习老师的辨证思维方法、临证的巧处，活学活用。6年来的耳濡目染、言传心授，使我逐步迈入了中医之门，临床水平不断提高，得到了患者的认可。

“路漫漫其修远兮，吾将上下而求索。”“振兴中医，造福人类。”这是恩师90华诞时给我的寄语，我决心不辜负恩师的厚望，做一名铁杆中医，为更多的人带来健康。

附二

李振华年谱

年谱

1924年	李振华出生于河南省洛宁县。
1950年	李振华参加全省中医师考试，名列洛宁县第一名。
1950—1952年	李振华在洛宁县王范镇私人诊所广济堂行医。
1951—1953年	李振华任洛宁县王范镇及洛宁县工商联合会会长。
1951—1955年	李振华当选为洛宁县人民代表大会代表、洛宁县人大常委。
1952—1953年	李振华任洛宁县王范镇中医联合诊所所长。
1953—1955年	李振华在洛宁县人民医院任中医师。
1955—1957年	李振华在洛阳地区中医师进修班任教。在任洛阳地、市西医学习中医教师时，被卫生部（现为国家卫生健康委员会）评为河南省唯一的西医学习中医甲等模范教师。
1957年	李振华在《中医杂志》发表题为《治疗脑脊髓膜炎的初步经验介绍》的论文。
1958年	李振华在《新中医》发表题为《中医对流行性脑脊髓膜炎的治疗》的论文。
1958—1960年	李振华在河南省卫生厅中医处工作。
1959年	李振华在《河南日报》发表《中暑的辨证治疗》《痢疾的辨证治疗》论文。
	专著《中医对流行性脑脊髓膜炎的治疗》由河南人民出版社出版。
1962—1966年	李振华在河南中医学院（现为河南中医药大学）第一附属医院研究治疗肝病，承担卫生部下达“肝炎、肝硬变治疗研究”科研项目。
1964年	李振华在《河南医学》发表题为《中医的病历书写》的论文。
1964—1966年	李振华任河南中医学院（现为河南中医药大学）第一附属医院副院长。
1965年	李振华在《河南中医学术汇编》发表题为《论辨证论治》的论文。
1970年	“流行性乙型脑炎临床治疗研究”获河南省重大科技成果奖。
1975—1981年	李振华任河南中医学院中医系副主任。1979年，在北京参加中医代表会时，李振华和其他一部分代表受到中央领导同志的接见。

1976年	李振华在《河南中医学院学报》分别发表题为《中医对肝炎、肝硬变辨证论治》《支气管炎和支气管哮喘的辨证论治》《流行性乙型脑炎》《妇女乳房常见病治疗》等的论文。在《河南卫生》发表题为《中西医结合治疗乙脑132例总结》的论文。
1977—2002年	李振华被选为《河南中医》杂志编委会主任委员。
1978年	李振华在《河南中医学院学报》发表题为《浅谈肾炎的辨证论治》的论文。
1979年	河南人民出版社出版李振华专著《常见病辨证治疗》。 在《河南中医学院学报》分别发表题为《在中西医结合中谈中医的辨证论治》《认真写好病历提高医疗质量》的论文。
1979年	中华中医药学会河南分会恢复成立，李振华任副会长。中华全国中医学会郑州分会恢复成立，李振华任副理事长。
1979—1989年	李振华任硕士研究生导师，先后指导了十届脾胃专业硕士研究生。
1980年	河南省委有关部门邀请李振华在“自学成才”座谈会上做了重点发言，会后河南电视台专为李振华做了题为“成才之路”的专题报道。
1981—1983年	李振华任河南中医学院副院长。
1982年7月	李振华主持召开鸡公山中医学术会议，传达贯彻衡阳全国中医工作会议精神。
1982年	在《河南中医》发表题为《中医学发展的历程展望中医的未来》的论文。
1982年	李振华任卫生部高等医学院校教材编审委员会委员。
1982年	李振华被选为全国中医理论整理研究委员会副主任委员。
1982年	李振华负责研究的河南省重点科研项目“脾胃气虚本质的研究”荣获河南省科技进步三等奖。
1983年	在《河南中医》发表题为《保持发扬中医特色，切实办好中医高等教育》的论文，在《山东中医》发表题为《肥胖病治疗点滴》的论文。合编的《河南省名老中医集锦》由河南科学技术出版社出版。
1983—1987年	李振华任河南中医学院院长。
1984年	在《大自然探索》发表题为《中医的科学模式和发展模式》的论文，

在《河南中医》发表题为《中医学与长寿之道》的论文。

1984—1986年　李振华任河南省科委科技成果评审委员会委员。

1984—1987年　李振华任河南省教委高等院校高级职称评审委员会委员。

1985年　李振华被选为中华中医药学会常务理事。

1985年　在《河南中医》发表题为《从临床分析脾虚证的病理演变》的论文，在《河南刊大》发表题为《中医刊授是自学中医的成才之路》的论文。

1985年　合编的全国高等医药院校教材《中医内科学》由上海科学技术出版社出版。

1986年　在《祝你健康》发表题为《谈谈肥胖的治疗》的论文，在《中医杂志》发表题为《烧碱对食管损伤的治疗》的论文，在《河南中医函大》发表题为《如何学习中医内科学》的论文，在《河南中医》发表题为《损阳伤正是伤寒六证的病理基础》的论文，在《国医论坛》发表题为《谈〈伤寒论〉中的脾胃学说思想》的论文，在《光明中医》发表题为《学在于勤、知在于行》的论文。

1986—2001年　李振华任河南省卫生厅药品评审委员会委员。

1987年　李振华承担的“七五”国家科技攻关项目“慢性萎缩性胃炎脾虚证的临床及实践研究”，荣获河南省科技进步成果二等奖。在上海国际中医学术会上做了题为“脾胃气虚的本质研究”的发言。合编的《中医证候鉴别诊断学》由人民卫生出版社出版。

1988年　合编的全国高等医药院校教参《中医内科学》在人民卫生出版社出版。

1988—1992年　李振华被选为第七届全国人大代表。

1989年　李振华任河南省卫生厅、医药局中医、中药高级职称评委会副主任委员。

1989—1991年　李振华被评为河南省优秀科技工作者和河南省中医优秀科技工作者，并载入《河南省科技名人录》一书。

1990年　《中国现代名中医医案精华》刊载《豁痰透窍、理气清热法治愈脏躁》《益气通络、活血化瘀法治愈血流注病》《豁痰透窍、育阴清热发治愈狂乱病》《调理肝脾、利湿化瘀法治愈鼓胀病一

	例》《滋阴润燥、化饮清热发治愈悬饮》《育阴潜阳、平肝熄风法治愈眩晕》《健脾和胃、理气化瘀法治愈胃脘痛》《透窍化瘀、理气活血法治愈外伤头痛》《滋阴清热、润肺平喘法治愈肺痨》《芳香化湿、温中通络法治愈疰夏病》等论文。
1991年	李振华受到中共河南省委书记侯宗宾接见，并座谈河南中医工作。
1991年	李振华被国家人事部、卫生部、中医药管理局确定为全国首批500名老中医药专家学术经验继承工作指导老师，并有两名主治医师作为李振华的学术传承人。
1991年	在《中医函授通讯》发表题为《黄疸病的治疗经验》的论文。
1987—1995年	李振华分别被收入英国剑桥大学国际传记中心出版的《世界科技名人录》，并被列入中国科学委员会的中国科技名人。
1992年	李振华被批准享受国务院特殊津贴。
1992年2月1日	《河南质量报》发表了《正气存内，邪不能入——访中医学专家李振华教授》的文章。
1993年	在《河南中医》发表题为《泄泻的治疗经验》的论文。
1994年	河南电视台“河南人”栏目，为表彰李老在中医药学上所取得的业绩，做了专题报道并播出。
1995年2月24日	《河南日报》发表了题为《中医学专家李振华——做人、救人、育人》的文章。
1995年	主编的《中国传统脾胃病学》由中原农民出版社出版。
1997年	在《河南中医》发表题为《浅谈脾胃病认识和治疗》的论文。
1999年11月15日	《河南科技报》发表了题为《科研之星》的文章，简述了李振华在医、教、研上的事业成就。
2003年	李振华任中华中医药学会终身理事。
2003年11月	李振华从医60年、从教50年暨80华诞纪念会。编写了《人民医生李振华》一书。
2003年	在《中医药学刊》发表题为《美尼尔氏综合征中药证治》的论文。在《河南中医》发表题为《我对防治非典的认识》的论文。
2004年4月	河南省中医管理局将5名具有高级职称的在职中医医生分配给李振华，请他收为徒弟，以培养中医名医，并签订了师徒协议。

2004年	《中国中医药报》刊登《大医风范，德艺双馨——记李振华教授》一文。
2005年11月	全国第二届中国中医药发展大会上做题为“河南省中药材的生产现状和发展意见”“论中医药的发展形势和中医药的科学内涵”的发言。
2005—2006年	李振华作为全国著名名老中医之一，参加“十五”科技攻关项目“名老中医学术思想与经验传承”“李振华学术思想及临证经验研究”课题研究。荣获河南省中医药科学技术成果奖一等奖、河南省科学技术进步奖二等奖。
2005年12月	李振华应广东省中医院邀请参加了拜师会，收了两名具高级职称的徒弟。
2006年	在《中国中医药报》发表题为《哲眼看中医》的论文。
2006年12月	李振华荣获中国中医药学会“首届中医药传承特别贡献奖”。
2007年	《名老中医之路续编》刊载李振华的《学在于勤，知在于行——医林跬步概述》文章。国家“十一五”重点图书《中国现代百名中医临床家——李振华》由中国中医药出版社出版。
	《李振华医案医论集》由人民卫生出版社出版。
2007年12月	河南省政协《河南文史资料》刊载李振华事迹。
2008年	河南省中医管理局授以李振华“河南中医事业终身成就奖”。
2008年	河南中医学院第一、第二附属医院分给李振华6名硕士以上研究生作为弟子，传授经验。
2009年5月	李振华由人力资源和社会保障部、卫生部（现为国家卫生健康委员会）、国家中医药管理局评选为国家首届“国医大师”。
2009年9月	李振华任河南中医学院终身教授。
2009年9月	成立河南中医学院李振华基金会。
2009年11月	成立河南中医学院李振华学术思想研究所。
2010年12月	建立国医大师李振华传承工作室。
	在首届国医大师学术思想与临证经验交流会上，做了题为《中华文化是中医学之本》的报告。
2011年	《李振华治疗慢性萎缩性胃炎的临床经验应用与评价研究》论文

	荣获河南省中医管理局科技进步一等奖。
	《中国百年百名中医临床家——国医大师李振华》由中国中医药出版社出版。
	《李振华学术思想与临证经验集》由人民卫生出版社出版。
	自清末以来全国一百五十名中医丛书“中华中医昆仑——李振华”由中国中医药出版社出版。
	国医大师临证经验实录《国医大师李振华》由中国医药科技出版社出版。
	《走近国医大师——李振华》由中国中医药出版社出版。
2012年	《李振华学术思想与治验撷要》由人民军医出版社出版。
	《国医大师——李振华学术传承集》由中国中医药出版社出版。
	《国医大师——李振华医学生涯70年》由中国医药科技出版社出版。
	“十二五”国家重点图书出版规划项目《中医脾胃病学》由中国科学技术出版社出版。
2014年	《国医大师临床研究——李振华临证经验集》由科学出版社出版。
2015年	《国医大师李振华——脾胃病临证经验集》由中原农民出版社出版。